高等职业教育教材

药品检验技术
YAOPIN JIANYAN JISHU

吴伟东　彭莺　宋志德　主编

化学工业出版社
·北京·

内容简介

《药品检验技术》共含六个项目、二十七个任务,每个任务包含任务描述、任务分析、相关知识、任务准备、任务实施、任务评价、知识拓展等模块,培养学生实际操作能力。全书主要阐述了药品的质量标准,特别是药典及药物的性状检验、鉴别、检查、含量测定四类分析方法和检验完整过程,培养学生运用《中华人民共和国药典》《中国药品检验标准操作规范》等解决药品检验中各种操作性、规范性问题的能力。

本教材可供高等职业教育药学类、药品制造类、食品药品管理类专业及其他相关专业使用,也可供中等职业教育相关专业使用,还可作为相关从业人员参考书。

图书在版编目(CIP)数据

药品检验技术 / 吴伟东,彭莺,宋志德主编.
北京:化学工业出版社,2025.2. —(高等职业教育教材). — ISBN 978-7-122-47128-4
Ⅰ. R927.1
中国国家版本馆CIP数据核字第2024KX9338号

责任编辑:刘心怡　　　　文字编辑:郑金慧　朱 允
责任校对:杜杏然　　　　装帧设计:王晓宇

出版发行:化学工业出版社
　　　　(北京市东城区青年湖南街13号　邮政编码100011)
印　　装:河北延风印务有限公司
787mm×1092mm　1/16　印张15　字数383千字
2025年2月北京第1版第1次印刷

购书咨询:010-64518888　　售后服务:010-64518899
网　　址:http://www.cip.com.cn
凡购买本书,如有缺损质量问题,本社销售中心负责调换。

定　　价:45.00元　　　　　　　　版权所有　违者必究

本书编写人员名单

主　编	吴伟东	深圳城市职业学院
	彭　莺	深圳城市职业学院
	宋志德	深圳城市职业学院
副主编	余展旺	深圳城市职业学院
	吕　乐	深圳城市职业学院
	江　程	深圳城市职业学院
	陈瑞云	深圳城市职业学院
参　编	苏丽静	国药集团致君（深圳）坪山制药有限公司
	高咏莉	深圳市药品检验研究院
	林素静	深圳职业技术大学
	钟　剑	深圳万乐药业有限公司
	刘　馨	深圳微芯药业有限责任公司
	冯丽雄	深圳城市职业学院
	娄　芸	深圳城市职业学院
	黄丽华	深圳城市职业学院
	方　晒	深圳城市职业学院
	李书贞	深圳城市职业学院
	李远文	深圳城市职业学院
	孙　玺	深圳城市职业学院
	莫全毅	深圳城市职业学院
	于江林	深圳城市职业学院
	陈云霞	深圳城市职业学院
	蔡晓文	深圳城市职业学院
	庄生君	深圳城市职业学院
	杨国春	深圳城市职业学院
	林俊亮	深圳城市职业学院
	方　堃	深圳城市职业学院
	方志惠	深圳城市职业学院

前言

本书为适应职业教育项目课程教学的需求，结合《药物检验员-国家职业技能标准（征求意见稿）》《中华人民共和国药典》（简称《中国药典》）《中国药品检验标准操作规范》，以及现行的《药品生产质量管理规范》，选取企业典型工作任务，按国家标准编排体例，设置了从简单到复杂6个教学项目。通过对本书的学习，学生可以学会查询检验标准、取样、药品全项检验、检验记录的设计与填写、检验报告的出具。药品全项检验包括：性状检验、鉴别、检查、含量测定。

药品检验标准最主要的依据是《中国药典》。本书在描述具体药品检验标准时，会节选引用《中国药典》具体品种标准原文或药典中凡例、通用技术等内容。在具体检验过程中，有些任务也引用了《中国药品检验标准操作规范》。

本书中除项目六外每个项目均包含项目概述、项目目标和任务，每个任务有任务描述、任务分析、相关知识和任务执行过程（任务准备、任务实施、任务评价），另外还补充了"知识拓展"和"复习与思考"，帮助学生巩固知识、深入思考。项目一至项目五主要内容为药品的性状检验、鉴别、检查、含量测定的分项检验训练。项目六是学习了前五个项目后的综合训练，即药品全项检验，学生可以从项目六的任务中选择其中一个完成。

本书由吴伟东、彭莺、宋志德主编并统稿，余展旺、吕乐、江程、陈瑞云副主编，苏丽静、高咏莉、林素静等参与编写。编写人员均有多年的医药行业和企业质量检验工作经验，长期从事医药、生物类专业教学工作。

在本书的编写过程中，深圳市药学会药物分析专委会委员和国药集团致君（深圳）坪山制药有限公司一线专业人员对教材内容和体例多次研讨，提出了许多宝贵的指导意见和建议，在此表示衷心感谢。

由于编者水平所限，教材内容难免有不足之处，恳请广大读者不吝指正。

编者

2024年8月

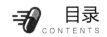

目录 CONTENTS

绪论　认识药品检验　　1

项目一　药品的性状检验　　13

- 任务一　乙醇的相对密度测定 ———— 14
- 任务二　薄荷脑、维生素C的熔点
  测定 ———————————— 20
- 任务三　葡萄糖旋光度测定 ———— 28
- 任务四　大豆油折射率测定 ———— 33

项目二　药品的鉴别　　38

- 任务一　金银花薄层色谱鉴别 ———— 39
- 任务二　阿司匹林红外光谱鉴别 ——— 45
- 任务三　阿司匹林化学鉴别 ———— 57
- 任务四　金银花显微鉴别 ————— 61

项目三　药品的检查　　66

- 任务一　纯化水杂质检查 ————— 66
- 任务二　葡萄糖杂质检查（一）——— 75
- 任务三　葡萄糖杂质检查（二）——— 84
- 任务四　板蓝根颗粒水分测定 ———— 91
- 任务五　药物的装（重）量差异检查 —— 97
- 任务六　对乙酰氨基酚片溶出度
  检查 ——————————— 106
- 任务七　维生素C片崩解时限检查 —— 118

项目四　药品的含量测定（化学分析法）　　124

- 任务一　复方氢氧化铝片含量测定
  （配位滴定法）—————— 125
- 任务二　西地碘含片含量测定
  （氧化还原滴定法）———— 138

项目五　药品的含量测定（仪器分析法）　　145

- 任务一　烟酰胺片含量测定（紫外-可见
  分光光度法）—————— 146
- 任务二　复方氯化钠滴眼液含量测定
  （原子吸收分光光度法）—— 157
- 任务三　丹参含量测定（高效液相
  色谱法）———————— 168
- 任务四　麝香祛痛气雾剂含量测定
  （气相色谱法）—————— 180

项目六　药品检验综合训练　193

任务一　阿司匹林原料药的检验﹍﹍﹍ 193
任务二　乳酸钙原料药的检验﹍﹍﹍﹍ 199
任务三　甘油辅料的检验﹍﹍﹍﹍﹍﹍ 206
任务四　呋塞米片的检验﹍﹍﹍﹍﹍﹍ 214
任务五　复方丹参片的检验﹍﹍﹍﹍﹍ 218
任务六　对乙酰氨基酚片的检验﹍﹍﹍ 227

参考文献　234

绪论
认识药品检验

药品检验是药学专业中的一门主要课程，它涉及对药品成分、含量、纯度、稳定性等多个方面的检测，以确保药品的安全性、有效性和一致性。

药品检验的目的是全面控制药品的质量，从而保障公众能够使用到高质量、安全、有效和稳定的药品。这不仅是药学工作者的责任，也是整个医药行业的共同使命。通过严格的药品检验流程，可以及时发现和解决药品生产和流通过程中可能出现的问题，从而保护消费者的健康权益。

一、药品检验的性质与任务

1. 药品检验的内容

药品检验是确保药品质量和安全的关键环节，不仅关系到人们的健康和生命安全，也是医药行业健康发展的基石。药品作为一种特殊的商品，其质量要求远高于一般商品，因此，药品检验的重要性也随之提升。

药品的质量内涵丰富，主要包括以下几个方面。

有效性：药品的有效性是其基本属性之一，它要求药品在规定的用法用量下，能够对特定的适应证发挥预期的预防、诊断和治疗作用。有效性是药品能否达到治疗目的的前提。

安全性：安全性是评价药品对患者生命健康影响的重要指标。药品在规定的用法用量下，应尽可能减少对患者的不良反应和副作用，确保用药安全。

稳定性：稳定性指的是药品在规定的储存和使用条件下，能够保持其有效成分和药效的稳定。稳定性好的药品可以降低因变质导致的药效降低或失效的风险。

均一性：均一性确保了药品的每批或每个单位产品都能达到相同的质量标准，无论是在成分、含量还是药效上都保持一致，这对于保障患者用药的可靠性至关重要。

药品检验作为一门科学的方法学科，其研究内容广泛，包括下列几项。

药物性状的检测：对药品的外观、气味等进行观察和记录，以评估其物理特性。

化学组成的鉴定：通过不同鉴别方法确定药品中所含成分的种类和结构。

杂质限量的检查：评估药品中可能存在的杂质，并确保其含量控制在安全范围内。

组分含量的测定：精确测量药品中有效成分的含量，以保证其疗效。

2. 药品检验的分析方法

在药品检验过程中，常用的分析方法有以下几种。

化学分析法：传统的分析方法，通过化学反应来确定成分和含量。

仪器分析法：利用各种精密仪器，如色谱仪、质谱仪等，进行高灵敏度和高选择性分析。

生物化学法：通过生物反应来评估药品的生物活性或毒性。

物理常数测定法：测定药品的物理特性，如熔点、沸点、密度等。

3. 药品检验的任务

药品检验的任务是多方面的，涵盖了从药品的原料选择、生产过程、成品检验到储存和临床应用的各个环节。

药品检验的主要任务包括：

（1）药品质量的检验分析　根据《中华人民共和国药品管理法》的规定，所有药品都必须符合国家药品标准。药品检验机构，包括国家级的中国食品药品检定研究院以及地方各级药品检验机构，以及药厂、医药公司、医院的质量检验部门，都承担着对药品质量进行严格检验分析的责任。这些机构通过科学的检验方法，确保药品在上市前符合规定的质量标准，保障药品的安全性和有效性。

（2）药品生产全过程的质量控制　药品质量的控制始于生产过程。《药品生产质量管理规范》（GMP）的实施，要求药厂对药品从原料采购到成品出厂的每一个环节都进行严格的质量控制。这包括对原料、中间体、副产品的质量分析，以及对生产工艺的不断优化和改进，确保药品在整个生产过程中的质量稳定和可控。

（3）药品储存过程的监督与控制　药品的储存条件对其质量有着直接影响。药物分析部门需要与药品供应部门紧密合作，对药品的储存环境进行监控，包括温度、湿度等条件，并采取适当的管理措施。通过科学的储存管理，可以延长药品的有效期，保证药品在储存期间的质量不受影响。

（4）临床药物分析的开展　临床药物分析是连接药品检验与临床应用的重要桥梁。通过对药物在体内的吸收、分布、代谢和排泄规律的研究，可以更好地理解药物的作用机制和疗效。监测血药浓度、评估药物相互作用、研究治疗方案的合理性，以及评估患者的依从性，都是临床药物分析的重要组成部分。这些分析结果有助于指导临床合理用药，优化治疗方案，减少药物的毒副作用，提高治疗效果。

（5）药品不良反应的监测与评估　药品在临床使用过程中可能会出现不良反应。药品检验机构需要对这些不良反应进行监测和评估，及时发现药品的潜在风险，并采取相应的措施，如调整用药方案或召回问题药品，以保护患者的安全。

（6）药品标准的制定与更新　随着医药科技的发展和临床需求的变化，药品标准也需要不断更新和完善。药品检验机构参与药品标准的制定工作，确保标准的科学性、先进性和适用性。

（7）国际药品检验的交流与合作　在全球化的背景下，药品检验也需要与国际标准接轨。通过参与国际药品检验的交流与合作，可以引进先进的检验技术和管理经验，提升国内药品检验的水平。

4. 药品的全面质量控制

药品的全面质量控制是确保药品安全性、有效性和稳定性的关键，对于保障公众健康和推动医药产业发展具有重要意义。

药品的质量直接关系到用药者的健康与生命安全。因此，药学和医务工作者必须牢固树立药品质量第一的观念，确保只有质量合格的药品才能供临床应用，不合格的药品一律不得使用。药品的全面质量控制包含以下四个关键环节：

（1）研制阶段的质量控制　药品研制阶段的质量控制主要通过《药物非临床研究质量管理规范》（GLP）来实现。GLP 规定了非临床研究的试验条件、试验操作、数据记录和分析等要求，以确保试验资料的真实性、完整性和可靠性。这些研究包括各种毒性试验、刺激性试验、依赖性试验等，为药品的安全性评价提供科学依据。

（2）生产阶段的质量控制　《药品生产质量管理规范》（GMP）是药品生产和质量管理的基本准则。GMP 涵盖了药品制剂生产的全过程，包括原料药生产中影响成品质量的关键工序。GMP 强调了质量管理部门在药品生产全过程中的职责，要求企业建立完善的质量管理体系，确保药品生产的每一个环节都符合质量要求。

（3）经营阶段的质量控制　《药品经营质量管理规范》（GSP）规定了药品经营过程中的质量要求，包括医药商品的采购、储存、销售、运输等环节。GSP 要求药品经营企业具备必要的人员资格、硬件设施设备、质量管理程序和制度，以及文件管理系统，以确保药品在流通过程中的质量。

（4）使用阶段的质量控制　《药物临床试验质量管理规范》（GCP）是临床试验全过程的标准规定，包括方案设计、组织实施、监查、稽查、记录、分析、总结和报告等。GCP 旨在保证药物临床试验的规范性、科学性和可靠性，保护受试者的权益和安全。

GLP、GMP、GSP、GCP 四个科学管理规范的执行，不仅加强了药品的研制、生产、经营和使用等环节的管理，而且全面控制了药品质量。这有利于提高药品的安全性、有效性和稳定性，加速我国医药产业的发展，提升我国药品在国际市场上的竞争力。

二、药品的质量标准

1. 药品质量标准的定义及特点

药品质量标准是药品监管体系中的核心组成部分，确保了药品的安全性、有效性和一致性。

药品质量标准涵盖了药品在生产、储存、运输和使用过程中的所有质量特性。这些标准不仅对药品的纯度、成分含量、组分、生物有效性、疗效、毒副作用、热原限度、微生物限度、物理化学性质以及杂质等方面进行了明确规定，而且为药品的检验方法提供了详细的指导。

药品质量标准的制定：药品质量标准的制定是一个科学严谨的过程，需要综合考虑药品的化学、生物学、药理学和临床特性。通常由药品监管机构、行业专家和制药企业共同参与，确保标准的科学性、合理性和实用性。

药品质量标准的法律地位：药品质量标准是药品生产、经营、使用、检验和监督管理部门共同遵守的法定依据。它具有强制性，所有药品都必须符合相应的质量标准才能上市销售和使用。

药品质量标准的技术参数和指标：药品质量标准中规定了药品的质量指标，包括检验的项目和限度要求。这些指标是评价药品质量的关键参数，如含量均匀度、溶出度、稳定性等。

药品质量标准的检验方法：除了质量指标外，药品质量标准还规定了相应的检验方法。这些方法经过科学验证，能够准确、可靠地评价药品的质量。检验人员必须严格按照规定的项目和方法进行检验。

药品质量标准的修订和完善：随着科学技术的发展和临床需求的变化，药品质量标准需要不断修订和完善。这包括更新检验方法、调整质量指标、增加新的质量参数等，以适应新的药品研发和市场需求。在全球化的背景下，药品质量标准的国际协调越来越重要。国家药品标准在制定和修订过程中，也会参考其他国家的药品标准，以促进国际药品贸易和监管合作。

药品质量标准的实施和监督：药品质量标准的实施需要药品监管机构的严格监督和执法。通过定期的监督检查、市场抽样检验等手段，确保药品生产企业严格执行质量标准，保障药品的质量和安全。

2. 药品质量标准的分类

药品质量标准是确保药品安全性、有效性和一致性的关键法规，对于药品的生产、经营、管理以及临床使用具有至关重要的作用。

根据《中华人民共和国药品管理法》的规定，所有药品都必须符合国家药品标准。如果存在经核准的药品质量标准高于国家药品标准的，应按照更高标准执行。这体现了药品质量标准的权威性和强制性。我国的药品质量标准目前分为下列四类。

（1）《中华人民共和国药典》（简称《中国药典》） 国家药品标准的主要载体，由国家药品监督管理局和国家卫生健康委员会共同组织制定和修订。它具有全国性的法律约束力，是药品质量控制的权威性文件。

标准物质是药品检验和质量控制的重要工具，国家药品监督管理局设置或指定的药品检验机构负责标定国家药品标准品和对照品。

（2）部（局）颁标准 包括国家药品监督管理局审核批准的各类药品标准，如新药、仿制药和特殊管理药品等。这些标准确保了药品的质量和安全性。

（3）地方标准 各省（自治区、直辖市）可以制定地方性的中药材标准和中药饮片炮制规范等，以适应地方特色和需求。

（4）企业标准 药品生产企业自行制定的企业标准，主要用于控制本企业药品的质量。企业标准通常比国家或地方标准更为严格，有助于企业提升产品质量和竞争力。

3. 药品质量标准的内容

国家药品标准的主要内容是确保药品质量、安全性和有效性的关键要素。包括名称、结构式、分子式和分子量、含量或效价的规定和测定方法、性状、鉴别、检查、类别、规格、储藏、制法、处方及制剂等。

（1）名称 药品的名称包括中文名称、汉语拼音名和英文名称，以及原料药的化学名称。药品的通用名称是按照《中国药品通用名称》命名的，具有法定效力。药品通用名称不得用作药品商标，以避免混淆。不同生产厂家可以为同一种药物设定不同的商品名称，但商品名字号在药品包装上应小于通用名。

（2）含量或效价的规定 含量限度是药品质量标准中的关键指标，规定了有效物质含量的范围。原料药的含量限度通常以重量百分率表示，并考虑干燥品的含量。抗生素或生化药品的效价单位通常用国际单位（IU）表示。药物制剂的含量限度则以标示量的百分率表示。

（3）性状 性状描述了药品的外观、气味、味道、溶解度、稳定性和物理常数等物理化学特性，是药品质量的重要表征。

（4）鉴别 鉴别是基于药品的化学结构和理化性质，通过专属性、重现性和灵敏度高的化学反应来确认药品的真实性。常用的鉴别方法包括化学法、光谱法和色谱法。

（5）检查　检查项目包括有效性、均一性、安全性和纯度等方面要求。有效性检查关注与疗效相关的项目；均一性检查确保制剂的均匀度；安全性检查涉及药物中可能影响用药安全的杂质；纯度检查则是对药物中杂质的限度进行评估，是检查项下的主要内容，通常只判断药物中的某种杂质是否符合限量规定要求，而不需要准确测定杂质的含量。

（6）含量（效价）测定　含量测定是评价药品质量的重要步骤，通过化学分析法、仪器分析法或生物学方法来测定有效成分的含量。效价测定特别适用于抗生素或生化药品。

（7）类别　药品类别根据药品的主要作用、用途进行划分，如抗高血压药、抗生素等，有助于指导临床用药。

（8）储藏　储藏条件规定了药品的储存要求，包括温度、湿度和光照等环境因素，以及药品的有效期，确保药品在储存期间保持其质量。

（9）制法　制法详细描述了药品的生产过程，包括原料、工艺流程和关键工艺参数，以确保药品生产的一致性和可重复性。

（10）处方　处方列出了药品制剂中所有成分的名称和比例，为药品的配制提供准确依据。

（11）制剂　制剂部分详细说明了药品的剂型、规格和使用方法，以适应不同的临床需求。

（12）稳定性　稳定性数据提供了药品在储存和使用过程中保持其质量的证据，包括加速稳定性试验和长期稳定性试验结果。

（13）规格　规格定义了药品的剂量形式和大小，确保患者能够获得药品的正确剂量。

4. 药品质量标准制定的基本原则

药品质量标准的科学性、合理性和可行性是确保药品质量、安全性和有效性的关键。

（1）坚持质量第一的原则　药品质量标准的制定必须始终将质量放在首位，确保药品在任何情况下都能满足安全和有效的基本要求。这意味着标准要能够反映药品的内在质量，并能够通过检测来验证。

（2）针对性的检测项目　药品质量标准的制定需要考虑药品在生产、流通、使用等各个环节可能影响质量的因素。针对性地规定检测项目，如稳定性、均一性、微生物污染等，有助于加强对药品内在质量的控制。

（3）检验方法的先进性　随着科技的进步，药品质量标准的检验方法应与时俱进，采用准确、灵敏、简便、快速的先进分析技术。这包括但不限于高效液相色谱法（HPLC）、气相色谱法（GC）、质谱法（MS）、核磁共振波谱法（NMR）等。

（4）限度规定的合理性　在保证药品质量的前提下，限度的规定应基于生产过程中所能达到的实际水平。这要求标准既要严格，又要具有可操作性，确保大多数合格产品能够满足标准，同时不合格产品能够被有效识别。

三、药典概述

药典是一个国家记载药品标准、规格的法典，具有法律的约束力，它规定了药品的质量标准、检验方法和制备工艺等，确保药品的安全性、有效性和一致性。秦汉时期的本草著作《神农本草经》，简称《本经》，是中国现存第一部本草专著，被认为是民间的事实药典。由政府颁布的第一部药典是唐代的《新修本草》。1930年4月民国政府颁布了《中华药典》。新中国成立后，1950年4月卫生部组建了第一届中国药典编纂委员会，在

49名药典委员以及35名通讯委员的共同努力下，1953年第一版《中国药典》正式由卫生部编印发行。

（一）《中国药典》的历史沿革

《中国药典》是中国用于药品生产和管理的权威法典。它由国家药典委员会负责编纂，经过严格的科学评估和审议过程，最终由国家药品监督管理局会同国家卫生健康委员会批准颁布后执行。《中国药典》收载的品种均为经过严格筛选，确保疗效确切、临床需要、安全可靠、工艺合理、标准完善、质量可控的药品。《中国药典》目前已经先后发行11版，分别为1953年版、1963年版、1977年版、1985年版、1990年版、1995年版、2000年版、2005年版、2010年版、2015年版、2020年版。其中1953年版为一册；1963年版、1977年版、1985年版、1990年版、1995年版、2000年版分为一部、二部两册，一部收载中药材、中成药、由天然产物提取的药物纯品和油脂，二部收载化学合成药、抗生素、生化药品、放射性药品以及生物制剂，同时也收载血清疫苗；2005、2010年版分为三部，一部收载中药材及饮片、植物油脂和提取物、成方制剂和单味制剂等；二部收载化学药品、抗生素、生化药品、放射性药品及药用辅料等；三部收载生物制品。2015年版药典首次分为四部，对2010年版各部共性附录进行整合，将原附录更名为通则，包括制剂通则、检测方法、标准品、标准物质、试液试药和指导原则等，首次将通则和药用辅料单独作为药典四部。现行2020年版药典制定更加规范有序，共收载品种5911种。

（二）《中国药典》的基本结构和内容

《中国药典》（2020年版）由一部、二部、三部、四部组成，每部主要由凡例、通用技术要求和品种正文构成。

1. 凡例

是为正确使用《中国药典》，对品种正文、通用技术要求以及药品质量检验和检定中有关共性问题的统一规定和基本要求。现将凡例的部分内容摘录如下。

① 溶解度是药品的一种物理性质，药品的近似溶解度以下列名词术语表示。

极易溶解	系指溶质1g（ml）能在溶剂不到1ml中溶解；
易溶	系指溶质1g（ml）能在溶剂1～不到10ml中溶解；
溶解	系指溶质1g（ml）能在溶剂10～不到30ml中溶解；
难溶	系指溶质1g（ml）能在溶剂30～不到100ml中溶解；
微溶	系指溶质1g（ml）能在溶剂100～不到1000ml中溶解；
极微溶解	系指溶质1g（ml）能在溶剂1000～不到10000ml中溶解；
几乎不溶或不溶	系指溶质1g（ml）在溶剂10000ml中不能完全溶解。

试验法：除另有规定外，称取研成细粉的供试品或量取液体供试品。置于（25±2）℃一定容量的溶剂中，每隔5min强力振摇30s；观察30min内的溶解情况，如无目视可见的溶质颗粒或液滴时，即视为完全溶解。

② 物理常数包括相对密度、馏程、熔点、凝点、比旋度、折射率、黏度、吸收系数、酸值、羟值、碘值、过氧化值和皂化值等；其测定结果不仅具有鉴别意义，也可在一定程度上反映药用辅料纯度，是评价质量的指标之一。

③ 制剂的规格，系指每一支、片或其他每一个单位制剂中含有主药的重量（或效价）或含量（%）或装量。注射液项下，如为"1ml：10mg"，系指1ml中含有主药10mg；对

于列有处方或标有浓度的制剂，也可同时规定装量规格。

④ 贮藏项下的规定，系为避免污染和降解而对药品贮存与保管的基本要求，以下列名词术语表示：

遮光	系指用不透光的容器包装，例如棕色容器或适宜黑色材料包裹的无色透明、半透明容器；
避光	系指避免日光照射；
密闭	系指将容器密闭，以防止尘土及异物进入；
密封	系指将容器密封以防止风化、吸潮、挥发或异物进入；
熔封或严封	系指将容器熔封或用适宜的材料严封，以防止空气与水分的侵入并防止污染；
阴凉处	系指不超过20℃；
凉暗处	系指避光并不超过20℃；
冷处	系指2~10℃；
常温（室温）	系指10~30℃。

除另有规定外，贮藏项下未规定贮藏温度的一般系指常温。

⑤ 原料药的含量（%），除另有注明者外，均按重量计。如规定上限为100%以上时，系指用本版药典规定的分析方法测定时可能达到的数值，它为药典规定的限度或允许偏差，并非真实含量；如未规定上限时，系指不超过101.0%。

⑥ 制剂的含量限度范围，系根据主药含量的多少、测定方法误差、生产过程不可避免偏差和贮存期间可能产生降解的可接受程度而制定的，生产中应按标示量100%投料。如已知某一成分在生产或贮存期间含量会降低，生产时可适当增加投料量，以保证在有效期内含量能符合规定。

⑦ 标准品、对照品的规定：标准品、对照品系指用于鉴别、检查、含量或效价测定的标准物质。标准品系指用于生物检定或效价测定的标准物质，其特性量值一般按效价单位（或μg）计，以国际标准物质进行标定；对照品系指采用理化方法进行鉴别、检查或含量测定时所用的标准物质，其特性量值一般按纯度（%）计。对照品除另有规定外，均按干燥品（或无水物）进行计算后使用。

标准品与对照品均应附有使用说明书，一般应标明批号、特性量值、用途、使用方法、贮藏条件和装量等。

标准品与对照品均应按其标签或使用说明书所示的内容使用和贮藏。

⑧ 试验用的计量仪器均应符合国务院质量技术监督部门的规定。

⑨ 本版药典使用的滴定液和试液的浓度，以mol/L（摩尔/升）表示者，其浓度要求精密标定的滴定液用"XXX滴定液（YYYmol/L）"表示；作其他用途不需精密标定其浓度时，用"YYYmol/L XXX溶液"表示，以示区别。

⑩ 有关温度的描述，一般以下列名词术语表示：

水浴温度	除另有规定外，均指98~100℃；
热水	系指70~80℃；
微温或温水	系指40~50℃；
室温（常温）	系指10~30℃；
冷水	系指2~10℃；
冰浴	系指约0℃；
放冷	系指放冷至室温。

⑪ 符号"％"表示百分比，系指重量的比例；但溶液的百分比除另有规定外，系指溶液100ml中含有溶质若干克；乙醇的百分比，系指在20℃时容量的比例。此外，根据需要可采用下列符号：

％（g/g）　　　　表示溶液100g中含有溶质若干克；

％（ml/ml）　　　表示溶液100ml中含有溶质若干毫升；

％（ml/g）　　　　表示溶液100g中含有溶质若干毫升；

％（g/ml）　　　　表示溶液100ml中含有溶质若干克。

⑫ 缩写"ppm"表示百万分比，系指重量或体积的比例。

⑬ 缩写"ppb"表示十亿分比，系指重量或体积的比例。

⑭ 液体的滴，系在20℃时，以1.0ml水为20滴进行换算。

⑮ 溶液后标示的"（1→10）"等符号，系指固体溶质1.0g或液体溶质1.0ml加溶剂使成10ml的溶液；未指明何种溶剂时，均系指水溶液；两种或两种以上液体的混合物，名称间用半字线"-"隔开，其后括号内所示的"："符号，系指各液体混合时的体积（重量）比例。

⑯ 乙醇未指明浓度时，均系指95％（ml/ml）的乙醇。

⑰ 试验中供试品与试药等"称重"或"量取"的量，均以阿拉伯数码表示，其精确度可根据数值的有效数位来确定，如称取"0.1g"，系指称取重量可为0.06～0.14g；称取"2g"，系指称取重量可为1.5～2.5g；称取"2.0g"，系指称取重量可为1.95～2.05g；称取"2.00g"，系指称取重量可为1.995～2.005g。

"精密称定"系指称取重量应准确至所取重量的千分之一；"称定"系指称取重量应准确至所取重量的百分之一；"精密量取"系指量取体积的准确度应符合国家标准中对该体积移液管的精确度要求；"量取"系指可用量筒或按照量取体积的有效数位选用量具。取用量为"约""若干"时，系指取用量不得超过规定量的±10％。

⑱ 恒重，除另有规定外，系指供试品连续两次干燥或炽灼后称重的差异在0.3mg以下的重量；干燥至恒重的第二次及以后各次称重均应在规定条件下继续干燥1h后进行；炽灼至恒重的第二次称重应在继续炽灼30min后进行。

⑲ 试验中规定"按干燥品（或无水物，或无溶剂）计算"时，除另有规定外，应取未经干燥（或未去水，或未去溶剂）的供试品进行试验，并将计算中的取用量按检查项下测得的干燥失重（或水分，或溶剂）扣除。

⑳ 试验中的"空白试验"，系指在不加供试品或以等量溶剂替代供试液的情况下，按同法操作所得的结果。含量测定中的"并将滴定的结果用空白试验校正"，系指按供试品所耗滴定液的量（ml）与空白试验中所耗滴定液的量（ml）之差进行计算。

㉑ 试验时的温度，未注明者，系指在室温下进行；温度高低对试验结果有显著影响者，除另有规定外，应以25℃±2℃为准。

㉒ 试验用的试药，除另有规定外，均应根据通则试药项下的规定，选用不同等级并符合国家标准或国务院有关行政主管部门规定的试剂标准。试液、缓冲液、指示剂与指示液、滴定液等，均应符合通则的规定或按照通则的规定制备。

㉓ 试验用水，除另有规定外，均系指纯化水。酸碱度检查所用的水，均系指新沸并放冷至室温的水。

㉔ 酸碱性试验时，如未指明用何种指示剂，均系指石蕊试纸。

2. 通用技术要求

通用技术要求包括通则、指导原则以及生物制品通则和相关总论等。

通则主要包括制剂通则、其他通则、通用检测方法。制剂通则系为按照药物剂型分类，针对剂型特点所规定的基本技术要求。通用检测方法系为各品种进行相同项目检验时所应采用的统一规定的设备、程序、方法及限度等。

指导原则系为规范药典执行，指导药品标准制定和修订，提高药品质量控制水平所规定的非强制性、推荐性技术要求。

生物制品通则是对生物制品生产和质量控制的基本要求，总论是对某一类生物制品生产和质量控制的相关技术要求。

3. 品种正文

品种正文系根据药物自身的理化与生物学特性，按照批准的处方来源、生产工艺、贮藏运输条件等所制定的、用以检测药品质量是否达到用药要求并衡量其质量是否稳定均一的技术规定。

品种正文内容根据品种和剂型的不同，按顺序可分别列有：①品名（包括中文名、汉语拼音名与英文名）；②有机药物的结构式；③分子式与分子量；④来源或有机药物的化学名称；⑤含量或效价规定；⑥处方；⑦制法；⑧性状；⑨鉴别；⑩检查；⑪含量或效价测定；⑫类别；⑬规格；⑭贮藏；⑮制剂；⑯标注；⑰杂质信息等。下面以维生素 C 为例，展示正文体例。

维生素 C

Weishengsu C

Vitamin C

$C_6H_8O_6$ 176.13

本品为 L-抗坏血酸。含 $C_6H_8O_6$ 不得少于 99.0%。

【性状】本品为白色结晶或结晶性粉末；无臭，味酸；久置色渐变微黄；水溶液显酸性反应。

本品在水中易溶，在乙醇中略溶，在三氯甲烷或乙醚中不溶。

熔点　本品的熔点（通则 0612）为 190～192℃，熔融时同时分解。

比旋度　取本品，精密称定，加水溶解并定量稀释制成每 1ml 中约含 0.10g 的溶液，依法测定（通则 0621），比旋度为 +20.5° 至 +21.5°。

【鉴别】（1）取本品 0.2g，加水 10ml 溶解后，分成二等份，在一份中加硝酸银试液 0.5ml，即生成银的黑色沉淀；在另一份中，加二氯靛酚钠试液 1～2 滴，试液的颜色即消失。

（2）本品的红外光吸收图谱应与对照的图谱（光谱集 450 图）一致。

【检查】溶液的澄清度与颜色　取本品 3.0g，加水 15ml，振摇使溶解，溶液应澄清无色；如显色，将溶液经 4 号垂熔玻璃漏斗滤过，取滤液，照紫外-可见分光度法（通则 0401），在 420nm 的波长处测定吸光度，不得过 0.03。

草酸　取本品0.25g，加水4.5ml，振摇使维生素C溶解，加氢氧化钠试液0.5ml、稀醋酸1ml与氯化钙试液0.5ml，摇匀，放置1小时，作为供试品溶液；另精密称取草酸75mg，置500ml量瓶中，加水溶解并稀释至刻度，摇匀，精密量取5ml，加稀醋酸1ml与氯化钙试液0.5ml，摇匀，放置1小时，作为对照溶液。供试品溶液产生的浑浊不得浓于对照溶液（0.3％）。

炽灼残渣　不得过0.1％（通则0841）。

铁　取本品5.0g两份，分别置25ml量瓶中，一份中加0.1mol/L硝酸溶液溶解并稀释至刻度，摇匀，作为供试品溶液（B）；另一份中加标准铁溶液（精密称取硫酸铁铵863mg，置1000ml量瓶中，加1mol/L硫酸溶液25ml，用水稀释至刻度，摇匀，精密量取10ml，置100ml量瓶中，用水稀释至刻度，摇匀）1.0ml，加0.1mol/L硝酸溶液溶解并稀释至刻度，摇匀，作为对照溶液（A）。照原子吸收分光光度法（通则0406），在248.3nm的波长处分别测定，应符合规定。

铜　取本品2.0g两份，分别置25ml量瓶中，一份中加0.1mol/L硝酸溶液溶解并稀释至刻度，摇匀，作为供试品溶液（B）；另一份中加标准铜溶液（精密称取硫酸铜393mg，置1000ml量瓶中，加水溶解并稀释至刻度，摇匀，精密量取10ml，置100ml量瓶中，用水稀释至刻度，摇匀）1.0ml，加0.1mol/L硝酸溶液溶解并稀释至刻度，摇匀，作为对照溶液（A）。照原子吸收分光光度法（通则0406），在324.8nm的波长处分别测定，应符合规定。

重金属　取本品1.0g，加水溶解成25ml，依法检查（通则0821第一法），含重金属不得过百万分之十。

细菌内毒素　取本品，加碳酸钠（170℃加热4小时以上）适量，使混合，依法检查（通则1143），每1mg维生素C中含内毒素的量应小于0.020EU（供注射用）。

【含量测定】取本品约0.2g，精密称定，加新沸过的冷水100ml与稀醋酸10ml使溶解，加淀粉指示液1ml，立即用碘滴定液（0.05mol/L）滴定至溶液显蓝色并在30秒钟内不褪。每1ml碘滴定液（0.05mol/L）相当于8.806mg的$C_6H_8O_6$。

【类别】维生素类药。

【贮藏】遮光，密封保存。

【制剂】（1）维生素C片；（2）维生素C泡腾片；（3）维生素C泡腾颗粒；（4）维生素C注射液；（5）维生素C颗粒。

（三）主要外国药典简介

目前世界上有40多个国家编制了药典，对我国药品的生产和质量管理具有参考价值的主要外国药典有《美国药典-国家处方集》《日本药局方》《欧洲药典》《英国药典》和《国际药典》。

1.《美国药典-国家处方集》

美国药典是两个法定药品标准——《美国药典》（USP）和《国家处方集》（NF）的合订本，由美国药典委员会编辑出版，是美国药品质量标准和检定方法的技术规定，也是药品生产、使用、管理、检验的法律依据。从1820年到1942年，《美国药典》（USP）大约每10年修订一次，1942年到2000年每5年修订一次，2002年开始，每年修订一次。药品名录按法定药名字母顺序排列,包含药名、结构式、分子式、CAS 登记号、成分和含量说明等信息。《国家处方集》(NF) 于 1883 年出版第一版,1980 年起并入美国药典。《美国药典-国家处方集》(USP-NF) 每年出版一次,截至 2024 年,已经出版到第 47 版。

2.《日本药局方》(the Japanese Pharmacopoeia,JP)

由日本药局方编辑委员会编纂,厚生省颁布执行。分为两部出版,第一部收载原料药及其基础制剂,第二部主要收载生药、家庭药制剂和制剂原料。

3.《欧洲药典》(European Pharmacopoeia,EP)

由欧洲药品质量委员会出版,1977 年出版第一版,截至 2024 年,更新至第 11 版,并包含多个增补本。

4.《英国药典》(British Pharmacopoeia,BP)

由英国药品委员会出版,是英国制药标准的重要出处,提供了药用和成药配方标准,也展示了许多可参照的欧洲药典专著。

5.《国际药典》(the International Pharmacopoeia)

由世界卫生组织(WHO)编纂出版,供 WHO 成员国免费使用,许多国家尤其是非洲各成员国将其作为本国或地区的认可标准。

四、药品检验工作的机构

为了加强药品质量的监管,药品监督管理部门依法设立了专门的药品检验机构,负责对药品质量进行送检和抽查检验。这些检验机构包括:

中国食品药品检定研究院:作为国家药品监督管理局设置的最高级别的药品检验机构,承担着国家级药品质量检验、技术仲裁、标准制定等重要职责。

省(自治区、直辖市)级药品检验机构:在省级层面上,这些机构负责本行政区域内的药品质量检验工作,确保药品在生产、流通和使用环节的质量安全。

地市(自治州、盟区)级药品检验机构:在地市级层面上,这些机构同样承担着药品质量检验的任务,为药品安全提供基层保障。

近年来,为了优化药品检验资源配置,提高检验效率,县级药品检验机构已被取消。药品检验机构在开展药品检验工作时,必须严格遵守科学性、公正性的原则,确保药品检验结果的准确性和可靠性,同时保护药品生产单位的合法权益。

五、药品检验工作的基本程序

药品检验工作是药品质量控制的关键环节,对确保药品安全、有效和质量可控至关重要。药物检验工作者必须牢固树立药品质量第一的观念,具有高度的责任感、严谨的工作态度,并能正确、熟练地进行各项操作,保证药品检验工作的公正性和客观性。

(1)取样 取样是从一批样品中,按照规定的取样规则抽取一定数量、具有代表性的样品,供检验用。取样时应先检查品名、批号、数量、包装情况,确保样品符合要求。取样应具有代表性、科学性、真实性,应全批取样、分部位取样,以确保样品的代表性。

(2)确定检验依据 常规检验以国家药品标准为依据;进口药品按照注册标准检验;新药、特殊药品按合同或所附资料检验。检验依据的选择应准确无误,以确保检验结果的权威性。

（3）检验　检验时必须严格按照药品质量标准中规定的项目和操作规范进行，并做出正确的判断。检验过程中应使用合适的仪器设备，确保检验条件的一致性和结果的可重复性。只有各项结果全部合格，才能认定该药品为合格；任何一项不合格，则认定该药品为不合格。

（4）记录　药品检验记录是记录检验过程中的各项试验方法、条件、操作、试验数据和试验结果等的原始资料，是判断药品质量合格与否的重要依据。记录的内容必须真实、完整、准确，做到随做随记，不能事后补记。记录不得随意涂改，若写错，应按照规定的方式进行更正，并签名确认。

（5）报告　检验完成后，应根据检验结果编写检验报告。报告应包括检验的基本信息、检验结果、结论等，并由检验人和复核人签名或盖章。检验报告应清晰、规范，便于阅读和理解。

项目一
药品的性状检验

项目概述

药品的性状检验是指通过对药品外观、物理性质等方面的观察和测试，来评估药品的质量特征和一致性。性状检验是药品质量控制的重要环节之一，能够反映出药品的基本特征和品质。

常见的药品性状检验项目包括以下几个方面：

① 外观。是指药品的聚集状态、晶形、色泽以及臭味等特征，在一定程度上可以反映药物的内在质量。

② 溶解度。是药物的一种物理性质，在一定程度上反映了药品的纯度。《中国药典》采用"极易溶解、易溶、溶解、略溶、微溶、极微溶解、几乎不溶或不溶"来描述药品在不同溶剂中的溶解性能。

③ 物理常数。是评价药品的主要指标之一，其测定结果不仅对药品具有鉴别意义，也反映了该药品的纯度。《中国药典》收载的物理常数包括：相对密度、馏程、熔点、凝点、比旋度、折射率、黏度、酸值、皂化值、羟值、碘值、吸收系数等。

这些检验项目旨在确保药品的质量和安全性，同时也是药品生产和质量控制过程中的关键环节。

项目目标

1. **知识目标**

① 熟悉药物外观、臭、味的定义。
② 熟悉相对密度的定义、计算。
③ 熟悉熔点的定义、数据的取舍。
④ 熟悉折射率的定义、折射仪的原理。

2. **技能目标**

① 会测定药品的相对密度。
② 会测定药品的熔点。
③ 会测定药品的折射率。
④ 会描述药品的外观、臭、味。

3. **素养目标**

① 树立质量规范意识。

② 培养科学严谨意识。
③ 提高自主学习能力。

任务一　乙醇的相对密度测定

任务描述

现有一批某医药公司的乙醇到货，仓储部要求进行入厂检验，判定是否合格，以便入库及使用。根据《中国药典》（2020年版）规定，乙醇的性状检验有相对密度测定，本品的相对密度（通则0601）不大于0.8129，相当于含C_2H_6O不少于95.0%（ml/ml）。

任务分析

1. 明确任务流程

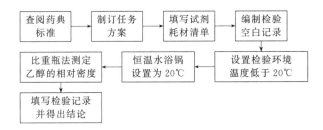

2. 任务难点分析

① 注意控制检验环境温度略低于20℃。
② 根据《中国药典》"相对密度测定法"选择正确的检验方法。

相关知识

1. 相对密度测定概述

① 相对密度系指在相同的温度、压力条件下，某物质的密度与参考物质（水）的密度之比。通常用ρ来表示，除另有规定外，均指20℃时的比值。

② 组成一定的药品具有一定的相对密度，当其组分或纯度变化，相对密度亦随之改变。因此，测定相对密度，可以鉴别或检查药品的纯杂程度。

③《中国药典》的相对密度测定法有三种，即比重瓶法、韦氏比重秤法和振荡型密度计法。一般用比重瓶法，采用此法时的环境（指比重瓶和天平的放置环境）温度应略低于20℃，或各品种项下规定的温度。测定易挥发液体的相对密度时，宜采用韦氏比重秤法。

2. 仪器与用具

① 常用比重瓶有规格为5ml、10ml、25ml和50ml的或附温度计的比重瓶［见《中国药典》（2020年版）四部通则0601图1］。测定使用的比重瓶必须洁净、干燥。

② 韦氏比重秤由玻璃锤、横梁、支架、游码与玻璃圆筒等构成［见《中国药典》（2020年版）四部通则0601图2］。根据玻璃锤体积大小不同，分为20℃时相对密度为1和4℃时相对密度为1的韦氏比重秤。

③ 恒温水浴锅。

3. 试液

水应为新沸过的冷水。

4. 操作方法

(1) 比重瓶法

① 比重瓶重量的称定。将比重瓶洗净并干燥，称定其重量，准确至毫克（mg）数。

② 供试品重量的测定。取上述已称定重量的比重瓶，装满供试品（温度应低于20℃或各品种项下规定的温度）后，插入中心有细孔的瓶塞，用滤纸将从塞孔溢出的液体擦干，置20℃或各品种项下规定的温度的恒温水浴中，放置若干分钟，随着供试液温度的上升，过多的液体不断从塞孔溢出，随时用滤纸将瓶塞顶端擦干，待液体不再由塞孔溢出（此现象意味着温度已平衡），迅即将比重瓶自水浴中取出，再用滤纸擦干瓶壁外的水，迅速称定重量准确至毫克（mg）数。减去比重瓶的重量，即得供试品重量。

③ 水重量的测定。按上述求得供试品重量后，将比重瓶中的供试品倾去，洗净比重瓶，装满新沸过的冷水，再照供试品重量的测定法测定同一温度时水的重量。

④ 采用带温度计的比重瓶时，应在装满供试品（温度低于20℃或各品种项下规定的温度）后插入温度计（瓶中应无气泡），置20℃（或各品种项下规定的温度）的恒温水浴中放置若干分钟，使内容物的温度达到20℃（或各品种项下规定的温度），用滤纸擦去溢出侧管的液体，待液体不再由侧管溢出，立即盖上罩。将比重瓶自水浴中取出，用滤纸擦干瓶壁外的水，迅速称定重量准确至毫克（mg）数，减去比重瓶的重量，即得供试品重量。

(2) 韦氏比重秤法

① 韦氏比重秤法是根据阿基米德定律，一定体积的物体（如比重秤的玻璃锤），在不同液体中所受的浮力与该液体的相对密度成正比。

② 仪器的调整。将20℃时相对密度为1的韦氏比重秤，安放在操作台上，放松调节器螺丝，将托架升至适当高度后拧紧螺丝，横梁置于托架玛瑙刀座上，将等重游码挂在横梁右端的小钩上，调整水平调节螺丝，使指针与支架左上方另一指针对准即为平衡，将等重游码取下，换上玻璃锤，此时必须保持平衡（允许有±0.005g的误差），否则应予校正。

③ 用水校准。取洁净的玻璃圆筒将新沸过的冷水装至八分满，置20℃（或各品种项下规定的温度）的水浴中，搅动玻璃圆筒内的水，调节温度至20℃（或各品种项下规定的温度），将悬于秤端的玻璃锤浸入圆筒内的水中，秤臂右端悬挂游码于1.0000处，调节秤臂左端平衡用螺丝使平衡。

④ 供试品的测定。将玻璃圆筒内的水倾去，拭干，装入供试液至相同的高度，并用上述相同的方法调节温度后，再把拭干的玻璃锤沉入供试液中，调节秤臂上游码的数量与位置使平衡，读取数值至小数点后4位，即为供试品的相对密度。如使用4℃时相对密度为1的比重秤测定20℃时供试品的相对密度，则用水校准时的游码应悬挂于0.9982处，并应将供试品在20℃测得的数值除以0.9982。如测定温度为其他温度时，则用水校准时的游码应悬挂于该温度水的相对密度处，并应将在该温度测得的数值除以该温度水的相对密度。

5. 注意事项

(1) 比重瓶法

① 比重瓶必须洁净、干燥（所附温度计不能采用加温干燥），操作顺序为先称量空比重瓶重，再装供试品称重，最后装水称重。

② 装过供试液的比重瓶必须冲洗干净，如供试品为油剂，测定后应尽量倾去，连同瓶塞

先用石油醚和三氯甲烷冲洗数次，待油完全洗去，再以乙醇、水冲洗干净，再依法测定水重。

③ 供试品及水装瓶时，应小心沿壁倒入比重瓶内，避免产生气泡，如有气泡，应稍放置待气泡消失后再调温称重。供试品如为糖浆剂、甘油等黏稠液体，装瓶时更应缓慢沿壁倒入，避免因黏稠度大产生的气泡很难逸去而影响测定结果。

④ 将比重瓶从水浴中取出时，应用手指拿住瓶颈，而不能拿瓶肚，以免液体因手温而体积膨胀外溢。

⑤ 测定有腐蚀性供试品时，为避免腐蚀天平盘，可在称量时用一表面皿放置天平盘上，再放比重瓶称量。

⑥ 当室温高于20℃或各品种项下规定的温度时，必须设法调节环境温度至略低于规定的温度。否则，易造成虽经规定温度下平衡的比重瓶内的液体在称重过程中因环境温度高于规定温度而膨胀外溢，从而导致误差。

（2）韦氏比重秤法

① 韦氏比重秤应安装在固定平放的操作台上，避免受热、冷、气流及振动的影响。
② 玻璃圆筒应洁净，装水及供试液的高度应一致，使玻璃锤沉入液面的深度前后一致。
③ 玻璃锤应全部浸入液体内。

6. 记录与计算

比重瓶法应记录测定用比重瓶类型、天平型号、测定温度、室温、各项称量数据等。其计算公式为：

供试品的相对密度＝供试品重量/水重量。

任务准备

1. 任务组织

按两人每组分成若干个小组，每组推选一位负责人，提前两周对小组下达任务。

小组负责人要组织、协调项目组成员的工作，根据任务查找资料，制订好实验方案并做好仪器、试剂的准备工作。成员间要学会沟通、合作，顺利开展工作计划，完成实验。

2. 制订计划

查阅资料，对所查资料进行归纳总结，小组内进行讨论，设计可行的实训方案，并分析国家法定标准，填写任务实施方案表。

任务实施方案

工作任务名称			
检验依据			
仪器			
试剂			
实训步骤及时间分配	实训内容	时间/min	备注

> **任务实施**

1. 实训用仪器及药品准备

（1）仪器　恒温水浴锅、万分之一精密分析天平、比重瓶、烧杯、滤纸。

（2）药品　水、乙醇。

2. 检验过程

活动一　调节实验室室温

根据《中国药典》"相对密度测定法"：用比重瓶测定时的环境（指比重瓶和天平的放置环境）温度应略低于20℃或各品种项下规定的温度。将实验室空调温度设置为19℃，等待约20min，让房间温度稳定。

活动二　比重瓶法测定乙醇相对密度

根据《中国药典》"相对密度测定法"进行操作。液体药品的相对密度，一般用比重瓶测定，乙醇是液体药品，而且有一定的挥发性，故采用比重瓶法。

（1）空瓶称重　先把比重瓶洗干净，连同温度计及侧管罩一起在分析天平上精密称重。

（2）供试品称重　装满供试品（温度应低于20℃或各品种项下规定的温度），装上温度计（瓶中应无气泡），置20℃（或各品种项下规定的温度）的水浴中放置若干分钟，使内容物的温度达到20℃（或各品种项下规定的温度），用滤纸除去溢出侧管的液体，立即盖上罩。然后将比重瓶自水浴中取出，再用滤纸将比重瓶的外面擦净，精密称定，减去比重瓶的重量，求得供试品的重量。

（3）水称重　将供试品倾去，洗净比重瓶，装满新沸过的冷水，再照上法测得同一温度时水的重量。

（4）计算　供试品的重量除以水的重量，即得乙醇的相对密度。

3. 检验记录

在检验的同时做好各项原始记录。

乙醇相对密度测定法（比重瓶法）检验记录表

温度/℃：　　　　湿度/％：

品　　名		规　　格	
批　　号			
检验依据	□《中国药典》(　　　年版) □其他		
仪器型号		仪器编号	
检验温度	□20℃	□其他温度：	
比重瓶重(W_0)/g		瓶+水重/g	
水的重量(W_1)/g			

续表

测定编号	比重瓶+样品重 W_2/g	相对密度 ρ
计算公式	$\rho=(W_2-W_0)/W_1$	
标准规定		
结论	□ （均)符合规定	□ （均)不符合规定

检验者：　　　　　　　　　　　复核者：
日期：　　　　　　　　　　　　日期：
结果与讨论：

任务评价

任务评价表

班级：		姓名：	组别：		总分：	
考核内容		考核标准	分值	A	B	C
1. 查资料，设计方案		正确选取资料，设计方案可行性强	10			
2. 取样		正确取样	10			
3. 测定操作		空瓶称重	10			
		供试品称重	15			
		水称重	15			
		结果计算	10			
4. 完成记录		正确书写检验记录	30			
		合计	100			

总分＝A×20％＋B×20％＋C×60％(A 为自评分，B 为小组评分，C 为教师评分)
考核教师：　　　　　　　　　　　　　　　　　　考核时间：　　年　　月　　日

知识拓展

振荡型密度计法

振荡型密度计主要由 U 形振荡管（一般为玻璃材质，用于放置样品）、电磁激发系统（使振荡管产生振荡）、频率计数器（用于测定振荡周期）和控温系统组成。

通过测定 U 形振荡管中液体样品的振荡周期（或频率）测得样品的密度。振荡频率（T）与密度（ρ）、测量管常数（c）、振荡管的质量（M）和体积（V）之间存在下述关系：

$$T^2 = \frac{M + \rho V}{c} \times 4\pi^2$$

如果将 $c/(4\pi^2 \times V)$ 定义为常数 A，M/V 定义为常数 B，则上述公式可简化如下：

$$\rho = AT^2 - B$$

常数 A 和 B 可以通过往振荡管中加入两种已知密度的物质进行测定，常用的物质为脱气水（如新沸过的冷水）和空气。分别往样品管中加入干燥空气和脱气水，记录测得的空气的振动周期 T_a 和水的振动周期 T_w，由下式计算出空气的密度值 d_a：

$$d_a = 0.001293 \times \frac{273.15}{t} \times \frac{p}{101.3}$$

式中，d_a 为测试温度下的空气密度，g/ml；t 为测试温度，K；p 为大气压，kPa。

从相应表中查出测得温度下水的密度值 d_w，照下述公式可分别计算出常数 A 和常数 B：

$$A = \frac{T_w^2 - T_a^2}{d_w - d_a}$$

$$B = T_a^2 - A \times d_a$$

式中，T_w 为试样管内为水时观测的振荡周期，s；T_a 为试样管内为空气时观测的振荡周期，s；d_w 为测试温度下水的密度，g/ml；d_a 为测试温度下空气的密度，g/ml。

如果使用其他校准液体，则使用相应的振荡周期 T 值和 d 值。

如果仪器具有从常数 A 和 B 以及样品测得的振动周期计算密度的功能，则常数 A 和 B 无需计算，按照仪器生产商的操作说明直接读取供试品的密度值。

物质的相对密度可根据下式计算：

$$相对密度 = \rho/0.9982$$

式中，ρ 为被测物质在 20℃ 时的密度；0.9982 为水在 20℃ 时的密度。

用于相对密度测定的仪器的读数精度应不超过 ±0.001g/ml，并应定期采用已知密度的两种物质（如空气和水）在 20℃（或各品种正文项下规定的温度）下对仪器常数进行校准。建议每次测量前用脱气水对仪器的读数准确性进行确认，可根据仪器的精度设定偏差限度，例如精确到 ±0.0001g/ml 的仪器，水的测定值应在 0.9982g/ml±0.0001g/ml 的范围内，如超过该范围，应对仪器重新进行校准。

测定时，照仪器操作手册所述方法，取供试品，在与仪器校准时相同的条件下进行测定。测量时应确保振荡管中没有气泡形成，同时还应保证样品实际温度和测量温度一致。如必要，测定前可将供试品温度预先调节至约 20℃（或各品种正文项下规定的温度），这样可降低在 U 形振荡管中产生气泡的风险，同时可缩短测定时间。

黏度是影响测量准确度的另一个重要因素。在进行高黏度样品的测定时，可选用具有黏度补偿功能的数字式密度计进行测定，或者选取与供试品密度和黏度相近的密度对照物质（密度在供试品的 ±5%、黏度在供试品的 ±50% 的范围内）重新校准仪器。

复习与思考

1. 《中国药典》（2020 年版）规定的相对密度测定法有几种？乙醇的相对密度测定选用哪种？为什么？

2. 中药口服液通常也测定相对密度，在标准中，口服液的相对密度是放在"性状""鉴别"还是放在"检查"项下？

任务二　薄荷脑、维生素 C 的熔点测定

任务描述

现有一批某制药公司的薄荷脑和维生素 C，要求进行熔点测定，并判定测定结果是否合格。《中国药典》（2020 年版）规定，薄荷脑熔点应为 42～44℃，维生素 C（$C_6H_8O_6$）熔点为 190～192℃，熔融时同时分解。

任务分析

1. 明确任务流程

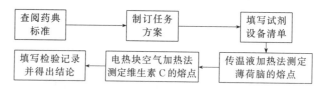

2. 任务难点分析

① 传温液加热法测定样品的熔点过程中升温速率的控制。
② 熔程的记录及数值修约。

相关知识

熔点是指一种物质由固体熔化成液体时的温度，是物质的一个物理常数。纯的固体物质都有一定的熔点，熔点一般是指一个范围，即物质熔化时初熔至全熔时的一段温度，也称熔距。纯度越高，熔距越小。因此测定药物的熔点，目的是鉴别药物的真伪和纯度。

依照待测药物的性质不同，《中国药典》（2020 年版）测定熔点的方法有三种：第一法用于测定易粉碎的固体药品；第二法用于测定不易粉碎的固体药品，如脂肪、脂肪酸、石蜡、羊毛脂等；第三法用于测定凡士林或其他类似物质。当各品种项下未注明时，均系指第一法。现主要介绍第一法和第二法。

1. 传温液加热法

取供试品适量，研成细粉，除另有规定外，应按照各药品项下干燥失重的条件进行干燥。若该药品为不检查干燥失重、熔点范围低限在 135℃以上、受热不分解的供试品，可采用 105℃干燥；熔点在 135℃以下或受热分解的供试品，可在五氧化二磷干燥器中干燥过夜或用其他适宜的干燥方法干燥，如恒温减压干燥。

分取供试品适量，置熔点测定用毛细管（简称毛细管，由中性硬质玻璃管制成，长 9cm 以上，内径 0.9～1.1mm，壁厚 0.10～0.15mm，一端熔封；当所用温度计浸入传温液在 6cm 以上时，管长应适当增加，使露出液面 3cm 以上）中，轻击管壁或借助长短适宜的洁净玻璃管，垂直放在表面皿或其他适宜的硬质物体上，将毛细管自上口放入使自由落下，反复数次，使粉末紧密集结在毛细管的熔封端。装入供试品的高度约为 3mm。另将玻璃温度计（分浸型，具有 0.5℃刻度，经熔点测定用对照品校正）放入盛装传温液（熔点在 80℃以下者，用水；熔点在 80℃以上者，用硅油或液状石蜡）的容器中，使温度计汞球部的底端与容器的底部距离 2.5cm 以上（用内加热的容器，温度计汞球与加热器上表面距离 2.5cm

以上）或使用经对照品校正后的电阻式数字温度计；加入传温液以使传温液受热后的液面适在温度计的分浸线处。将传温液加热，俟温度上升至较规定的熔点低限约低10℃时，将装有供试品的毛细管浸入传温液，贴附在温度计上（可用橡皮圈或毛细管夹固定），位置须使毛细管的内容物部分适在温度计测量区中部；继续加热，调节升温速率为每分钟上升1.0～1.5℃，加热时须不断搅拌使传温液温度保持均匀，记录供试品在初熔至终熔时的温度，重复测定3次，取其平均值，即得。

"初熔"系指供试品在毛细管内开始局部液化出现明显液滴时的温度。

"终熔"系指供试品全部液化时的温度。

"熔距"系指初熔与终熔的温度差值。熔距值可反映供试品的化学纯度，当供试品存在多晶型现象时，在保证化学纯度的基础上，熔距值大小也可反映其晶型纯度。

测定熔融同时分解的供试品时，方法如上述，但调节升温速率使每分钟上升2.5～3.0℃；供试品开始局部液化时（或开始产生气泡时）的温度作为初熔温度；供试品固相消失全部液化时的温度作为终熔温度。遇有固相消失不明显时，应以供试品分解物开始膨胀上升时的温度作为终熔温度。某些药品无法分辨其初熔、终熔时，可以将发生突变时的温度作为熔点。

注意事项：

① 供试品应完全干燥后再测定，水分的存在影响熔点的观察。

② 毛细管内装入供试品的量应以高度为3mm为宜；并应研细装紧，无气泡，保证传热均匀，熔点变化明显，易于观察。

③ 测定熔点所用的温度计应校正。

④ 熔点管底未封好会产生漏管。

⑤ 毛细管必须洁净。

⑥ 熔点测定过程中遇到有"发毛""收缩""软化""出汗"等现象，不可做初熔的判断。

2. 电热块空气加热法

系采用自动熔点仪的熔点测定法。自动熔点仪有两种测光方式：一种是透射光方式，一种是反射光方式；某些仪器兼具两种测光方式。大部分自动熔点仪可置多根毛细管同时测定。

分取经干燥处理（同传温液加热法）的供试品适量，置熔点测定用毛细管（同传温液加热法）中；将自动熔点仪加热块加热至较规定的熔点低限约低10℃时，将装有供试品的毛细管插入加热块中，继续加热，调节升温速率为每分钟上升1.0～1.5℃，重复测定3次，取其平均值，即得。

测定熔融同时分解的供试品时，方法如上述，但调节升温速率使每分钟上升2.5～3.0℃。

遇有色粉末、熔融同时分解、固相消失不明显且生成分解物导致体积膨胀或含结晶水（或结晶溶剂）的供试品时，可适当调整仪器参数，提高判断熔点变化的准确性。当透射和反射测光方式受干扰明显时，可允许目视观察熔点变化；通过摄像系统记录熔化过程并进行追溯评估，必要时，测定结果的准确性需经传温液加热法验证。

自动熔点仪的温度示值要定期采用熔点标准品进行校正。必要时，供试品测定应随行采用标准品校正仪器。

若对此法测定结果持有异议，应以传温液加热法测定结果为准。

任务准备

1. 任务组织

按四人每组分成若干个小组，每组推选一位负责人，提前两周对小组下达任务。

小组负责人要组织、协调项目组成员的工作，根据任务查找资料，制订好实验方案并做好仪器、试剂的准备工作。成员间要学会沟通、合作，顺利开展工作计划，完成实验。

2. 制订计划

查阅资料，对所查资料进行归纳总结，小组内进行讨论，设计可行的实训方案，并分析国家法定标准，填写任务实施方案表。

任务实施方案

工作任务名称			
检验依据			
仪器			
试剂			
实训步骤及时间分配	实训内容	时间/min	备注

任务实施

1. 实训用仪器及药品准备

（1）仪器　熔点测定用毛细管（一端封口）、b形管、数字熔点仪、铁架台、酒精灯、温度计。

（2）药品　薄荷脑、维生素C。

2. 检验过程

活动一　薄荷脑样品熔点测定（传温液加热法）

① 查阅《中国药典》（2020年版），规定薄荷脑熔点应为42～44℃。
② 以水为传温液，装入b形管中（图1-1）。
③ 装填毛细管，高度为3mm为宜（图1-1）。
④ 组装实验装置。
⑤ 升温速率控制在1.0～1.5℃/min为宜，完成熔点测定，平行测定三次，记录数据。
⑥ 数据处理，取平均值，进行修约，填写检验记录。

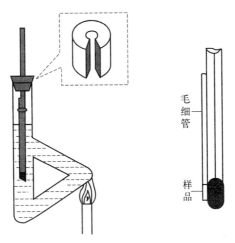

图 1-1 传温液加热法测熔点

活动二 维生素 C 样品熔点测定（电热块空气加热法）

① 查阅《中国药典》(2020 年版)，规定熔点为 190~192℃，熔融时同时分解。
② 装填毛细管，高度为 3mm 为宜。
③ 开机预热，设置初始温度为 180℃，升温速率为 2.5℃/min。
④ 完成熔点测定，平行测定三次，记录数据。
⑤ 数据处理，取平均值，进行修约，填写检验记录。

熔点测定记录表

品　　名			批　　号		
包装规格			数　　量		
取样日期	年　月　日		报告日期	年　月　日	
检验依据	《中国药典》(＿＿＿年版)				
	检验项目				
	熔点　维生素 C 的熔点为 190~192℃，熔融时同时分解。薄荷脑熔点为 42~44℃。				
课前预习	仪器准备：				
	传温液加热法的操作步骤：				
	电热块空气加热法的操作步骤：				
薄荷脑熔点测定实训记录：(传温液加热法)			维生素 C 熔点测定实训记录：(电热块空气加热法)		

续表

薄荷脑熔点测定结果及数据处理：	维生素C熔点测定结果及数据处理：
标准规定：	标准规定：
结论：	结论：
检验者： 日期： 结果与讨论：	复核者： 日期：

任务评价

任务评价表

班级：		姓名：	组别：		总分：		
考核内容		考核标准		分值	A	B	C
1. 查资料,设计方案		正确选取资料,设计方案可行性强		10			
2. 取样		正确取样		10			
3. 测定操作		装填毛细管,高度约为3mm		10			
		搭建实验装置,器具齐全		15			
		传温液面高度、毛细管和温度计的位置、酒精灯的加热位置正确		15			
		结果记录应保留一位估读数字		10			
4. 完成记录		正确书写检验记录		30			
		合计		100			

总分=A×20%+B×20%+C×60%(A为自评分,B为小组评分,C为教师评分)

考核教师： 考核时间： 年 月 日

知识拓展

药品检验的修约相关知识

一、有效数字和数值的修约及其运算（《中国药品检验标准操作规范》）

本规程系根据《中国药典》"凡例"和国家标准 GB/T 8170—2008《数值修约规则与极限数值的表示和判定》修订,适用于药检工作中除生物检定统计法以外的各种测量或计算而得的数值。

（一）有效数字的基本概念

（1）有效数字 系指在检验工作中所能得到有实际意义的数值。其最后一位数字欠准是允许的,这种由可靠数字和最后一位不确定数字组成的数值,即为有效数字。最后一位数字的欠准程度通常只能是上下差1单位。

(2) 有效数字的定位(数位) 是指确定欠准数字的位置。这个位置确定后,其后面的数字均为无效数字。欠准数字的位置可以是十进位的任何数位,用 10^n 来表示。n 可以是正整数,如 $n=1$,$10^1=10$(十数位);$n=2$,$10^2=100$(百数位);等等。n 也可以是负整数,如 $n=-1$,$10^{-1}=0.1$(十分位);$n=-2$,$10^{-2}=0.01$(百分位),等等。

(3) 有效位数

① 在没有小数位且以若干个零结尾的数值中,有效位数系指从非零数字最左一位向右数得到的位数减去无效零(即仅为定位用的零)的个数。例如 35000 中若有两个无效零,则为三位有效位数,应写作 350×10^2 或 3.50×10^4;若有三个无效零,则为两位有效数,应写作 35×10^3 或 3.5×10^4。

② 在其他十进位数中,有效位数系指从非零数字最左一位向右数而得到的位数。例如 3.2、0.32、0.032 和 0.0032 均为两位有效位数,0.320 为三位有效位数,10.00 为四位有效位数,12.490 为五位有效位数。

③ 非连续型数值(如个数、分数、倍数)是没有欠准数字的,其有效位数可视为无限多位。例如分子式"H_2SO_4"中的"2"和"4"是个数;常数 π、e 和系数 $\sqrt{2}$ 等数值的有效位数也可视为是无限多位;含量测定项下"每 1ml 的××××滴定液(0.1mol/L)……"中的"0.1"为名义浓度,规格项下的"0.3g"或"1ml:25mg"中的"0.3""1"和"25"为标示量,其有效位数也均为无限多位,即在计算中,其有效位数应根据其他数值的最少有效位数而定。

④ pH 值等对数值,其有效位数是由其小数点后的位数决定的,其整数部分只表明其真数的乘方次数。如 pH=11.26([H^+]=5.5×10^{-12} mol/L),其有效位数只有两位。

⑤ 有效数字的首位数字为 8 或 9 时,其有效位数可以多计一位。例如:85%与115%,都可以看成是三位有效位数;99.0%与101.0%都可以看成是四位有效数字。

(二) 数值修约及其进舍规则

数值修约是指通过省略原数值的最后若干位数字,调整所保留的末位数字,使最后所得到的值最接近原数值的过程;也可以理解为对拟修约数值中超出需要保留位数时的舍弃,根据舍弃数来保留最后一位数或最后几位数。

修约间隔是确定修约保留位数的一种方式,修约间隔的数值一经确定,修约值即应为该数值的整数倍。例如:指定修约间隔为 0.1,修约值即应在 0.1 的整数倍中选取,相当于将数值修约到小数点后一位;指定修约间隔为 100,修约值即应在 100 的整数倍中选取,相当于将数值修约到"百"数位。

1. 确定修约位数的表达方式

(1) 确定修约间隔

① 指定修约间隔为 10^{-n}(n 为正整数),或指明将数值修约到小数点后 n 位。

② 指定修约间隔为 1,或指明将数值修约到个数位。

③ 指定修约间隔为 10^n(n 为正整数),或指明将数值修约到 10^n 数位,或指明将数值修约到"十""百""千"……数位。

(2) 指定将数值修约成 n 位有效位数(n 为正整数)。

2. 进舍规则

(1) 拟舍弃数字的最左一位数字小于 5 时,则舍去,即保留的各位数字不变。

【例】 将12.1498修约到一位小数（十分位），得12.1。

【例】 将12.1498修约成两位有效位数，得12。

（2）拟舍弃数字的最左一位数字大于5，或者是5，且其后跟有并非全部为0的数字时，则进一，即在保留的末位数字加1。

【例】 将1268修约到百数位，得13×10^2。

【例】 将1268修约到三位有效位数，得127×10。

（3）拟舍弃数字的最左一位数字为5，而右面无数字或皆为0时，若所保留末位数为奇数（1、3、5、7、9）则进一，为偶数（2、4、6、8、0）则舍弃。

【例】 修约间隔为0.1（10^{-1}）。

拟修约数值	修约值
1.050	10×10^{-1}（特定场合可写为1.0）
0.350	4×10^{-1}（特定场合可写为0.4）

示例中"特定场合"系指修约间隔明确时。

（4）负数修约时，先将它的绝对值按上述三条进舍规则进行修约，然后在所得值前面加上负号。

【例】 将下列数字修约到"十"位数。

拟修约数值	修约值
−355	-36×10（特定场合可写为−360）
−325	-32×10（特定场合可写为−320）

（5）不允许连续修约

① 拟修约数字应在确定修约间隔或指定修约数位后一次修约获得结果，而不得多次按前面规则（前述进舍规则①~④条）连续修约。

【例】 修约15.4546，修约间隔为1。

正确的做法为：15.4546→15。

不正确的做法为：15.4546→15.455→15.46→15.5→16。

② 在具体实施中，应先将获得数值按指定的修约数位多一位或几位报出，再根据实际需要进行修约，为避免产生连续修约的错误，应按下述步骤进行：

a. 报出数值最右的非零数字为5时，应在数值右上角加"+"或加"−"或不加符号，分别表明已进行过舍、进或未舍未进。

例16.50^+表示实际值大于16.50，经修约舍弃为16.50；16.50^-表示实际值小于16.50，经修约进一为16.50。

b. 如对报出值需进行修约，当拟舍弃数字的最左一数字为5，且其后无数字或皆为零时，数值右上角有"+"者进一，有"−"者舍去，其他仍按前述进舍规则①~④条的规定进行。

【例】 将下列数字修约到个数位（报出值多留一位至一位小数）。

实测值	报出值	修约值
15.4546	15.5^-	15
−15.4546	-15.5^-	−15
16.5203	16.5^+	17
−16.5203	-16.5^+	−17
17.5000	17.5	18

为便于记忆,上述进舍规则可归纳成下列口诀:四舍六入五考虑,五后非零则进一,五后全零看五前,五前偶舍奇进一,不论数字多少位,都要一次修约成。但在按英、美、日药典方法修约时,按四舍五入进舍即可。

(三)运算规则

① 许多数值相加减时,所得和或差的绝对误差必较任何一个数值的绝对误差大,因此相加减时应以诸数值中绝对误差最大(即欠准数字的数位最大)的数值为准,以确定其他数值在运算中保留的数位和决定计算结果的有效数位。

② 许多数值相乘除时,所得积或商的相对误差必较任何一个数值的相对误差大。因此相乘除时应以诸数值中相对误差最大(即有效位数最少)的数值为准,确定其他数值在运算中保留的数位和决定计算结果的有效数位。

③ 在运算过程中,为减少舍入误差,其他数值的修约可以暂时多保留一位,等运算得到结果时,再根据有效位数弃去多余的数字。

【例】 $13.65+0.00823+1.633=?$

本例是数值相加减,在三个数值中 13.65 的绝对误差最大,其最末一位数为百分位(小数点后二位),因此将其他各数均暂先保留至千分位,即把 0.00823 修约成 0.008,1.633 不变,进行运算:

$$13.65+0.008+1.633=15.291$$

最后对计算结果进行修约,15.291 应只保留至百分位,而修约成 15.29。

(四)注意事项

① 应根据取样量、量具的精度、检测方法的允许误差和标准中的限度规定,确定数字的有效位数(或数位),检测值必须与测量的准确度相符合,记录全部准确数字和一位欠准数字。

② 进行计算时,应执行进舍规则和运算规则,如用计算器进行计算,也应将计算结果经修约后再记录下来。如由工作站出的数据,可按有效数字修约原则修约后判定。

③ 要根据取样的要求,选择相应的量具

a. "精密称定"系指称取重量应准确到所取重量的 0.1%,可根据称量选用分析天平或半微量分析天平;"精密量取"系指量取体积的准确度符合国家标准中对该体积移液管的精密度要求,必要时应加校正值。

b. "称定"系指称取重量应准确至所取重量的百分之一;"量取"系指可用量筒或按照量取体积的有效数位选用量具。

c. 取用量为"约"若干时,系指取用量不得超过规定量的±10%。

d. 取用量的精度未作特殊规定时,应根据其数值的有效数位选用与之相应的量具;如规定量取 5ml、5.0ml 或 5.00ml 时,则应分别选用 5~10ml 的量筒、5~10ml 的刻度吸管或 5ml 的移液管进行量取。

④ 在判定药品质量是否符合规定之前,应将全部数据根据有效数字和数值修约规则进行运算,并根据《中国药典》"凡例"及国家标准 GB/T 8170—2008《数值修约规则与极限数值的表示和判定》中规定的"修约值比较法",将计算结果修约到标准中所规定的有效位数,而后进行判定。

二、"熔点测定法"中关于熔点测定数据修约规则(《中国药品检验标准操作规范》)

(1) 测定结果的数据应按修约间隔为 0.5 进行修约,即 0.1~0.2℃舍去,0.3~0.7℃修约为 0.5℃,0.8~0.9℃进为 1℃;并以修约后的数据报告。但当标准规定的熔点范围,其有效数字的定位为个位数时，则其测定结果的数据应按修约间隔为 1 进行修约，即一次修约到标准规定的个位数。（《中国药品检验标准操作规范》）

（2）经修约后的初熔、全熔或分解突变时的温度均在各品种"熔点"项下规定的范围以内时，判为"符合规定"。但如有下列情况之一者，即判为"不符合规定"：

① 初熔温度低于规定范围的低限；
② 全熔温度超过规定范围的高限；
③ 分解点或熔点温度处于规定范围之外；
④ 初熔前出现严重的"发毛""收缩""软化""出汗"现象，且其过程较长，并与正常的该药品作对照比较后有明显的差异者。

复习与思考

1. 使用毛细管进行物质熔点测定，样品的装填高度以多高为宜？
2. 用传温液加热法测熔点，所使用的传温液该如何选择？
3. 用电热块空气加热法测维生素 C 的熔点，初始温度和升温速率该如何确定？

任务三　葡萄糖旋光度测定

任务描述

某制药公司购入一批葡萄糖原料药，要求进行旋光度测定，并判定测定结果是否合格。《中国药典》（2020 年版）规定，葡萄糖的比旋度为 $+52.6°\sim+53.2°$。

任务分析

1. 明确任务流程

查阅药典标准 → 制订任务方案 → 填写试剂设备清单 → 利用旋光仪完成葡萄糖的旋光度测定 → 完成检验记录并得出结论

2. 任务难点分析

① 理解偏振光的定义及旋光现象。
② 比旋度的计算。

相关知识

1. 旋光度测定简述

手性碳原子（不对称碳原子）是指连接有四个不同基团的碳原子。手性碳原子存在于许多有机化合物中，特别是和生命现象有关的有机化合物中，如葡萄糖（图 1-2）、果糖、乳酸等。

葡萄糖分子中间的四个碳原子都是手性碳原子。化合物的分子中如果有手性碳原子，就具有光学活性。

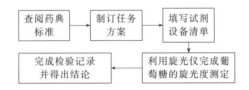

图 1-2　葡萄糖分子结构式

平面偏振光通过含有某些光学活性化合物的液体或溶液时,能引起旋光现象,使偏振光的平面向左或向右旋转,如图 1-3。旋转的度数,称为旋光度。偏振光向右旋转(顺时针方向)为右旋,以符号"+"表示;偏振光向左旋转(反时针方向)为左旋,以符号"-"表示。在一定波长与温度下,偏振光透过每 1ml 含有 1g 旋光性物质的溶液且光路长为 1dm 时,测得的旋光度称为比旋度。比旋度(或旋光度)可以用于鉴别或检查光学活性药品的纯杂程度,亦可用于测定光学活性药品的含量。

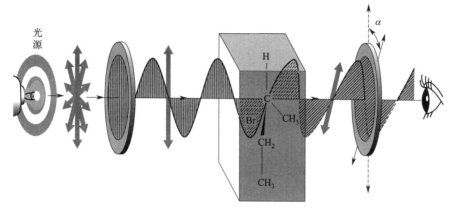

图 1-3 旋光现象原理图

在空间上不能重叠,互为镜像关系的立体异构体称为对映体。手性物质的对映异构体之间,除了使平面偏振光发生偏转的程度相同而方向相反之外,在非手性环境中的理化性质相同。生物大分子如酶、生物受体等通常为手性物质,总是表现出对一种对映体的立体选择性,因此,对映体可在药理学与毒理学方面有差异。来源于自然界的物质,例如氨基酸、蛋白质、生物碱、抗体、糖苷、糖等,大多以对映体的形式存在。外消旋体一般由等量的对映体构成,旋光度净值为零,其物理性质也可能与其对映体不同。

最常用的光源是钠灯在可见光区的 D 线(589.3nm),但也使用较短的波长,如光电偏振计使用滤光片得到汞灯波长约为 578nm、546nm、436nm、405nm 和 365nm 处的最大透射率的单色光,其具有更高的灵敏度,可降低被测化合物的浓度。还有一些其他光源,如带有适当滤光器的氙灯或卤钨灯。

除另有规定外,本法系采用钠光谱的 D 线(589.3nm)测定旋光度,测定管长度为 1dm(如使用其他管长,应进行换算),测定温度为 20℃。用读数至 0.01°并经过检定的旋光计。

2. 操作步骤

① 将测定管用供试品所用的空白溶剂冲洗 3~4 遍,缓缓注入适量溶剂。

② 测定管中若有气泡,应先将气泡浮在凸颈处,通光面两端的雾状液滴应用擦镜纸揩干。

③ 测定管螺帽不宜旋得过紧,以免产生应力,影响读数。

④ 将测定管放入样品室,测定管安放时,应注意标记的位置和方向,盖上箱盖,校正仪器,使旋光示值为零。

⑤ 取出测定管,将空白溶液倒出,用供试品溶液冲洗 3~4 遍,将供试品溶液缓缓注入测定管,用擦镜纸擦净测定管,特别要擦净两端的通光面,按相同的位置和方向正确地放入样品室内,盖好箱盖,检测,读数,即得供试液的旋光度。用同法读取旋光度 3 次,取 3 次的平均值作为测定结果。

⑥ 测定完毕后，取出测定管，用纯化水洗净，晾干，防尘保存。

照下列公式计算，即得供试品的比旋度。

对液体供试品
$$[\alpha]_D^t = \frac{\alpha}{ld}$$

对固体供试品
$$[\alpha]_D^t = \frac{100\alpha}{lc}$$

式中，$[\alpha]$ 为比旋度；D 为钠光谱的 D 线；t 为测定时的温度，℃；l 为测定管长度，dm；α 为测得的旋光度；d 为液体的相对密度；c 为每 100ml 溶液中含有被测物质的重量（按干燥品或无水物计算），g。

旋光计的检定，可用标准石英旋光管进行，读数误差应符合规定。

3. 注意事项

① 每次测定前应以溶剂作空白校正，测定后，再校正 1 次，以确定在测定时零点有无变动；如第 2 次校正时发现旋光度差值超过 ±0.01，表明零点有变动，则应重新测定旋光度。

② 配制溶液及测定时，均应调节温度至 20.0℃±0.5℃（或各品种项下规定的温度）。

③ 供试的液体或固体物质的溶液应充分溶解，供试液应澄清。

④ 物质的旋光度与测定光源、测定波长、溶剂、浓度和温度等因素有关。因此，表示物质的旋光度时应注明测定条件。

⑤ 当已知供试品具有外消旋作用或旋光转化现象，则应相应地采取措施，对样品制备的时间以及将溶液装入旋光管的间隔测定时间进行规定。

任务准备

1. 任务组织

按四人每组分成若干个小组，每组推选一位负责人，提前两周对小组下达任务。

小组负责人要组织、协调项目组成员的工作，根据任务查找资料，制订好实验方案并做好仪器、试剂的准备工作。成员间要学会沟通、合作，顺利开展工作计划，完成实验。

2. 制订计划

查阅资料，对所查资料进行归纳总结，小组内进行讨论，设计可行的实训方案，并分析国家法定标准，填写任务实施方案表。

任务实施方案

工作任务名称			
检验依据			
仪器			
试剂			
实训步骤及时间分配	实训内容	时间/min	备注

> **任务实施**

1. 实训用仪器及药品准备

(1) 仪器　天平、烧杯、温度计、旋光仪、量瓶。
(2) 药品　纯化水、葡萄糖、浓氨溶液。

2. 检验过程

活动　葡萄糖的旋光度测定

① 查阅《中国药典》（2020 年版），葡萄糖的比旋度测定：取本品约 10g，精密称定，置 100ml 量瓶中，加水适量与氨试液 0.2ml，溶解后，用水稀释至刻度，摇匀，放置 10min，在 25℃时，依法测定（通则 0621），比旋度为＋52.6°～＋53.2°。

② 查阅《中国药典》（2020 年版）四部通则 8002 试液，查得氨试液的配制方法。氨试液：取浓氨溶液 400ml，加水使成 1000ml，即得。

③ 本次实训每组同学配制 100ml 供试液，氨试液由一组同学配制 50ml，全班同学共用。

④ 各组同学按照通则 0621 的要求完成葡萄糖的旋光度测定，并计算样品的比旋度，判断该样品是否符合规定，填写检验记录表。

3. 检验记录

在检验的同时做好各项原始记录。

葡萄糖旋光度测定记录表

品　　名		批　　号	
包装规格		数　　量	
取样日期	年　　月　　日	报告日期	年　　月　　日
检验依据	《中国药典》(＿＿＿年版)		
检验项目			

比旋度　取本品约 10g，精密称定，置 100ml 量瓶中，加水适量与氨试液 0.2ml，溶解后，用水稀释至刻度，摇匀，放置 10min，在 25℃时，依法测定（通则 0621），比旋度为＋52.6°～＋53.2°

课前预习	仪器准备：		
	药品准备：		
	试液配制：		
	试液名称	每组用量	全班用量

实训记录及数据处理：

续表

检验结果：

标准规定：

结论：

检验者：　　　　　　　　　　　　复核者：
日期：　　　　　　　　　　　　　日期：
结果与讨论：

任务评价

任务评价表

班级：	姓名：	组别：		总分：	
考核内容	考核标准	分值	A	B	C
1. 查资料，设计方案	正确选取资料，设计方案可行性强	10			
2. 取样	正确取样	10			
3. 测定操作	待测液配制正确	10			
	旋光管清洗、清零、装液操作正确	15			
	旋光仪开机预热、检定操作	15			
	结果记录	10			
4. 完成记录	正确书写检验记录	30			
合计		100			

总分＝A×20％＋B×20％＋C×60％（A 为自评分，B 为小组评分，C 为教师评分）

考核教师：　　　　　　　　　　　　　　　　考核时间：　　年　月　日

复习与思考

1. 测定盐酸土霉素的旋光度时，若称取供试品 0.5050g，置 50ml 量瓶中，加盐酸液（9→1000）稀释至刻度，用 2dm 长的样品管测定，要求比旋度为 $-188°\sim-200°$。则测得的旋光度的范围应为多少？

2. 测定某药物的比旋度，配制的供试品溶液浓度为 50.0mg/ml，样品溶液宽 2dm，测得旋光度为 $+3.25°$，则比旋度为多少？

任务四 大豆油折射率测定

> 任务描述

现有一批某医药公司的大豆油到货,仓储部要求进行入厂检验,判定是否合格,以便入库及使用。根据《中国药典》(2020 年版)规定,本品的折射率为 1.472～1.476。

> 任务分析

1. 明确任务流程

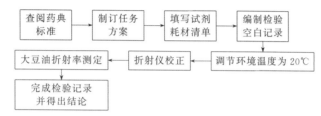

2. 任务难点分析

① 检验环境温度控制在 20℃±0.5℃(或各品种项下规定的温度)。
② 注意折射仪校正。

> 相关知识

1. 折射率测定简述

当光线从一种透明介质进入另一种透明介质时,如两种介质的密度不同,则光线在这两种介质中的传播速度不同,其进行方向就会改变,使光线在两种介质平滑界面上发生折射。常用的折射率系指光线在空气中进行的速度与其在供试品中进行速度的比值。根据折射定律,折射率 n 是光线入射角的正弦 $\sin i$ 与折射角的正弦 $\sin r$ 的比值,即

$$n=\frac{\sin i}{\sin r}$$

当光线从光疏介质进入光密介质,它的入射角接近或等于 90°时,折射角就达到最高限度,此时的折射角称为临界角 r_c,而此时的折射率应为

$$n=\frac{\sin i}{\sin r_c}=\frac{\sin 90°}{\sin r_c}=\frac{1}{\sin r_c}$$

因此,只要测定了临界角,即可计算出折射率。用以测定折射率的折射仪,主要就是利用临界角来设计的。折射仪的种类有浸入式折射仪和阿贝折射仪等。通常使用的是阿贝折射仪。阿贝折射仪主要由两个折射棱镜、色散棱镜、观测镜筒、刻度盘和仪器支架等组成。仪器的两个折射棱镜中间可放入液体样品,当光线从液层以 90°射入棱镜时,则其折射角 r_c 为临界角。由于临界光线的缘故,产生受光与不受光照射的地方,因而在观测镜筒内视野有明、暗区域,将明暗交界面恰好调至镜筒视野内的十字交叉处,此值在仪器上即显示为折射率。

折射率的大小与光线所经过的第二种物质性质有关，并与测定时的温度以及光线的波长有关。温度升高，折射率变小；光线的波长愈短，折射率就愈大。折射率常以 n_D^t 表示，D 为钠光谱 D 线（589.3nm）。温度除另有规定外，供试品温度应为 20℃。测定折射率可以区别不同油类或检查某些药物的纯杂程度。

2. 仪器性能与校正

折射仪是较早出现的商品分析仪器之一，在 20 世纪 60 年代前，折射仪读数可读至 0.0001，测定范围 1.3000～1.7000，上下棱镜可以用恒温水调节，使用比较方便。80 年代后期又出现数字式阿贝折射仪，观察读数方便可靠，减少了读数的误差。目前折射仪测量范围多为 1.3～1.7，最小读数为 0.0001，能符合《中国药典》要求。

仪器的准确度，可用仪器附有的标准折射率玻片校正，上面注明使用温度和规定值，使用时核对读数值与规定值是否相符。如有误差，可在测定后加减误差值，或调整仪器读数使其符合规定值。最简单的校正方法是用纯水校正，20℃ 纯水折射率为 1.3330，温度每上升或下降 1℃ 折射率降低或升高 0.0001。《中国药典》（2020 年版）"折射率测定法"规定，折射仪应使用校正用棱镜或水进行校正，水的折射率 20℃ 时为 1.3330，25℃ 时为 1.3325，40℃ 时为 1.3305。

用标准玻片校正仪器时，应先将仪器置于光线明亮处，光线不经反射镜而直接射入棱镜，将下面的棱镜拉开，上面的棱镜平放，镜筒略向观察者下方，取标准玻片，大光滑面用溴萘黏附在上面棱镜的光滑面上，并使玻片的小光滑面朝向光线，然后旋转补偿旋钮，使视野内彩虹基本消失，并转动刻度尺的调节钮，使视野的明暗分界线恰位于视野内十字交叉处，记下刻度尺读数。此时明暗两半的位置与正常观察时方向相反，但不影响读数结果，测量后再重复测量 2 次，取 3 次读数的平均值。如读数与玻片规定值相符，则折射仪不需校正，否则可将棱镜恰好调至玻片规定的折射率处，再用附件的小钥匙插向镜筒旁的小方孔内螺丝上，轻微转动，直至明暗交界处恰好移至十字交叉处即可。

3. 样品测定操作方法

折射率的测定，主要用于油类性状项下的物理常数检查，也用于测定某些药品的纯度和含量，但后者由于专属性不高和测定时有一定误差，一般很少使用。《中国药典》规定的折射率均为上下限值，要求测定结果在此限度内即为合格。除另有规定外，要求测定温度均为 20℃±0.5℃。

测定时应先将仪器置于有充足光线的平台上，但不可受日光直射，并装上温度计，置 20℃ 恒温室中至少 1h，或连接 20℃ 恒温水浴至少 0.5h，以保持稳定温度，然后使折射棱镜上透光处朝向光源，将镜筒拉向观察者，使成一适当倾斜度，对准反射镜，使视野内光线最明亮为止。将上下折射棱镜拉开，用玻棒或吸管蘸取供试品约 1~2 滴，滴于下棱镜面上，然后将上下棱镜关合并拉紧扳手。转动刻度尺调节钮，使读数在供试品折射率附近，旋转补偿旋钮，使视野内彩虹消失，并有清晰的明暗分界线。再转动刻度尺的调节钮，使视野的明暗分界线恰位于视野内十字交叉处，记下刻度尺上的读数。投影式折射仪在读数时眼睛应与读数垂直，测量后要求再重复读数 2 次，取 3 次读数的平均值，即为供试品的折射率。

4. 注意事项

① 仪器必须置于有充足光线和干燥的房间，不可在有酸碱气或潮湿的实验室中使用，更不可放置仪器于高温炉或水槽旁。

② 大多数供试品的折射率受温度影响较大，一般是温度升高折射率降低，但不同物质

升高或降低的值不同,因此在测定前温度恒定至少半小时。

③ 上下棱镜必须清洁,勿用粗糙的纸或酸性乙醚擦拭棱镜,勿用折射仪测试强酸性或强碱性供试品或有腐蚀性的供试品。

④ 滴加供试品时注意玻棒或滴管尖不要触及棱镜,防止棱镜造成划痕。加入量要适中,使在棱镜上生成一均匀的薄层,检品过多,会流至棱镜外部;检品太少,能使视野模糊不清。同时勿使气泡进入样品,以免气泡影响折射率。

⑤ 读数时视野中的黑白交叉线必须明显,且明确地位于十字交叉线上,除调节补偿旋钮外,还应调整下部反射镜或上棱镜透光处的光亮强度。

⑥ 测定挥发性液体时,可将上下棱镜关闭,将测定液沿棱镜进样孔流入,要随加随读。测固体样品或用标准玻片校正仪器时,只能将供试品或标准玻片置于测定棱镜上,而不能关闭上下棱镜。

⑦ 测定结束时,必须用能溶解供试品的溶剂如水、乙醇或乙醚将上下棱镜擦拭干净,晾干,放入仪器箱内,并放入硅胶防潮。

任务准备

1. 任务组织

按三人每组分成若干个小组,每组推选一位负责人,提前两周对小组下达任务。

小组负责人要组织、协调项目组成员的工作,根据任务查找资料,制订好实验方案并做好仪器、试剂的准备工作。成员间要学会沟通、合作,顺利开展工作计划,完成实验。

2. 制订计划

查阅资料,对所查资料进行归纳总结,小组内进行讨论,设计可行的实训方案,并分析国家法定标准,填写任务实施方案表。

任务实施方案

工作任务名称			
检验依据			
仪器			
试剂			
实训步骤及时间分配	实训内容	时间/min	备注

任务实施

1. 实训用仪器及药品准备

(1) 仪器 折射仪、擦镜纸、胶头滴管、烧杯。

(2) 药品 大豆油、水、乙醇。

2. 检验过程

活动一 调节实验室室温

根据《中国药典》"折射率测定法":除另有规定外,供试品温度为20℃。故将实验室空调温度设置为20℃,并将折射仪、供试品、校正用水等放置恒温室约1h,让室内仪器、试剂温度稳定。

活动二 大豆油折射率测定操作

根据《中国药典》"折射率测定法"进行操作。

① 使上棱镜的透光处和仪器下部的反射镜朝向光源,将镜筒靠近操作者,使成一适当的观察角度。

② 旋开棱镜,用擦镜纸蘸取少许乙醇擦净上下棱镜。

③ 滴加1~2滴纯水于下棱镜上,将上下棱镜关合,并旋紧棱镜扳手。转动仪器下部的刻度标尺旋钮,使读数在1.3330附近,调整仪器下部的反射镜角度或上棱镜透光处的光亮强度,同时旋转镜筒旁边的补偿旋钮,使视野内彩虹消失,而成为明暗清晰的分界线,必要时可再调整反射镜角度或上棱镜透光处的光亮强度,使视野清晰。

④ 再转动刻度尺调节钮,使视野内明暗分界线恰好位于十字交叉线处。读数时眼睛应与读数垂直。测量后,要求再转动刻度尺调节钮,再重复读数两次,取三次读数的平均值,即为纯水在该温度下的折射率,按规定调整镜筒下边的校正螺母,使恰好为1.3330。

⑤ 将上下棱镜拉开,用擦镜纸擦去纯水,晾干后滴加1~2滴大豆油于下棱镜上,将上下棱镜关合,旋紧棱镜扳手,按③、④测定纯水的方法测定,即得供试液的折射率。

⑥ 测定结束后,应用纯水或乙醇清洁上下棱镜,以备下次使用,否则供试液长时间与棱镜镶嵌填充物接触,容易使棱镜损坏。

3. 检验记录

在检验的同时做好各项原始记录。

大豆油折射率测定记录表

温度/℃:   湿度/%:

品 名		规 格		
批 号				
检验依据	□《中国药典》(_____年版) □其他			
仪器型号		仪器编号		
测定温度	□ 20℃	□ 25℃		
折射率(第一次)(n_1)		折射率(第二次)(n_2)		折射率(第三次)(n_3)
折射率均值				
标准规定				
结论	□(均)符合规定	□(均)不符合规定		

检验者: 复核者:
日期: 日期:
结果与讨论:

任务评价

任务评价表

班级：	姓名：	组别：		总分：		
考核内容		考核标准	分值	A	B	C
1. 查资料，设计方案		正确选取资料，设计方案可行性强	15			
2. 环境调节		放置合适环境	10			
3. 测定操作		水的校正	15			
		供试品测定	15			
		清洁	15			
4. 完成记录		正确书写检验记录	30			
		合计	100			

总分＝A×20％＋B×20％＋C×60％（A为自评分，B为小组评分，C为教师评分）

考核教师： 考核时间： 年 月 日

知识拓展

电子折射仪的操作

现以德国SCHMIDT+HAENSCH ATRW 2折射仪为例介绍电子折射仪的操作。

1. 测定操作

① 打开仪器后侧的电源开关，开启仪器。待仪器显示公司名及序列号后，等待仪器稳定至少20min。

② 根据实验要求设定温度及选择显示标尺。

③ 以测量蒸馏水的折射率来检查样品池是否洁净（蒸馏水在20℃时的折射率为1.33300），如不洁净，必须清洗。

④ 将样品加入样品池中（样品量不得小于0.3ml），关上样品池的盖子。

⑤ 待温度达到并稳定在所设定的温度后，按【Start】键，显示屏首行左侧读数即为样品的测量值。

⑥ 关机。移走样品池中的样品，清洗样品池，确保样品池的洁净。盖好样品池的盖子。关闭仪器后侧电源开关。

2. 注意事项

① 保持仪器内置干燥剂处于有效状态。

② 根据所测样品性质，选择样品池的清洗剂：水溶性样品，直接用蒸馏水清洗；脂溶性样品可先用乙醇或其他对仪器无腐蚀性的类似溶剂（如乙醚）清洗，再用蒸馏水清洗干净。

③ 测量装置的三个通风口须保持通畅，不得有其他物品挡住。

④ 无论测试样品或清洗样品池，均应用清洁纸巾吸干池内液体，不得用力擦拭，确保对样品池及棱镜无损伤。

复习与思考

1. 测定液体药物折射率的意义是什么？
2. 测定折射率的原理和方法是什么？
3. 在《中国药典》中，折射率测定是放在"性状""鉴别"还是放在"检查"项下？

项目二
药品的鉴别

项目概述

药品的鉴别试验是根据药物的分子结构、理化性质，用规定的方法判断药物的真伪。鉴别试验不仅是药品质量控制的重要组成部分，也是确保患者安全用药的关键步骤。主要用以证实鉴别对象是否为标签所示的药物，但不能鉴别未知药物或区分不同批次的药物。

药品的鉴别试验通常分为两大类，一般鉴别试验和专属鉴别试验。

一般鉴别试验：这类试验基于药物的化学结构及其物理化学性质，通过特定的化学反应来鉴别药物的真伪。一般鉴别试验能够识别出药物是否属于某一类药物，例如抗生素或镇痛药，但无法具体识别出药物的确切种类。一般鉴别的项目包括：无机金属盐（钠盐、钾盐、铵盐、钙盐、铁盐等）、有机酸盐（水杨酸盐、乳酸盐等）、无机酸盐（硫酸盐、硝酸盐等）等。

专属鉴别试验：为了弥补一般鉴别试验的局限性，专属鉴别试验被设计来针对特定药物进行识别。这些试验通常更为复杂，需要特定的试剂和条件，但它们具有更高的特异性，从而确认药物的确切种类。

鉴别试验的方法包括色谱分析、光谱分析、质谱分析、化学反应检验等。这些方法的选择取决于药物的特性和所需的鉴别精度。

项目目标

1. 知识目标

① 熟悉化学鉴别试验原理。
② 熟悉红外光谱法原理。
③ 熟悉薄层色谱法原理。
④ 熟悉薄层色谱法比移值的计算。

2. 技能目标

① 会配制鉴别试验所需试液。
② 会红外光谱法压片操作。
③ 会分析红外光谱图。
④ 会铺制薄层板。
⑤ 会配制展开剂。
⑥ 会点样、展开、显色操作。

3. **素养目标**

① 树立质量规范意识。
② 培养科学严谨意识。
③ 提高自主学习能力。

任务一 金银花薄层色谱鉴别

任务描述

某制药公司购入一批金银花中药材,要求通过查阅国家标准(如《中国药典》)进行鉴别检验,并判定检验结果是否符合规定。

任务分析

1. 明确任务流程

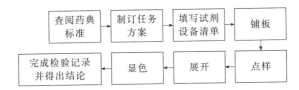

2. 任务难点分析

① 铺板操作中固定相厚度及均匀度的控制。
② 点样操作中样品数量及斑点直径大小的控制。

相关知识

薄层色谱法系将供试品溶液点于薄层板上,在展开容器内用展开剂展开,使供试品所含成分分离,所得色谱图与适宜的标准物质按同法所得的色谱图对比,亦可用薄层色谱扫描仪进行扫描,用于鉴别、检查或含量测定。

1. 仪器与材料

(1) 薄层板 按支持物的材质分为玻璃板、塑料板或铝板等;按固定相种类分为硅胶薄层板、键合硅胶板、微晶纤维素薄层板、聚酰胺薄层板、氧化铝薄层板等。固定相中可加入黏合剂、荧光剂。硅胶薄层板常用的有硅胶 G、硅胶 GF_{254}、硅胶 H、硅胶 HF_{254},G、H 表示含或不含石膏黏合剂,F_{254} 为在紫外光 254nm 波长下显绿色背景的荧光剂。按固定相粒径大小分为普通薄层板(10～40μm)和高效薄层板(5～10μm)。

(2) 点样器 一般采用微升毛细管或手动、半自动、全自动点样器材。

(3) 展开容器 上行展开一般可用适合薄层板大小的专用平底或双槽展开缸,展开时须能密闭。水平展开用专用的水平展开槽。

(4) 显色装置 喷雾显色应使用玻璃喷雾瓶或专用喷雾器,要求用压缩气体使显色剂呈均匀细雾状喷出;浸渍显色可用专用玻璃器械或用适宜的展开缸代替;蒸气熏蒸显色可用双槽展开缸或适宜大小的干燥器代替。

(5) 检视装置 为装有可见光、254nm 及 365nm 紫外光光源及相应的滤光片的暗箱,可附加摄像设备供拍摄图像用。

（6）薄层色谱扫描仪　系指用一定波长的光对薄层板上有吸收的斑点，或经激发后能发射出荧光的斑点，进行扫描，将扫描得到的谱图和积分数据用于物质定性或定量的分析仪器。

2. 操作方法

（1）薄层板制备

① 市售薄层板。临用前一般应在110℃活化30min。聚酰胺薄膜不需活化。

② 自制薄层板。除另有规定外，将1份固定相和3份水（或加有黏合剂的水溶液，如0.2%～0.5%羟甲基纤维素钠水溶液，或为规定浓度的改性剂溶液）在研钵中按同一方向研磨混合，去除表面的气泡后，倒入涂布器中，在玻板上平稳地移动涂布器进行涂布（厚度为0.2～0.3mm），取下涂好薄层的玻板，置水平台上于室温下晾干后，在110℃烘30min，随即置于有干燥剂的干燥箱中备用。使用前检查其均匀度，在反射光及透视光下检视，表面应均匀、平整、光滑，并且无麻点、无气泡、无破损及污染。

（2）点样　除另有规定外，在洁净干燥的环境中，用专用毛细管或配合相应的半自动、自动点样器械点样于薄层板上。一般为圆点状或窄细的条带状，点样基线距底边10～15mm，高效板一般基线离底边8～10mm。圆点状直径一般不大于4mm，高效板一般不大于2mm。接触点样时注意勿损伤薄层表面。条带状宽度一般5～10mm，高效板条带宽度一般为4～8mm，可用专用半自动或自动点样器械喷雾法点样。点间距离可视斑点扩散情况以相邻斑点互不干扰为宜，一般不少于8mm，高效板供试品间隔不少于5mm。

（3）展开　将点好供试品的薄层板放入展开缸中，浸入展开剂的深度为距原点5mm为宜，密闭。除另有规定外，一般上行展开8～15cm，高效薄层板上行展开5～8cm。溶剂前沿达到规定的展距，取出薄层板，晾干，待检测。

展开前如需要溶剂蒸气预平衡，可在展开缸中加入适量的展开剂，密闭，一般保持15～30min。溶剂蒸气预平衡后，应迅速放入载有供试品的薄层板，立即密闭，展开。如需使展开缸达到溶剂蒸气饱和的状态，则须在展开缸的内壁贴与展开缸高、宽同样大小的滤纸，一端浸入展开剂中，密闭一定时间，使溶剂蒸气达到饱和再如法展开。

必要时，可进行二次展开或双向展开，进行第二次展开前，应使薄层板残留的展开剂完全挥干。

（4）显色与检视　有颜色的物质可在可见光下直接检视，无色物质可用喷雾法或浸渍法以适宜的显色剂显色，或加热显色，在可见光下检视。有荧光的物质或显色后可激发产生荧光的物质可在紫外光灯（365nm或254nm）下观察荧光斑点。对于在紫外光下有吸收的成分，可用带有荧光剂的薄层板（如硅胶GF_{254}板），在紫外光灯（254nm）下观察荧光板面上的荧光物质猝灭形成的斑点。

（5）记录　薄层色谱图像一般可采用摄像设备拍摄，以光学照片或电子图像的形式保存。也可用薄层色谱扫描仪扫描或其他适宜的方式记录相应的色谱图。

3. 系统适用性试验

按各品种项下要求对实验条件进行系统适用性试验，即用供试品和标准物质对实验条件进行试验和调整，应符合规定的要求。

（1）比移值（R_f）　系指从基线至展开斑点中心的距离与从基线至展开剂前沿的距离的比值。

$$R_f = \frac{\text{基线至展开斑点中心的距离}}{\text{基线至展开剂前沿的距离}}$$

除另有规定外,杂质检查时,各杂质斑点的比移值 R_f 以在 0.2~0.8 之间为宜。

（2）检出限　系指限量检查或杂质检查时,供试品溶液中被测物质能被检出的最低浓度或量。一般采用已知浓度的供试品溶液或对照标准溶液,与稀释若干倍的自身对照标准溶液在规定的色谱条件下,在同一薄层板上点样、展开、检视,后者显清晰可辨斑点的浓度或量作为检出限。

（3）分离度（或称分离效能）　鉴别时,供试品与标准物质色谱中的斑点均应清晰分离。

4. 测定法

（1）鉴别　按各品种项下规定的方法,制备供试品溶液和对照标准溶液,在同一薄层板上点样、展开与检视,供试品色谱图中所显斑点的位置和颜色（或荧光）应与标准物质色谱图的斑点一致。必要时化学药品可采用供试品溶液与标准溶液混合点样、展开,与标准物质相应斑点应为单一、紧密斑点。

（2）限量检查与杂质检查　按各品种项下规定的方法,制备供试品溶液和对照标准溶液,并按规定的色谱条件点样、展开和检视。供试品溶液色谱图中待检查的斑点与相应的标准物质斑点比较,颜色（或荧光）不得更深；或照薄层色谱扫描法操作,测定峰面积值,供试品色谱图中相应斑点的峰面积值不得大于标准物质的峰面积值。含量限度检查应按规定测定限量。

化学药品杂质检查可采用杂质对照法、供试品溶液的自身稀释对照法或两法并用。供试品溶液除主斑点外的其他斑点与相应的杂质对照标准溶液或系列浓度杂质对照标准溶液的相应主斑点比较,不得更深,或与供试品溶液自身稀释对照溶液或系列浓度自身稀释对照溶液的相应主斑点比较,不得更深。通常应规定杂质的斑点数和单一杂质量,当采用系列自身稀释对照溶液时,也可规定估计的杂质总量。

（3）含量测定　照薄层色谱扫描法,按各品种项下规定的方法,制备供试品溶液和对照标准溶液,并按规定的色谱条件点样、展开、扫描测定。或将待测色谱斑点刮下经洗脱后,再用适宜的方法测定。

5. 薄层色谱扫描法

系指用一定波长的光照射在薄层板上,对薄层色谱中可吸收紫外光或可见光的斑点,或经激发后能发射出荧光的斑点进行扫描,将扫描得到的图谱及积分数据用于鉴别、检查或含量测定。可根据不同薄层色谱扫描仪的结构特点,按照规定方式扫描测定,一般选择反射方式,采用吸收法或荧光法。除另有规定外,含量测定应使用市售薄层板。

扫描方法可采用单波长扫描或双波长扫描。如采用双波长扫描,应选用待测斑点无吸收或最小吸收的波长为参比波长,供试品色谱图中待测斑点的比移值（R_f 值）、光谱扫描得到的吸收光谱图或测得的光谱最大吸收和最小吸收应与对照标准溶液相符,以保证测定结果的准确性。薄层色谱扫描定量测定应保证供试品斑点的量在线性范围内,必要时可适当调整供试品溶液的点样量,供试品与标准物质同板点样、展开、扫描、测定和计算。

薄层色谱扫描用于含量测定时,通常采用线性回归二点法计算,如线性范围很窄时,可用多点法校正多项式回归计算。供试品溶液和对照标准溶液应交叉点于同一薄层板上,供试品点样不得少于 2 个,标准物质每一浓度不得少于 2 个。扫描时,应沿展开方向扫描,不可横向扫描。

任务准备

1. 任务组织

按四人每组分成若干个小组，每组推选一位负责人，提前两周对小组下达任务。

小组负责人要组织、协调项目组成员的工作，根据任务查找资料，制订好实验方案并做好仪器、试剂的准备工作。成员间要学会沟通、合作，顺利开展工作计划，完成实验。

2. 制订计划

查阅资料，对所查资料进行归纳总结，小组内进行讨论，设计可行的实训方案，并分析国家法定标准，填写任务实施方案表。

任务实施方案

工作任务名称			
检验依据			
仪器			
试剂			
实训步骤及时间分配	实训内容	时间/min	备注

任务实施

1. 实训用仪器及药品准备

（1）仪器　玻璃薄层板、展开缸、分液漏斗、铁架台、烧杯、点样毛细管、直尺、铅笔、漏斗、滤纸、天平、容量瓶、洗耳球、紫外灯箱、通风橱、研钵、具塞锥形瓶、烘箱。

（2）药品　金银花样品、绿原酸、甲醇、硅胶 H、羧甲基纤维素钠、甲酸、乙酸丁酯、纯化水。

（3）试液配制　0.4％羧甲基纤维素钠水溶液：称取 4g 羧甲基纤维素钠，加入 1000ml 水中，搅拌均匀，放置 24h，使用之前再搅拌一下。

2. 检验过程

活动一　铺制薄层板

① 各组同学取一块玻璃薄层板（10cm×20cm），清洗干净，备用。

② 称取 12g 硅胶 H 粉末，量取 35ml 0.4％羧甲基纤维素钠水溶液，加入研钵中，沿着同一方向缓慢研磨均匀，避免产生气泡。

③ 将上述糊状物倾倒在薄层板上，用研钵棒摊平，不要全部倒完，控制厚度约为0.3mm 即可，放于阴凉处，晾干。

活动二　金银花样品供试液、绿原酸对照液及展开剂制备

① 取本品粉末 0.2g，加甲醇 5ml，置于具塞锥形瓶中，封口存放 12h 以上，滤过，取续滤液作为供试品溶液。
② 取绿原酸对照品 2mg，加甲醇稀释至 2ml，作为对照品溶液，全班共用。
③ 取乙酸丁酯 14ml、甲酸 5ml、水 5ml，加入分液漏斗中，进行分液操作，取上层液体为展开剂。

活动三　点样、展开、显色操作及比移值计算

① 活化：将干燥的薄层板于 110℃，烘干 30min，进行活化处理。
② 点样：取两端开口的点样毛细管插入供试品溶液中，液体会自动吸入，点于薄层板上，点样量为 20μl。点样基线距离底边 2cm，距离边线 2cm，斑点之间的间距要大于 1.5cm。控制斑点直径在 3～4mm。再点对照液，点样量为 10μl。可以点第三个点，样品和对照品各点 15μl 于一点。
③ 展开：将展开剂倒入展开缸底部一侧，放入薄层板，盖好盖板，待展开剂上升至距离顶端约 5cm 处，取出薄层板，标记溶剂前沿，表面朝上，在通风橱内待展开剂挥发干净。
④ 显色：将薄层板置于紫外灯箱中，于波长 365nm 紫外线下观察，供试品色谱中，在与对照品色谱相应的位置上，显相同颜色的荧光斑点。拍照记录，标记绿原酸的斑点位置。
⑤ 计算比移值：比移值（R_f）系指从基线至展开斑点中心的距离与从基线至展开剂前沿的距离的比值。

$$R_f = \frac{\text{基线至展开斑点中心的距离}}{\text{基线至展开剂前沿的距离}}$$

注意事项：
① 展开剂配制操作、薄层板的展开过程应在通风橱内进行。
② 展开缸使用完毕，应将剩余的展开剂倒入有机废液回收桶中，展开缸放在通风橱内通风，待挥发干净再收起存放。
③ 薄层板使用完毕应清洗干净，放置于边台架子上晾干后再收起存放。

3. 检验记录

各组同学完成薄层色谱鉴别试验，并计算样品和对照品的比移值，判断该样品是否符合规定，填写检验记录表。

薄层色谱法检验记录表

温度/℃：　　　　相对湿度/%：

样品编号		样品名称	
批号			
检验项目	□鉴别　□检查(项目名称：　　　)　□含量测定		
检验依据	□《中国药典》(　　年版)　　部 □《中国药典》(　　年版)　　部		
展开剂		固定相	
天平型号		仪器编号	
供试品溶液的制备			

续表

对照品溶液的制备	
点样量	
检出条件	☐ 日光下 ☐ 紫外光下　　nm ☐ 碘蒸气熏蒸
标准规定	供试品色谱中,在与对照品色谱相应的位置上,显相同颜色的荧光斑点

点样编号:
1. _____
2. _____
3. _____
4. _____
5. _____
6. _____
7. _____
8. _____
9. _____
10. _____

$$R_f = \frac{基线至展开斑点中心的距离}{基线至展开剂前沿的距离}$$

结果	
结论	☐ (均)符合规定　　☐ (均)不符合规定

检验者:　　　　　　　复核者:
日期:　　　　　　　　日期:

任务评价

任务评价表

班级:		姓名:	组别:		总分:		
考核内容		考核标准		分值	A	B	C
1. 查资料,设计方案		正确选取资料,设计方案可行性强		10			
2. 供试品溶液制备		金银花样品粉末和溶剂甲醇的取用量正确,存放时间合规		10			
3. 鉴别操作		铺制硅胶 H 薄层板		15			
		点样		15			
		展开剂配制		15			
		薄层板展开		10			
		显色及计算		10			
4. 完成记录		正确书写检验记录		15			
		合计		100			

总分=A×20%+B×20%+C×60%(A 为自评分,B 为小组评分,C 为教师评分)

考核教师:　　　　　　　　　　　　　　　　　考核时间:　　年　　月　　日

> 知识拓展

分液操作与分液漏斗的使用

1. 分液操作

分液是把两种互不混溶的液体分离开的操作方法,例如,采用分液法分离碘的四氯化碳溶液和水。

2. 分液漏斗的使用

分液漏斗使用前必须检查是否漏液,方法是:在分液漏斗中注入少量的水,塞上瓶塞,倒置看是否漏水,若不漏水,正立后把瓶塞旋转180°,再倒置看是否漏水。

分液的操作步骤是:先把要分离的液体注入分液漏斗内,加塞,然后将分液漏斗静置在漏斗架上或铁架台的铁环中(如需振荡液体,则应充分振荡后再静置,注意振荡过程中及时排气)。待液体分成两层后,旋开旋塞,使下层液体从漏斗管流下。在旋开旋塞之前,应该使分液漏斗顶部活塞上的凹槽或小孔对准漏斗上口颈部的小孔,或者取下顶部活塞,使与大气相通,否则,液体就不能通过旋塞从下口流出。当下层液体流尽时,立即关闭旋塞,然后再从漏斗上口把上层液体倾倒出来。

> 复习与思考

1. 几种常用的硅胶薄层板,如硅胶 G、硅胶 GF$_{254}$、硅胶 H 有何不同?
2. 点样操作的注意事项有哪些?

任务二 阿司匹林红外光谱鉴别

> 任务描述

某制药公司买进一批阿司匹林原料药计划入库,为了确保其质量,要求进行鉴定。《中国药典》(2020 年版)规定,本品有化学鉴别与红外光谱鉴别两种方法,本任务采取红外光谱鉴别。

> 任务分析

1. 明确任务流程

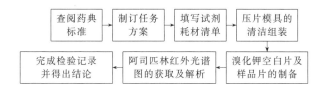

2. 任务难点分析

① 正确制备溴化钾空白片及样品片。
② 正确操作仪器并进行维护。
③ 正确解析红外图谱并得出结论。

相关知识

1. 阿司匹林

阿司匹林为白色结晶或结晶性粉末,无臭或微带醋酸臭,遇湿气即缓缓水解。阿司匹林在乙醇中易溶,在三氯甲烷或乙醇中溶解,在水或无水乙醚中微溶,在氢氧化钠溶液或碳酸钠液中溶解,但同时分解,应密封,干燥处保存。

阿司匹林是一种经典的解热镇痛药,用于治疗感冒、发热、头痛、牙痛、关节痛,还能抑制血小板聚集;也是非甾体抗炎药,用于预防和治疗缺血性心脏病、心绞痛、心肌梗死、脑血栓形成,应用于血管成形术及血管旁路移植术。

2. 红外吸收光谱

红外线又称红外光(infrared ray,IR),是波长介于微波与可见光之间的电磁波,波长在 0.76~1000μm 之间,红外光是不可见光,所有高于热力学零度(0K,即 -273.15℃)的物质都可以产生红外光。习惯上将红外光分为近红外、中红外和远红外三个区(图 2-1)。红外光能量的高低除用波长参数衡量外,也常用波数描述其频率来衡量。波数是波长的倒数,符号为 σ,以 cm^{-1} 为单位,表示 1cm 之内含有多少个波长。红外光的波长符号为 λ,单位是 μm,$1cm=10^4 \mu m$,波长与波数的换算关系为 $\sigma=10^4/\lambda$。

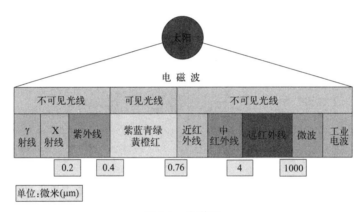

图 2-1 光谱图

物质对红外光的吸收也遵循朗伯-比尔定律。由分子内微粒的振动、转动能级跃迁在中红外光区所产生的吸收光谱,称为中红外吸收光谱(mid-infrared absorption spectrum,MIR),简称红外光谱(IR);由分子的纯转动能级跃迁在远红外区所产生的吸收光谱称为远红外光谱(FIR);由含氢原子团(如 O—H、N—H、C—H)伸缩振动的倍频及组合频吸收产生的光谱称为近红外光谱(NIR)。利用样品的红外吸收光谱进行定性、定量分析及测定分子结构的方法,称为红外吸收光谱法或红外分光光度法(infrared spetrophotometry),简称红外光谱法。

红外吸收光谱的表示方法与紫外吸收光谱的表示方法有所不同。一般都采用以波数(σ/cm^{-1})为横坐标、相应的透过率($T/\%$)为纵坐标所绘的曲线,即 T-σ 曲线,红外光谱的吸收峰通常是倒置的吸收峰。

3. 红外光谱仪的基本结构

目前红外光谱仪(infrared spectrometer)主要有色散型红外光谱仪和傅里叶变换红外

光谱仪（Fourier transform infrared spectrometer，FTIR）。其中色散型红外光谱仪一般采用双光束，如图2-2所示。自光源发出的连续红外光对称地分两束，一束通过样品池，一束通过参比池。这两束光经过半圆形镜面调制后进入单色器，再交替地照射到检测器。当样品有选择地吸收特定波长的红外光后，两束光强度就有差别，在检测器上产生与光强度差成正比的交流电压信号。通过机械装置推动衰减器，参比光束减弱，直至与试样光束强度相等，与此同时，与光联动记录笔在图纸上描绘出样品的吸收情况，得到光谱图。而傅里叶变换红外光谱仪则是由光源发出的红外光，通过迈克尔逊（Michelson）干涉仪产生干涉光，透过样品后，经检测器得到带有样品选择性吸收信息的干涉光谱图。用计算机进行快速的傅里叶（Fourier）余弦变换，解析出样品的红外光谱图。

(1) 色散型红外光谱仪结构　色散型红外光谱仪的组成部件与紫外-可见分光光度计相似，也由光源、吸收池、单色器、检测器和记录系统五个基本部分组成。但每一个部件的结构、所用材料及性能、排列顺序等与紫外-可见分光光度计有所不同（图2-2）。

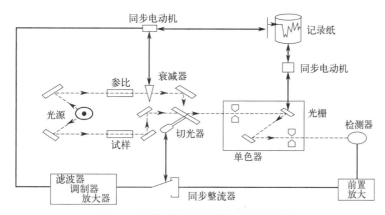

图2-2　色散型红外光谱仪工作原理图

① 光源。光源也称辐射源，常用的有能斯特（Nernst）灯（图2-3）或硅碳棒（图2-4），均能发射足够强的连续红外辐射。硅碳棒是由碳化硅经高温烧结而成，两端绕以金属导线通电，工作温度1200~1500℃。最大发射波数为5500~5000cm^{-1}，它在低波数区域发光较强，使用波数可到200cm^{-1}。其优点是坚固、寿命长、操作方便、价格便宜，但必须用变压器调压后才能使用。

能斯特灯是由耐高温的氧化锆、氧化钇和氧化钍等稀土氧化物混合烧结而成的，有空心和实心两种，两端绕以铂丝作导线，室温下是非导体，加热到700℃以上时变为导体，工作温度为1800℃左右。其优点是发出的光强度高，最大发射波数为7100cm^{-1}，稳定性较好；缺点是机械强度差，价格较贵。

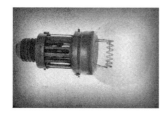

图2-3　能斯特（Nernst）灯

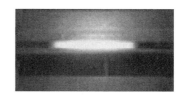

图2-4　硅碳棒

②吸收池。常用的吸收池为气体池和液体池（图2-5），分别用于气体样品和液体样品的测定。为了使红外光能较好透过吸收池，常用能透过中红外光的 KBr、KRS-5（TlI 58％＋TlBr 42％）、NaCl等岩盐材料制成吸收池的窗片。KBr和NaCl岩盐窗片的保存及使用过程中需注意防潮。固体试样常与纯KBr混匀压片，装在样品片架上直接测定。

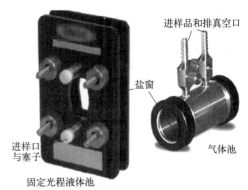

图2-5 红外样品池

③单色器。单色器由色散元件、准直镜和狭缝构成。目前最常用的色散元件是衍射光栅，它分辨率高，易维护，价格便宜。为了防止各级光谱相互重叠，需要配几个适当的滤光片，或将几个光栅串联起来使用。

④检测器。紫外-可见分光光度计中所用的光电管或光电倍增管不适用于红外区，因红外光的光子能量较弱，不足以引发光电子发射。现今常用的红外检测器是真空热电偶、热释电探测器和碲镉汞检测器。

真空热电偶是利用不同导体构成回路时的温差电现象，将温差转变为电动势。当红外光透过岩盐窗照射到真空腔中的涂黑金箔（背面焊接有两种导热性能的不同金属或合金或半导体作为热接点，并用金属导线连接构成回路作为冷接点）上时，热接点温度上升，与冷接点间产生温差电动势，经变压器放大输出。温差电动势的大小随照射红外光的强弱而变化。这种检测器的主要缺点是对温度变化响应较慢。

热释电探测器是用硫酸三苷肽（TGS）的单晶薄片作为检测元件。TGS是铁电体，在一定温度下能产生很大的极化效应。温度升高，极化强度降低；温度降低，极化强度增强。将TGS薄片正面真空镀铬（半透明），背面镀金，形成两电极并构成回路。红外光照射到薄片上时，引起温度升高，TGS极化强度改变，表面电荷减少，相当于"释放"了部分电荷，经放大，转变成电压或电流的方式进行测量。其特点是响应速度快，噪声影响小，能实现高速扫描，故被用于傅里叶变换红外光谱仪。目前使用最广的晶体材料是氘化的TGS（DTGS）。

碲镉汞检测器（简称MCT检测器）是由宽频带的半导体化合物碲化镉和碲化汞混合而成的晶体作为检测元件。MCT检测器灵敏度约是TGS的10倍，响应速度快，适于快速扫描测量和GC/FTIR联机检测；但需在液氮温度下工作。

⑤记录系统。红外光谱仪一般都有自动记录仪记录谱图。现代的仪器都配有计算机和数据处理工作站，以控制仪器的操作和记录与处理谱图中各种参数。

（2）傅里叶变换红外光谱仪结构　傅里叶变换红外光谱仪（图2-6）或称干涉型红外光谱仪，没有色散元件，主要由光源、迈克尔逊（Michelson）干涉仪、吸收池、检测器和计算机五个基本部分组成。光源、吸收池与色散型红外光谱仪通用。此处介绍其核心部分Michelson干涉仪。

①Michelson干涉仪。Michelson干涉仪由固定镜、动镜和分束器构成，如图2-7所示。固定镜和动镜为两块互相垂直的平面反射镜，动镜可以沿图示的方向作往返微小移动。在固定镜和动镜之间放置一呈45°的半透膜光分束器，它能把光源投来的光，分为强度相等的两光束。两光束分别投射到动镜和定镜，然后又反射回来汇合形成相干涉光信号（图中每光束

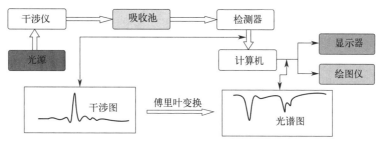

图 2-6　干涉型红外光谱仪工作原理图

都是一束光线，为了表述往返才绘成分开的光路光束）。动镜移动可以改变光程差。当光程差是波长的整数倍时，为相长干涉，亮度最大；当光程差是半波长的奇数倍时，为相消干涉，亮度最小。因此，当动镜以均速移向分束器时，连续改变两光束的光程差即可得到复合红外光的干涉光。

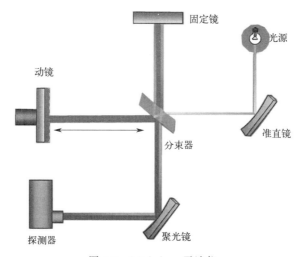

图 2-7　Michelson 干涉仪

② 检测器。由于 FTIR 的全程扫描时间小于 1s，真空热电偶的响应时间不能满足此要求。一般多用 DTGS 和 MCT 检测器，响应时间约为 $1\mu s$。

傅里叶变换红外光谱仪扫描速率快，测量时间短，可在 1s 至数秒内获得光谱图，适于对快速反应的跟踪，也便于与色谱法的联用；灵敏度高，检测限低，可达 10^{-10} g；分辨率高，波数精度一般可达 $0.5 cm^{-1}$，性能好的仪器可达 $0.01 cm^{-1}$，测量光谱范围涵盖了整个红外光区；测量的精密度高、重现性好，可达 0.1%，而且杂散光小于 0.01%。仪器结构简单，体积小，应用日益广泛。

4. 红外光谱定性分析

（1）药品的鉴别和检查　红外光谱是有机药物最有效的鉴别方法之一，各国药典均将红外光谱法列为药品的常用鉴别方法。在《中国药典》中化学原料药的鉴别绝大多数都是采用此鉴别方法，在与标准图谱一致的测定条件下绘制样品的红外光谱图，与标准图谱比较要求两图谱完全一致。标准图谱收集在与《中国药典》配套出版的《药品红外光谱集》。少数采用对照品比较法，即将被鉴别的药品与其对照品在相同的条件下都绘制红外光谱图，比较两图谱应，完全一致。

（2）结构解析　红外光谱可提供物质分子中官能团、化学键及空间立体结构信息，通过解析红外光谱可适度推测未知化合物的结构，再加以其他理化性质和鉴别手段的佐证，就更能确证化合物的分子结构。解析程序一般经过以下几步。

① 灰分试验。通过了解样品来源和灰分试验判断样品是无机物还是有机物。

② 计算分子的不饱和度。根据元素分析和分子量数据写出分子式，按式(2-1)计算有机物的 U 值。

$$U=\frac{2n_4+n_3-n_1+2}{2} \tag{2-1}$$

式中，n_4、n_3、n_1 分别为分子中四价、三价、一价元素的数目，U 为不饱和度。根据 U 值，初步推断化合物的类型。规律如下：a.$U=0$，链状饱和化合物；b.$U=1$，结构中含一个双键或环；c.$U=2$，结构中含一个三键或两个双键；d.$U \geqslant 4$，结构中可能含有苯环。

③ "四先四后"解析光谱图。先特征区，后指纹区；先最强峰，后次强峰；先粗查，后细找；先否定，后肯定。确定有机物可能含有的结构单元，如羧基、三键、甲基、氨基或苯环等基团，推测可能的结构。

④ 佐证。依据化合物的理化性质和其他方法的信息，确证化合物的结构。

任务准备

1. 任务组织

按四人每组分成若干个小组，每组推选一位负责人，提前两周对小组下达任务。

小组负责人要组织、协调项目组成员的工作，根据任务查找资料，制订好实验方案并做好仪器、试剂的准备工作。成员间要学会沟通、合作，顺利开展工作计划，完成实验。

2. 制订计划

查阅资料，对所查资料进行归纳总结，小组内进行讨论，设计可行的实训方案，并分析国家法定标准，填写解读原始记录表及任务实施方案表。

解读检测方法原始记录

记录编号	
一、阅读与查找标准	
方法原理	
相关标准	
二、标准内容	
样品处理	
操作步骤	

续表

三、仪器确认	
所需仪器	检定有效日期

四、试剂确认			
试剂名称	纯度	库存量	有效期

五、安全防护	

确定人		复核人	

任务实施方案

工作任务名称			
检验依据			
仪器			
试剂			
实训步骤及时间分配	实训内容	时间/min	备注

任务实施

1. 实训用仪器及药品准备

（1）仪器　傅里叶变换红外光谱仪、分析天平（感量0.1mg）、压片机、压片模具、玛瑙研钵、红外灯、烘箱。

（2）药品　阿司匹林原料药、溴化钾（光谱纯）、无水乙醇、脱脂棉。

2. 检验过程

活动一　压片模具的清洁组装

将压片模具各组件用脱脂棉蘸取无水乙醇进行清洁，并置于红外灯下干燥，使溶剂挥干，如图 2-8，将一压块放在底座上，套上压块套筒，倒入准备好的样品粉末，铺匀后，压上另一压块，再将压杆插入套筒中，组装完成。

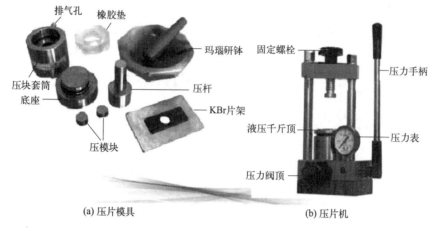

图 2-8 压片机及模具

活动二 溴化钾空白片及样品片的制备

（1）空白片 用分析天平称取 200mg 干燥的光谱纯溴化钾放在洁净的玛瑙研钵中，在红外灯下，研磨均匀，倒入压片模具中，铺匀，装好模具，置于压片机（图 2-8）上，加压至约 20～30MPa 并维持 5min。缓慢解除所加压力，取下模具，倒置，在压片机上放上压圈，冲出 KBr 片即得一均匀透明薄片。

（2）阿司匹林样片 称取干燥阿司匹林 2mg 和 200mg 干燥的光谱纯溴化钾放在洁净的玛瑙研钵中，同空白片制备方法一样制得阿司匹林样片。

活动三 仪器操作规程熟悉

开启计算机及光谱仪，打开光谱操作界面，设置扫描范围 4000～400cm^{-1}，横坐标为波数（cm^{-1}），纵坐标为透过率（$T/\%$），扫描次数 1 次，预热 20min。将制好的参比片置于光路，选择"背景扫描"，采集背景信息，完成后，取出参比片，再将样品片置入光路，选择"扫描"，绘制样品红外光谱。实验结束后，将仪器复原。其他型号仪器参见其说明书。

活动四 绘制光谱曲线

处理扫出来的图谱。点"处理"，选择"基线校正"，将图谱上端拉到 100% 处，然后点"处理"，选择"平滑"，使图谱平滑，为图谱标记峰位做准备，选择自动标峰，整理标峰数据，保存光谱并发送至 word。

活动五 定性分析

① 利用仪器自带的数据库进行搜索，查看匹配的图谱结果及其匹配度，判断是否与阿司匹林标准图谱一致。

② 利用图 2-9，分别从图谱中找出苯环、羧基、酯基、甲基和反映邻位取代的主要特征峰，是否与阿司匹林特征一致。

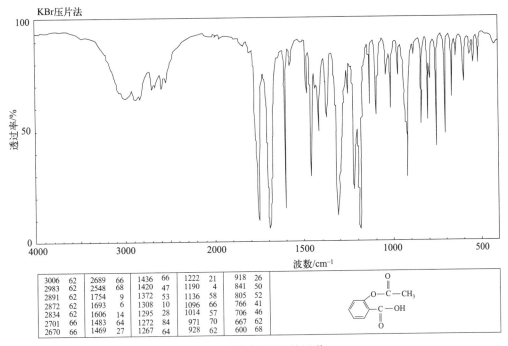

图 2-9 阿司匹林红外图谱

活动六 关机及结束

① 关闭红外光谱仪。
② 将样品池取出，并用无水乙醇清理。
③ 用脱脂棉蘸取无水乙醇清洁压片模具及玛瑙研钵。
④ 整理实验室，填写仪器使用记录。

注意事项：
① 仪器室应保持干燥，配除湿机。
② 压片模具使用时压力不能过大，以免损坏模具。
③ 压片模具及玛瑙研钵使用完毕后用含有无水乙醇的脱脂棉洗干净，放入干燥器中备用。
④ 样品室打开后，一定要及时关上。经常更换红外光谱仪中干燥剂变色硅胶，保证其充分有效。

3. 检验记录

红外分光光度法检验记录表

温度/℃：　　　　　　相对湿度/%：

仪器名称		工作站	
仪器类型	□傅里叶变换红外光谱仪　□色散型红外光谱仪		
实验项目	□原料药鉴别　□制剂鉴别 □晶型检查　□异构体限度检查　□含量测定　□其他		
实验依据	□《中国药典》(＿＿＿年版)＿＿＿部　□其他：		

续表

测定方法	□压片法:○溴化钾　○氯化钾　○其他 □涂膜法 □液池法
测定范围	___ ~ ___ cm^{-1}
对照光谱	□《药品红外光谱集》 □对照品标准光谱 □原料药标准光谱 □其他
样品名称	批号
制剂样品处理方法	
谱图信息	文件名:
实验结果	本品的红外光吸收图谱与对照光谱相比较,结果: □一致　　□不一致
备注	

注:如部分参数未用到,可在相应栏目内画"/"。

检验人:　　　　　　　　复核人:
日　期:　　　　　　　　日　期:

任务评价

任务评价表

班级:		姓名:	组别:		总分:	
考核内容		考核标准		分值	A	B	C

考核内容	考核标准	分值	A	B	C
1. 查资料,设计方案	正确选取资料,设计可行的方案	10			
2. 样品干燥及模具清洁	干燥样品,无水乙醇清洁模具并烘干	10			
3. 红外鉴别	空白片压片	10			
	样品片压片	15			
	图谱扫描	20			
	结果分析	15			
4. 完成记录	正确书写检验记录	20			
合计		100			

总分＝A×20％＋B×20％＋C×60％(A 为自评分,B 为小组评分,C 为教师评分)

考核教师:　　　　　　　　　　　　　　　　　　考核时间:　　年　　月　　日

> **知识拓展**

红外光谱常用术语

1. 吸收峰的峰位与强度

(1) 峰位 基团或分子的红外活性振动吸收红外线而发生振动能级跃迁,在红外光谱图上产生吸收峰,吸收峰的位置也称峰位,常用 σ_{max}(或 λ_{max})表示,即振动能级跃迁所吸收红外线的波数 σ_L,(或波长 λ_L)。由于在同一个振动能级中还有许许多多的转动能级,加之仪器分辨率的限制,所以吸收峰是有一定宽度的带状吸收峰。峰位不仅与力常数及折合质量有关,还受分子或基团内部相邻基团的诱导效应、共轭效应、原子杂化类型、氢键、空间效应以及外部溶剂、温度等诸多因素的影响,因此,处在不同环境中的同种基团的吸收峰并不是同一个值。例如,酮中羰基的伸缩振动吸收峰在 $1715cm^{-1}$ 左右,酰氯中羰基的伸缩振动吸收峰在 $1780cm^{-1}$ 附近。

(2) 吸收峰强度 在红外分光光度法中,浓度与吸光度的关系仍遵循朗伯-比尔定律。吸光系数大小与振动能级跃迁概率和振动过程中偶极矩变化有关。通常跃迁概率越大的振动吸收越强,吸光系数越大;振动过程中偶极矩变化越大,跃迁概率也越大,吸光系数也越大。偶极矩变化和化学键的偶极矩及振动形式有关。例如,2-甲基-2-丁烯中 C=C 伸缩振动的吸光系数 $\varepsilon \approx 5$,而酰氯或酯类化合物中强极性键 C=O、C—Cl 的 ε 为 100~10000。

红外光谱上吸收峰高、矮可以说明吸收峰的相对强弱。谱带的绝对强度常按吸光系数分为五级:$\varepsilon > 100$ 为非常强谱带(vs)、$\varepsilon = 20 \sim 100$ 为强谱带(s)、$\varepsilon = 10 \sim <20$ 为中等强度谱带(m)、$\varepsilon = 1 \sim <10$ 为弱谱带(w)、$\varepsilon < 1$ 为非常弱谱带(vw)。

2. 基频峰和泛频峰

依据吸收峰的峰位与基团的振动频率之间的关系,可分为基频峰和泛频峰。

(1) 基频峰 基团或分子吸收一定频率的红外线,振动能级从基态($V=0$)跃迁至第一激发态($V=1$)时,所产生的吸收峰称为基频峰。由于 $\Delta V=1$,所以 $\sigma_L = \sigma_{振动}$ 或 $\nu_L = \nu_{振动}$(ν 为振动频率)。一般来说,从基态跃迁至第一激发态相对较容易,发生的概率较大,所以吸收峰强,因而基频峰是红外光谱上最主要的一类吸收峰。由于简并现象和红外非活性振动的存在,基频峰数小于基本振动数,这也是并非所有的振动都有吸收峰的原因。

(2) 泛频峰 基团或分子吸收一定频率的红外线,振动能级从基态($V=0$)跃迁至第二($V=2$)、第三($V=3$)激发态……时,所产生的吸收峰称为倍频峰。由 $V=0$ 跃至 $V=2$ 时,$\sigma_L = 2\sigma_{振动}$,即所吸收的红外线频率是基团基本振动频率的两倍,所产生的吸收峰称为两倍频峰;由 $V=0$ 跃迁至 $V=3$ 时,$\sigma_L = 3\sigma_{振动}$,所产生的吸收峰称为三倍频峰;以此类推。两倍频峰及三倍频峰等统称倍频峰。在红外光谱中,两倍频峰经常可以观测到,三倍频峰及以上,因跃迁概率很小,吸收很弱,常观测不到。除倍频峰外,还有合频峰 $\sigma_L = \sigma_1 + \sigma_2$、$\sigma_L = 2\sigma_1 + \sigma_2$,差频峰 $\sigma_L = \sigma_1 - \sigma_2$、$\sigma_L = 2\sigma_1 - \sigma_2$ 等。倍频峰、合频峰及差频峰统称为泛频峰。泛频峰通常都较弱,一般不容易辨认。泛频峰的存在会使光谱变得复杂,但增加了光谱的特征性,能预示某种特定结构的存在。例如,取代苯的泛频峰出现在 $2000 \sim 1667cm^{-1}$,主要是由苯环上碳氢面外弯曲振动的倍频峰等构成,可以用来鉴别苯环上取代基的数目和位置。

3. 特征峰和相关峰

(1) 特征峰 物质的红外光谱是其分子结构的客观反映,谱图中的吸收峰都对应着分子中各基团的振动。例如，分子中含有—C≡N 基，则在 2400～2100cm^{-1} 出现了—C≡N 伸缩振动吸收峰 $\nu_{C≡N}$；C=O 键的 $\nu_{C=O}$ 峰一般出现在 1870～1650cm^{-1}；氨基—NH$_2$ 的特征峰 ν_{N-H} 出现在 3500～3200cm^{-1} 且是双峰，δ_{N-H} 出现在 1650～1590cm^{-1}，ν_{C-N} 峰在 1340～1020cm^{-1}，γ_{N-H} 峰在 900～650cm^{-1}。由于各种基团的吸收峰均出现在一定的波数范围内且具有一定的特征，因此可用谱图中一些易辨认、有代表性的吸收峰来确认官能团的存在。凡是能用来鉴别某一官能团存在的吸收峰称为特征吸收峰，简称特征峰或特征频率，如氰基峰、羰基峰等。

(2) 相关峰 在多数情况下，一个官能团通常有多种振动形式，而每一种红外活性振动一般都有相应的吸收峰，有时还能观测到泛频峰。例如，—CH$_3$ 在约 2960cm^{-1} 处有 C—H 键的 ν^{as}、约 2870cm^{-1} 处有 C—H 键的 ν^s、约 1450cm^{-1} 处有 C—H 键的 δ^{as}、约 1375cm^{-1} 处有 C—H 键的 δ^s 等特征峰；羧基（—COOH）有在 3400～2500cm^{-1} 间很宽的 ν_{O-H}、1710cm^{-1} 附近强而宽的 $\nu_{C=O}$、1320～1200cm^{-1} 处中等强度的 ν_{C-O}、1450～1410cm 处 δ_{O-H} 等特征峰。这些特征峰都是由—CH$_3$ 或—COOH 中各化学键的振动吸收而产生的，它们相互依存。像这样由一个官能团所产生的一组相互依存的特征峰称为相关吸收峰，简称相关峰。用一组相关峰鉴别或确认官能团的存在是红外光谱识别或解析的重要原则。在进行某官能团鉴别时，有时由于其他峰的重叠或峰强度太弱，并非相关峰都能观测到，必须找到其主要的相关峰才能确认官能团的存在。

4. 特征区和指纹区

根据红外光谱与分子结构的关系，可将中红外光区分为官能团特征区和指纹区。

(1) 特征区 习惯上将 4000～1250cm^{-1}（2.5～8.0μm）区间称为特征频率区，简称特征区。特征区的吸收峰较稀疏、易辨认。此区间包括含氢单键、各种三键及双键的伸缩振动的基频峰和部分含氢单键的面内弯曲振动的基频峰。在特征区中，基频峰很少与其他的峰重叠且谱带强度较大，最易识别，是确认各类化合物中主要官能团存在的重要区间。

(2) 指纹区 指纹区是指 1250～400cm^{-1}（0.8～25μm）低频区。此区间红外线的能量较低，出现的谱带主要是各类单键 C—X（X=C、N、O）的伸缩振动及各种基团弯曲振动的吸收峰。由于这些单键的强度相差不大，原子质量又相似，所以吸收峰出现的位置也相近，相互间影响较大；加上各种弯曲振动的能级差别小，所以在此区域吸收峰较为密集，犹如人的指纹，故称为指纹区。两个结构相近的化合物的特征区可能无差别，但只要它们的结构上存在微小的差别，指纹区就会有明显的不同。指纹区能帮助确定化合物的细微结构。如无取代的苯：6 个 C—H，680～670cm^{-1}，单吸收带；单取代苯：5 个 C—H，700～690cm^{-1}，750～740cm^{-1}，两个吸收带；邻位双取代苯：4 个 C—H，750～740cm^{-1} 单吸收带；间位双取代苯：3 个 C—H，700～690cm^{-1}，800～780cm^{-1}，两个吸收带（另一个 C—H，860cm^{-1} 附近，弱带）；对位双取代苯：2 个 C—H，850～800cm^{-1}，单吸收带。

复习与思考

1. 傅里叶变换红外光谱仪的主要部件有哪些？各部件的作用是什么？
2. 红外光谱产生的条件有哪些？
3. 红外光谱和紫外光谱有哪些不同？

任务三　阿司匹林化学鉴别

任务描述

现有一批某制药公司生产的阿司匹林药物,要求通过查阅国家标准(如《中国药典》)进行检测,判断这批药品的真伪。

《中国药典》(2020年版)中阿司匹林的化学鉴别试验有两项:

① 取本品约0.1g,加水10ml,煮沸,放冷,加三氯化铁试液1滴,即显紫堇色。

② 取本品约0.5g,加碳酸钠试液10ml,煮沸2min后,放冷,加过量的稀硫酸,即析出白色沉淀,并发生醋酸的臭气。

任务分析

1. 明确任务流程

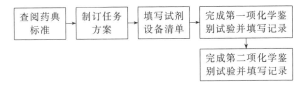

2. 任务难点分析

第二项鉴别试验中加入稀硫酸量和速度的把控。

相关知识

药品的化学鉴别法是一种基于药物的化学性质进行鉴别的方法,它通常包括一系列的化学反应,通过观察反应结果(如颜色变化、沉淀形成、气体释放等)来判断药物的真伪或其化学成分,是一种定性分析的方法。药品的化学鉴别法分为以下几种类型。

(1)颜色反应　某些药物或其衍生物在特定条件下会与某些试剂发生反应,产生特定的颜色变化,这些颜色变化可以作为鉴别的依据。

(2)沉淀反应　某些药物与特定试剂反应后会形成沉淀,沉淀的颜色、形状或溶解性可以用于鉴别。

(3)气体生成　某些药物发生化学反应会产生气体,如二氧化碳或氢气,这些气体的生成可以作为鉴别的信号。

(4)荧光反应　某些药物在特定波长的光照射下会发出荧光,荧光的颜色和强度可以用于鉴别。

任务准备

1. 任务组织

按四人每组分成若干个小组,每组推选一位负责人,提前两周对小组下达任务。

小组负责人要组织、协调项目组成员的工作,根据任务查找资料,制订好实验方案并做好仪器、试剂的准备工作。成员间要学会沟通、合作,顺利开展工作计划,完成实验。

2. 制订计划

查阅资料，对所查资料进行归纳总结，小组内进行讨论，设计可行的实训方案，并分析国家法定标准，填写任务实施方案表。

任务实施方案

工作任务名称			
检验依据			
仪器			
试剂			
实训步骤及时间分配	实训内容	时间/min	备注

任务实施

1. 实训用仪器及药品准备

（1）仪器　试管、烧杯、滴管、玻璃棒、水浴锅、量筒、天平、称量纸、药匙。

（2）药品　阿司匹林、三氯化铁、硫酸、碳酸钠。

2. 检验过程

活动一　阿司匹林的第一项鉴别检验

① 查阅《中国药典》（2020年版），阿司匹林的第一项鉴别检验：取本品约0.1g，加水10ml，煮沸，放冷，加三氯化铁试液1滴，即显紫堇色。

本实验要求煮沸，放冷，在凡例中规定放冷即冷却到室温。所以实际操作是：称取阿司匹林样品约0.1g，加入试管中，加水10ml，在沸水浴中放置数分钟，取出，放冷至室温，加入三氯化铁试液1滴，即显紫堇色。

② 三氯化铁试液的配制方法见《中国药典》（2020年版）四部，通则8002试液。

三氯化铁试液：取三氯化铁9g，加水使溶解成100ml，即得。

活动二　阿司匹林的第二项鉴别检验

① 查阅《中国药典》（2020年版），阿司匹林的第二项鉴别检验：取本品约0.5g，加碳酸钠试液10ml，煮沸2min后，放冷，加过量的稀硫酸，即析出白色沉淀，并发生醋酸的臭气。

本试验同第一项鉴别试验类似，称取阿司匹林样品约0.5g，加入试管中，加碳酸钠试液10ml，于沸水浴中放置2min以上，取出，放冷至室温，缓慢滴加稀硫酸，即析出白色沉淀，并可闻到醋酸的臭气。

② 碳酸钠试液和稀硫酸的配制方法见《中国药典》(2020年版)四部，通则8002试液。

稀硫酸：取硫酸57ml，加水稀释至1000ml，即得。本液含H_2SO_4应为9.5%～10.5%。

碳酸钠试液：取一水合碳酸钠12.5g或无水碳酸钠10.5g，加水使溶解成100ml，即得。

3. 检验记录

各组同学按照要求完成上述实验，填写检验记录表。

阿司匹林化学鉴别检验记录表

品名		批号	
包装规格		数量	
取样日期	年 月 日	报告日期	年 月 日
检验依据	《中国药典》(＿＿＿年版)＿＿部		
检验项目			

鉴别

①取本品约0.1g，加水10ml，煮沸，放冷，加三氯化铁试液1滴，即显紫堇色

课前预习	仪器准备：
	药品准备：
	试液配制：
	每组用量：
	全班用量：

实训记录：

检查结果：

标准规定：

结论：

②取本品约0.5g，加碳酸钠试液10ml，煮沸2min后，放冷，加过量的稀硫酸，即析出白色沉淀，并发生醋酸的臭气

课前预习	仪器准备：		
	药品准备：		
	试液配制：		
	试液名称	每组用量	全班用量

实训记录：

检查结果：

标准规定：

结论：

检验人： 复核人：

日期：

任务评价

任务评价表

班级：		姓名：	组别：		总分：		
考核内容		考核标准		分值	A	B	C
1. 查资料,设计方案		正确选取资料,设计方案可行性强		20			
2. 取样		正确取样		10			
3. 鉴别操作		第一项鉴别试验		20			
		第二项鉴别试验		20			
4. 完成记录		正确书写检验记录		30			
		合计		100			
总分＝A×20％＋B×20％＋C×60％(A 为自评分,B 为小组评分,C 为教师评分)							
考核教师：				考核时间：	年	月	日

知识拓展

阿司匹林鉴别原理

① 阿司匹林又名乙酰水杨酸，遇水会发生水解反应，水解为水杨酸和醋酸，水杨酸分子中的酚羟基会同三氯化铁反应，生成紫堇色的配位化合物。

三氯化铁反应

$$\text{(COOH, OCOCH}_3\text{)} + H_2O \xrightarrow[\Delta]{\text{水解}} \text{(COOH, OH)}_{\text{水杨酸}} + CH_3COOH$$

$$6\,\text{(COOH, OH)} + 4FeCl_3 \longrightarrow \left[\text{(COO}^-,\text{O}^-\text{)}_2 Fe\right]_3 Fe + 12HCl$$
紫堇色

② 阿司匹林遇水发生水解反应，水解为水杨酸和醋酸，有碳酸钠存在时，会生成水杨酸钠和醋酸钠。再加入稀硫酸，会析出水杨酸的白色沉淀，也会生成醋酸，所以会看到白色沉淀并闻到酸味。

水解反应

$$\text{(COOH, OCOCH}_3\text{)} + Na_2CO_3 \xrightarrow[\Delta]{\text{水解}} \boxed{\text{(COONa, OH)}}_{\text{水杨酸钠}} + \boxed{CH_3COONa}_{\text{醋酸钠}} + CO_2\uparrow$$

$$2\,\text{(COONa, OH)}_{\text{水杨酸钠}} + H_2SO_4 \longrightarrow 2\,\text{(COOH, OH)}_{\text{水杨酸,白色沉淀}}\downarrow + Na_2SO_4$$

$$2CH_3COONa + H_2SO_4 \longrightarrow 2CH_3COOH + Na_2SO_4$$
醋酸钠   醋酸臭气

> 复习与思考

1. 称取约 0.1g 样品,该如何称量?
2. 在第二项试验过程中滴加稀硫酸,产生了白色沉淀,晃动一下试管,沉淀消失,继续滴加稀硫酸,又产生沉淀。如此反复几次,沉淀不再消失,这是什么原因?

任务四　金银花显微鉴别

> 任务描述

某制药公司购入一批金银花中药材,要求通过查阅国家标准(如《中国药典》)进行显微鉴别检验,并判定结果是否符合规定。

> 任务分析

1. 明确任务流程

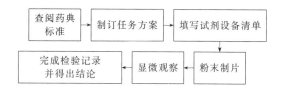

2. 任务难点分析

① 装片制作过程中的透化操作。
② 显微镜的正确操作方法。

> 相关知识

显微鉴别法系指用显微镜对药材或饮片的切片、粉末、解离组织或表面制片及含饮片粉末的制剂中饮片的组织、细胞或内含物等特征进行鉴别的一种方法。此法适用于:

① 药材或饮片性状鉴别特征不明显或外形相似而组织构造不同;
② 药材或饮片呈粉末状或已破碎,不易辨认或区分;
③ 凡含饮片粉末的制剂;
④ 确定药材或饮片中有效成分在组织中的分布状况及其特征。

在进行显微鉴别时,首先要将样品制成适于镜检的标本。对于完整的药材或饮片可制成各种切面的切片;对于粉末药材或饮片(包括散剂等成方制剂)可直接装片或经适当处理后制片。

药材或饮片切片标本的制作方法较多。在药材或饮片鉴定的研究工作中往往将其制成石蜡切片(永久切片),因制成的石蜡切片外形较完整,厚薄均匀,且可制得连续切片,既便于观察,又能长期保存。但由于制片技术较复杂,费时太多,不适用于日常检验,所以在中药鉴定工作中通常采用徒手切片或滑走切片法制片。为观察叶类、花类及全草类药材或饮片的叶片、花冠、萼片、苞片等的表皮组织及其附属物的特征,还需要将其制成表面装片;为清楚地观察比较坚硬的细胞组织,如导管、纤维、石细胞等的形态,往往还要组织解离后制片；观察花粉粒、孢子等的形态特征或构造，需用花粉粒与孢子制片法制片；观察矿物药或较坚硬的动物类药材或饮片，如珍珠、石决明及动物骨骼，可采用磨片法制片。这些镜检标本片一般都是在观察前临时制备，故统称为"临时制片技术"。

本任务是利用显微鉴别法鉴别中药材金银花，通过查阅《中国药典》（2020年版）中金银花鉴别（1）可知，中药材金银花的显微观察现象如下：

本品粉末浅黄棕色或黄绿色。腺毛较多，头部倒圆锥形、类圆形或略扁圆形，4~33细胞，排成2~4层，直径30~64~108μm，柄部1~5细胞，长可达700μm。非腺毛有两种：一种为厚壁非腺毛，单细胞，长可达900μm，表面有微细疣状或泡状突起，有的具螺纹；另一种为薄壁非腺毛，单细胞，甚长，弯曲或皱缩，表面有微细疣状突起。草酸钙簇晶直径6~45μm。花粉粒类圆形或三角形，表面具细密短刺及细颗粒状雕纹，具3孔沟。

任务准备

1. 任务组织

按四人每组分成若干个小组，每组推选一位负责人，提前两周对小组下达任务。

小组负责人要组织、协调项目组成员的工作，根据任务查找资料，制订好实验方案并做好仪器、试剂的准备工作。成员间要学会沟通、合作，顺利开展工作计划，完成实验。

2. 制订计划

查阅资料，对所查资料进行归纳总结，小组内进行讨论，设计可行的实训方案，并分析国家法定标准，填写任务实施方案表。

任务实施方案

工作任务名称			
检验依据			
仪器			
试剂			
实训步骤及时间分配	实训内容	时间/min	备注

任务实施

1. 实训用仪器及药品准备

（1）仪器　载玻片、盖玻片、镊子、竹签、滴瓶、酒精灯、显微镜。

（2）药品　金银花粉末、水合氯醛、甘油、纯化水。

（3）试液配制

2%水合氯醛溶液：称取水合氯醛2g，用水稀释至100ml。

2%甘油溶液：称取甘油2g，用水稀释至100ml。

2. 检验过程

活动一　粉末制片

① 用竹签挑取样品粉末少许，置载玻片的中央，加 2% 水合氯醛溶液 1 滴。

② 将载玻片于酒精灯火焰上方约 1~2cm 处往返摆动加热，至有气体产生即停止加热，加热温度不宜过高，以防水合氯醛溶液沸腾，使组织内带入气泡；加热时应将载玻片不断移动，以免受热不匀而炸裂。

③ 透化后放冷，加 2% 甘油溶液 1 滴，用竹签搅匀，待液体渗入粉末后，用左手食指与拇指夹持盖玻片的边缘，使其左侧与药液层左侧接触，再用右手持镊子托住盖玻片的右侧，缓缓放下，使液体逐渐漫延充满盖玻片下方。如液体未充满盖玻片，应从空隙相对边缘滴加液体，以防产生气泡；若液体过多，用滤纸片吸去溢出的液体。最后在载玻片的左端贴上标签或写上标记。

活动二　显微观察

① 调试显微镜。

② 先用 4 倍镜观察，寻找花粉粒、细胞排列等。再用 10 倍镜观察腺毛、非腺毛等结构，最后可以用 40 倍镜观察细胞结构。

③ 观察结束，将显微镜还原。

3. 检验记录

完成显微鉴别，并记录，填写检验记录表。

金银花显微鉴别记录表

温度/℃：　　　　湿度/%：

样品编号		样品名称	
批号			
检验项目			
检验依据			
仪器型号		仪器编号	
放大倍数 （目镜×物镜）	□ 10×4 倍，目镜量尺每一小格相当于 _____ μm □ 10×10 倍，目镜量尺每一小格相当于 _____ μm □ 10×40 倍，目镜量尺每一小格相当于 _____ μm □ 10×100 倍，目镜量尺每一小格相当于 _____ μm		
操作步骤			
实测结果			
标准规定			
结论	□(均)符合规定　　□(均)不符合规定		

检验者：　　　　　　　　　　　　　　　复核者：
日期：　　　　　　　　　　　　　　　　日期：

任务评价

任务评价表

班级：		姓名：	组别：		总分：		
考核内容		考核标准		分值	A	B	C
1. 查资料，设计方案		正确选取资料，设计方案可行性强		20			
2. 取样		正确取样		10			
3. 鉴别操作		粉末制片		20			
		显微观察结果		20			
4. 完成记录		正确书写检验记录		30			
		合计		100			
总分＝A×20％＋B×20％＋C×60％（A为自评分，B为小组评分，C为教师评分）							
考核教师：				考核时间：	年	月	日

知识拓展

显微鉴别金银花粉末

显微鉴别中观察到金银花粉末中的几种图形。

两种单细胞非腺毛（图2-10）：壁厚，具壁疣，或具单、双螺纹；壁薄，长而弯曲。

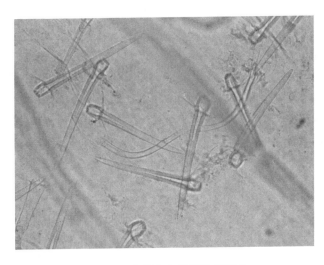

图2-10 金银花中的两种非腺毛

腺毛两种（图2-11）：头倒圆锥形，较大；头类圆或扁圆形，较小。

花粉粒（图2-12）：类圆形，具细密短刺，萌发孔3个。

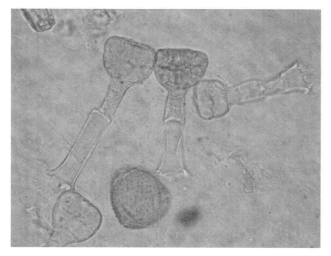

图 2-11 金银花中的腺毛

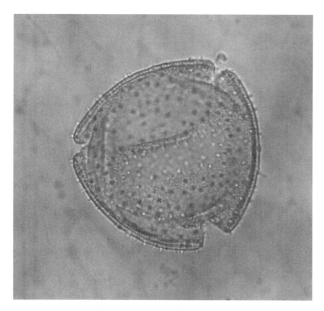

图 2-12 金银花中的花粉粒

复习与思考

在制作装片的过程中为何需要滴加水合氯醛溶液和甘油溶液？

项目三
药品的检查

> 项目概述

药品中杂质含量的多少，决定着药品质量的优劣。因为药品中含有的杂质会影响药品的疗效和稳定性，还可能产生严重的副作用。因此，为了确保药品的质量，必须对药品中的杂质含量进行严格控制。

> 项目目标

1. **知识目标**
① 熟悉药品检验检查实验所用的限量比较法。
② 熟悉药品检验检查部分各项实验的原理。
③ 熟悉药品检验检查部分各项实验的注意事项。
④ 熟悉实验所需的必要计算方法。

2. **技能目标**
① 会配制药品检验检查实验所需各种试液和滴定液。
② 会正确使用比色管。
③ 会正确完成限量比较法的操作。
④ 会对实验结果做正确评价。

3. **素养目标**
① 树立质量规范意识。
② 培养科学严谨意识。
③ 提高自主学习能力。

任务一 纯化水杂质检查

> 任务描述

某制药公司要对某企业的制药用水进行例行检查，要求通过查阅国家标准（如《中国药典》）进行检测，检查项目为酸碱度、易氧化物、亚硝酸盐、电导率，判断所用的纯化水是否符合标准规定。

任务分析

1. 明确任务流程

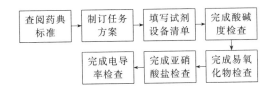

2. 任务难点分析

① 药品检验检查部分各项实验的原理。
② 药品检验检查部分各项实验的注意事项。

相关知识

纯化水是在制药过程中会使用的一种重要溶剂和清洗剂，用来制备药物原料、注射液、口服液、眼药水等制剂，同时也是药品生产过程中洗涤设备和容器的主要物质。因此，纯化水的质量对于药品的安全性和有效性具有非常重要的影响。

本任务检验操作的原理介绍：

查阅《中国药典》（2020年版）二部，纯化水的检查项。

1. 酸碱度

取本品10ml，加甲基红指示液2滴，不得显红色；另取10ml，加溴麝香草酚蓝指示液5滴，不得显蓝色。

根据两种指示液的变色范围，甲基红指示液变色范围为pH4.2～6.3（红→黄）；溴麝香草酚蓝指示液变色范围为pH6.0～7.6（黄→蓝），可知对纯化水进行酸碱度检查是为了把pH控制在4.2～7.6之间。

2. 易氧化物

取本品100ml，加稀硫酸10ml，煮沸后，加高锰酸钾滴定液（0.02mol/L）0.10ml，再煮沸10分钟，粉红色不得完全消失。

本实验的原理是高锰酸钾具有强氧化性，会把水中的易氧化物氧化，而自身被还原，如果粉红色完全消失，就表示高锰酸钾已全部被还原，水中的易氧化物较多。加入稀硫酸的作用是为反应提供一个酸性环境，在酸性条件下高锰酸钾氧化性最强。

3. 亚硝酸盐

取本品10ml，置纳氏比色管中，加对氨基苯磺酰胺的稀盐酸溶液（1→100）1ml与盐酸萘乙二胺溶液（0.1→100）1ml，产生的粉红色，与标准亚硝酸盐溶液［取亚硝酸钠0.750g（按干燥品计算），加水溶解，稀释至100ml，摇匀，精密量取1ml，加水稀释成100ml，摇匀，再精密量取1ml，加水稀释成50ml，摇匀，即得（每1ml相当于1μgNO$_2^-$）］0.2ml，加无亚硝酸盐的水9.8ml，用同一方法处理后的颜色比较，不得更深（0.000002%）。

亚硝酸盐是一种常见的化学物质，通常存在于自然水体中或者是废水中。亚硝酸盐与对氨基苯磺酸发生重氮化反应后，再与盐酸萘乙二胺结合形成粉红色染料。

4. 电导率

应符合规定（通则0681）。

制药用水电导率测定法是用于检查制药用水的电导率进而控制水中电解质总量的一种测定方法。

电导率是表征物体导电能力的物理量，其值为物体电阻率的倒数，单位是 S/cm（Siemens）或 μS/cm。

纯水中的水分子也会发生某种程度的电离而产生氢离子与氢氧根离子，所以纯水的导电能力尽管很弱，但也具有可测定的电导率。水的电导率与水的纯度密切相关，水的纯度越高，电导率越小，反之亦然。当空气中的二氧化碳等气体溶于水并与水相互作用后，便可形成相应的离子，从而使水的电导率增高。水中含有其他杂质离子时，也会使水的电导率增高。另外，水的电导率还与水的pH值与温度有关。

（1）仪器和操作参数　测定水的电导率必须使用精密的并经校正的电导率仪，电导率仪的电导池包括两个平行电极，这两个电极通常由玻璃管保护，也可以使用其他形式的电导池。根据仪器设计功能和使用程度，应对电导率仪定期进行校正，电导池常数可使用电导标准溶液直接校正，或间接进行仪器比对，电导池常数必须在仪器规定数值的±2%范围内。进行仪器校正时，电导率仪的每个量程都需要进行单独校正。仪器最小分辨率应达到 0.1μS/cm，仪器精度应达到±0.1μS/cm。

温度对样品的电导率测定值有较大影响，电导率仪可根据测定样品的温度自动补偿测定值并显示补偿后读数。水的电导率采用温度修正的计算方法所得数值误差较大，因此本法采用非温度补偿模式，温度测量的精确度应在±2℃以内。

（2）测定方法　可使用在线或离线电导率仪，记录测定温度。在表3-1中，测定温度对应的电导率值即为限度值。如测定温度未在表3-1中列出，则应采用线性内插法计算得到限度值。如测定的电导率值不大于限度值，则判为符合规定；如测定的电导率值大于限度值，则判为不符合规定。

表 3-1　温度和电导率的限度

温度/℃	电导率/(μS/cm)	温度/℃	电导率/(μS/cm)
0	2.4	60	8.1
10	3.6	70	9.1
20	4.3	75	9.7
25	5.1	80	9.7
30	5.4	90	9.7
40	6.5	100	10.2
50	7.1		

内插法的计算公式为：

$$\kappa = \left(\frac{T - T_0}{T_1 - T_0}\right) \times (\kappa_1 - \kappa_0) + \kappa_0$$

式中，κ 为测定温度下的电导率限度值；κ_1 为表3-1中高于测定温度的最接近温度对应的电导率限度值；κ_0 为表3-1中低于测定温度的最接近温度对应的电导率限度值；T 为测定温度；T_1 为表3-1中高于测定温度的最接近温度；T_0 为表3-1中低于测定温度的最接近温度。

◁ 任务准备

1. 任务组织

按四人每组分成若干个小组，每组推选一位负责人，提前两周对小组下达任务。

小组负责人要组织、协调项目组成员的工作,根据任务查找资料,制订好实验方案并做好仪器、试剂的准备工作。成员间要学会沟通、合作,顺利开展工作计划,完成实验。

2. 制订计划

查阅资料,对所查资料进行归纳总结,小组内进行讨论,设计可行的实训方案,并分析国家法定标准,填写任务实施方案表。

任务实施方案

工作任务名称			
检验依据			
仪器			
试剂			
实训步骤及时间分配	实训内容	时间/min	备注

任务实施

1. 实训用仪器及药品准备

(1) 仪器 试管、烧杯、滴管、玻璃棒、水浴锅、量筒、天平、称量纸、药匙、电导率仪、纳氏比色管、锥形瓶、聚乙烯塑料瓶、量瓶、垂熔玻璃滤器、滴定管、棕色玻瓶。

(2) 药品 纯化水、甲基红、溴麝香草酚蓝、氢氧化钠、硫酸、高锰酸钾、对氨基苯磺酰胺、盐酸萘乙二胺、亚硝酸钠、基准草酸钠、稀盐酸。

2. 检验过程

活动一 酸碱度检查

(1) 实验步骤 取纯化水样品 10ml,加甲基红指示液 2 滴,不得显红色;另取 10ml,加溴麝香草酚蓝指示液 5 滴,不得显蓝色。

(2) 试液配制 指示液的配制方法见《中国药典》(2020 年版)四部,通则 8005 指示剂与指示液。

① 甲基红指示液:取甲基红 0.1g,加 0.05mol/L 氢氧化钠溶液 7.4ml 使溶解,再加水稀释至 200ml,即得。

② 溴麝香草酚蓝指示液:取溴麝香草酚蓝 0.1g,加 0.05mol/L 氢氧化钠溶液 3.2ml 使溶解,再加水稀释至 200ml,即得。

③ 0.05mol/L 氢氧化钠溶液:0.05mol/L 氢氧化钠滴定液,见《中国药典》(2020 年版)8006 滴定液。

活动二 亚硝酸盐检查

(1) 实验步骤

① 样品溶液制备：取本品 10ml，置纳氏比色管中，加对氨基苯磺酰胺的稀盐酸溶液 (1→100)1ml 与盐酸萘乙二胺溶液 (0.1→100)1ml，作为样品溶液。

② 对照溶液制备：取标准亚硝酸盐溶液 0.2ml，加无亚硝酸盐的水 9.8ml，置纳氏比色管中，加对氨基苯磺酰胺的稀盐酸溶液 (1→100)1ml 与盐酸萘乙二胺溶液 (0.1→100)1ml，作为对照溶液。

③ 颜色比较，样品溶液产生的粉红色不得比对照溶液更深。

(2) 试液配制

① 对氨基苯磺酰胺的稀盐酸溶液 (1→100)：称取对氨基苯磺酰胺 1g，以稀盐酸为溶剂稀释至 100ml。

② 盐酸萘乙二胺溶液 (0.1→100)：称取盐酸萘乙二胺 0.1g，用水稀释至 100ml。

③ 标准亚硝酸盐溶液：取亚硝酸钠 0.750g（按干燥品计算），加水溶解，稀释至 100ml，摇匀，精密量取 1ml，加水稀释成 100ml，摇匀，再精密量取 1ml，加水稀释成 50ml，摇匀，即得（每 1ml 相当于 $1\mu gNO_2^-$）。

④ 无亚硝酸盐的水：取无氨水或去离子水，即得。[查阅《中国药典》（2020 年版）通则 8001 试药。]

活动三 易氧化物检查

(1) 实验步骤 取纯化水样品 100ml，加入锥形瓶中，加稀硫酸 10ml，加 1 粒沸石，煮沸后，加高锰酸钾滴定液 (0.02mol/L) 0.10ml，再煮沸 10min，粉红色不得完全消失。

(2) 试液配制

① 稀硫酸：取硫酸 57ml，加水稀释至 1000ml，即得。本液含 H_2SO_4 应为 9.5%～10.5%。

② 高锰酸钾滴定液 (0.02mol/L)：配制方法见《中国药典》（2020 年版）8006 滴定液。

活动四 电导率测定

取纯化水样品，完成电导率测定。

3. 检验记录

填写纯化水杂质检查记录表，并给出检验结论。

纯化水杂质检查记录表

品名	纯化水	批号	
包装规格		数量	
取样日期	年　月　日	报告日期	年　月　日
检验依据	《中国药典》(_____年版)___部		
检验项目			
检查			
酸碱度　取本品 10ml，加甲基红指示液 2 滴，不得显红色；另取 10ml，加溴麝香草酚蓝指示液 5 滴，不得显蓝色			

项目三　药品的检查

续表

<table>
<tr><td rowspan="5">课前预习</td><td colspan="3">仪器准备：</td></tr>
<tr><td colspan="3">药品准备：</td></tr>
<tr><td colspan="3">试液配制：</td></tr>
<tr><td>试液名称</td><td>每组用量</td><td>全班用量</td></tr>
<tr><td></td><td></td><td></td></tr>
</table>

实训记录：

检查结果：

标准规定：

结论：

易氧化物　取本品100ml,加稀硫酸10ml,煮沸后,加高锰酸钾滴定液(0.02mol/L)0.10ml,再煮沸10min,粉红色不得完全消失

<table>
<tr><td rowspan="5">课前预习</td><td colspan="3">仪器准备：</td></tr>
<tr><td colspan="3">药品准备：</td></tr>
<tr><td colspan="3">试液配制：</td></tr>
<tr><td>试液或药品名称</td><td>每组用量</td><td>全班用量</td></tr>
<tr><td></td><td></td><td></td></tr>
</table>

实训记录：

检查结果：

标准规定：

结论：

亚硝酸盐　取本品10ml,置纳氏比色管中,加对氨基苯磺酰胺的稀盐酸溶液(1→100)1ml及盐酸萘乙二胺溶液(0.1→100)1ml,产生的粉红色,与标准亚硝酸盐溶液[取亚硝酸钠0.750g(按干燥品计算),加水溶解,稀释至100ml,摇匀,精密量取1ml,加水稀释成100ml,摇匀,再精密量取1ml,加水稀释成50ml,摇匀,即得(每1ml相当于$1\mu gNO_2^-$)]0.2ml,加无亚硝酸盐的水9.8ml,用同一方法处理后的颜色比较,不得更深(0.000002%)

续表

课前预习	仪器准备：		
	药品准备：		
	试液配制：		
	试液或药品名称	每组用量	全班用量

实训记录：

检查结果：

标准规定：

结论：

电导率　可使用在线或离线电导率仪完成，记录测定温度。在表3-1中，找到测定温度对应的电导率值即为限度值。
标准规定：测定温度对应的电导率值即为限度值

课前预习	电导率仪的原理及使用方法：

实训记录：

检查结果：

标准规定：

结论：

检验人：　　　　　复核人：
　　　　　　　　　日期：

任务评价

任务评价表

班级：		姓名：		组别：		总分：		
考核内容		考核标准			分值	A	B	C
1. 查资料，设计方案		正确选取资料，设计方案可行性强			10			
2. 取样		正确取样			10			
3. 检查操作		酸碱度检查			10			
		亚硝酸盐检查			15			
		电导率测定			10			
		易氧化物检查			15			
4. 完成记录		正确书写检验记录			30			
		合计			100			

总分＝A×20％＋B×20％＋C×60％（A 为自评分，B 为小组评分，C 为教师评分）

考核教师： 考核时间： 年 月 日

知识拓展

杂质的来源与限量检查

《中国药典》中关于杂质检查的内容收载于正文部分的"检查"项下，检查的项目通常以杂质的名称命名，如"硝酸盐""钡盐""氯化物""蛋白质"等。

一、杂质的来源

药物中的杂质来源主要有两个：一是由生产过程中引入；二是在储藏过程中产生。

1. 生产过程中引入的杂质

（1）原料和合成过程中的杂质　在药物的合成过程中，如果使用的原料或辅料本身含有不纯物质，或者化学反应没有完全进行到底，就可能产生未反应的原料、反应中间体或副产品，这些物质在后续的提纯过程中如果没有被彻底去除，就会成为药物中的杂质。例如，在以水杨酸为原料合成阿司匹林的过程中，如果乙酰化反应不完全，就可能残留水杨酸成为杂质。

（2）生产设备和溶剂残留导致的杂质　在生产过程中，使用的溶剂如果残留在药物中，或者药物在生产过程中与金属容器、管道或工具接触，都可能引入杂质。特别是使用不耐酸碱的金属工具时，可能会混入砷盐以及铅、铁、铜、锌等金属杂质。

2. 储藏过程中产生的杂质

药品在储藏过程中，由于存放环境未达到要求，在外界条件如温度、湿度、日光、空气的影响下，或储藏时间过长，或因微生物的作用可能发生水解、氧化、异构化、晶型转变、聚合、潮解和发霉等变化，而产生新的杂质。如硫酸阿托品可水解为莨菪醇和消旋莨菪酸；普鲁卡因可水解为对氨基苯甲酸和二乙氨基乙醇。

二、药品杂质的分类

药品中的杂质种类很多，分类方法也有多种。

① 按药品杂质的来源分类，通常分为一般杂质和特殊杂质。

一般杂质是因在自然界中分布广泛，在多种药物的生产和储藏过程中容易引入的杂质，这类杂质的含量高低与生产工艺和质量控制水平密切相关。如氯化物、铁盐、重金属、铵盐等。

特殊杂质是指在特定药品的生产和储藏过程中引入的杂质，这类杂质因药品不同而不同。如阿司匹林在生产和储藏过程中会引入游离水杨酸；肾上腺素中的肾上腺酮等。

② 按杂质的性质分类可分为信号杂质和毒性杂质。

信号杂质通常无毒，如钙盐、氯化物等，但如果含量过高，则会导致药品纯度不达标，并反映该药品的生产工艺或质量控制有问题。

毒性杂质是对人体有毒害的物质，如重金属、砷盐、氰化物等，对这类物质的限量要求是非常严格的。

三、杂质的限量检查与计算

1. 杂质的限量

药品中含有杂质是不可避免的，因为在生产和储存过程中都会引入杂质。如果要把药品中的杂质全部去除掉，难度是很大的，会增加生产成本。因此在保证疗效和不产生毒性的前提下，允许少量杂质存在，对药品中可能存在的杂质，给出一个最大允许量，称为杂质限量。常用百分之几（%）表示。药物中杂质的检查，一般不要求测定其含量，而只检查其是否超过限量，这种杂质的检查方法叫作杂质的限量检查。药品质量标准中的杂质检查多为限量检查。

2. 限量检查与计算

杂质的限量检查主要有对照法、灵敏度法和比较法三种方法。

（1）对照法　杂质限量检查时多数采用对照法，对照法是指取一定量被检杂质的标准溶液与一定量供试品溶液在相同条件下处理后，比较反应结果，来确定杂质含量是否超过限量。对照法的特点是只需通过供试液与对照液比较即可判断药物中所含杂质是否符合限量规定，不需测定杂质的准确含量。

药物中杂质的限量可用下式计算：

$$杂质限量 = \frac{杂质的最大允许量}{供试品量}$$

由于供试品中所含杂质的量是通过与一定量杂质标准溶液进行比较来确定的，杂质的最大允许量即杂质标准溶液的浓度（c）与体积（V）的乘积，因此杂质限量（L）的计算可用下式表示：

$$杂质限量 = \frac{标准溶液的浓度 \times 标准溶液的体积}{供试品量}$$

$$L = \frac{cV}{m}$$

式中，c 为杂质标准溶液浓度，g/ml；V 为杂质标准溶液的体积，ml；m 为供试品量，g。

（2）灵敏度法　灵敏度法是在指供试品溶液中加入一定量的试剂，在一定反应条件下，是否有正反应出现，来判断杂质是否符合限度规定。该法不需用杂质对照品溶液对比。如葡萄糖中蛋白质的检查，取本品1.0g，加水10ml溶解后，加磺基水杨酸溶液（1→5）3ml，不得发生沉淀。

（3）比较法　是指取一定量的供试品按该药品项下的方法处理，测得待检杂质的旋光度、pH值等与规定的限量比较，不得更大。比较法的特点是，可以准确测得杂质的响应值（旋光度、pH值等）并与规定限量比较，不需要对照物质。

复习与思考

1. 配制氢氧化钠滴定液为什么要使用新沸过的冷水？
2. 纯化水的电导率与哪些因素有关？

任务二　葡萄糖杂质检查（一）

任务描述

某制药公司购入一批葡萄糖原料药，要求通过查阅国家标准（如《中国药典》）进行检查项下的检验，并判定结果是否符合规定。具体检查项目为酸度、溶液的澄清度与颜色、氯化物、硫酸盐、亚硫酸盐与可溶性淀粉。

任务分析

1. 明确任务流程

查阅药典标准 → 制订任务方案 → 填写试剂设备清单 → 完成酸度检查
完成溶液的澄清度与颜色检查 ← 完成亚硫酸盐与可溶性淀粉检查 ← 完成硫酸盐检查 ← 完成氯化物检查

2. 任务难点分析

溶液的澄清度与颜色检查项目各种比浊液和比色液的配制。

相关知识

葡萄糖，分子式$C_6H_{12}O_6$，是自然界分布最广且最为重要的一种单糖，它是一种多羟基醛。纯净的葡萄糖为无色晶体，有甜味但甜味不如蔗糖，易溶于水，微溶于乙醇，不溶于乙醚。天然葡萄糖水溶液旋光向右，故属于"右旋糖"。葡萄糖分为D型和L型，自然界葡萄糖大多数都是以D型方式存在。本任务样品为D-(＋)-吡喃葡萄糖一水合物（图3-1）。

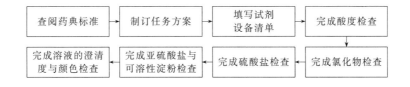

图3-1　D-(＋)-吡喃葡萄糖一水合物结构式

查阅《中国药典》（2020年版）二部，葡萄糖的检查项。

（1）酸度　取本品2.0g，加水20ml溶解后，加酚酞指示液3滴与氢氧化钠滴定液（0.02mol/L）0.20ml，应显粉红色。

实验中，葡萄糖溶液本身具有一定的酸性，原因是葡萄糖的醛基易被氧化成葡萄糖酸（由醛基变成羧基）。加入氢氧化钠是为了调节葡萄糖溶液的酸碱性，从而观察酚酞指示液的颜色变化。酚酞指示液的变色范围为 pH 8.3～10.0（无色→红色）。

（2）氯化物　取本品 0.60g，加水溶解使成 25ml，再加稀硝酸 10ml（溶液如不澄清，滤过），置 50ml 纳氏比色管中，加水使成约 40ml，摇匀，即得供试品溶液。

另取标准 NaCl 溶液（每 1ml 相当于 10μg 的 Cl^-）6.0ml，置 50ml 纳氏比色管中，加稀硝酸 10ml，加水使成约 40ml，摇匀，即得对照溶液。

于供试品溶液与对照溶液中，分别加入 0.1mol/L $AgNO_3$ 试液 1ml，用水稀释成 50ml，摇匀，在暗处放置 5min，同置黑色背景上，从比色管上方向下观察、比较。供试品溶液如发生浑浊，与对照液比较不得更浓（0.01%）。

由于生产时常用到盐酸或将原料制成盐酸盐的形式，所以产品中会含有氯化物杂质，对样品进行氯化物检查，可以反映产品的纯净程度以及生产过程和储存条件是否正常。

利用氯化物在硝酸酸性溶液中与硝酸银试液作用，生成氯化银的白色浑浊现象，再与一定量标准氯化钠溶液在相同条件下生成的氯化银浑浊现象比较，判断供试品中的氯化物是否符合规定限量。

$$Cl^- + Ag^+ \longrightarrow AgCl \downarrow$$

加入硝酸的目的是避免弱酸银盐沉淀（碳酸银、氧化银和磷酸银等）形成的干扰，同时也可以加速氯化银的形成，产生白色浑浊。

（3）硫酸盐　取本品 2.0g，加水溶解使成约 40ml（溶液如不澄清，滤过），置 50ml 纳氏比色管中，加稀盐酸 2ml，摇匀，即得供试品溶液。

另取标准 K_2SO_4 溶液（每 1ml 相当于 100μg 的 SO_4^{2-}）2.0ml，置 50ml 纳氏比色管中，加水使成约 40ml，加稀盐酸 2ml，摇匀，即得对照溶液。

于供试品溶液与对照溶液中，分别加入 25% $BaCl_2$ 溶液 5ml，用水稀释成 50ml，充分摇匀。放置 10min，同置黑色背景上，从比色管上方向下观察、比较，供试品溶液如发生浑浊，与对照液比较不得更浓（0.01%）。

当硫酸根离子（SO_4^{2-}）存在于葡萄糖溶液中时，与加入的氯化钡溶液反应生成硫酸钡沉淀（$BaSO_4$）：

$$Ba^{2+} + SO_4^{2-} \longrightarrow BaSO_4 \downarrow$$

硫酸盐含量越高，生成的硫酸钡沉淀就越多，颜色也会更浓。加入稀盐酸的目的是消除碱性影响，如此可以使反应更加准确。通过将供试品溶液与对照溶液进行比较，可以排除其他物质的影响，提高检测的准确性。

（4）亚硫酸盐与可溶性淀粉　取本品 1.0g，加水 10ml 溶解后，加碘试液 1 滴，应即显黄色。

葡萄糖与碘试液会发生氧化还原反应，但是反应速率极其慢，所以在加入碘试液后显示的黄色为碘试液本身的颜色。

◁ 任务准备

1. 任务组织

按四人每组分成若干个小组，每组推选一位负责人，提前两周对小组下达任务。

小组负责人要组织、协调项目组成员的工作，根据任务查找资料，制订好实验方案并做好仪器、试剂的准备工作。成员间要学会沟通、合作，顺利开展工作计划，完成实验。

2. 制订计划

查阅资料，对所查资料进行归纳总结，小组内进行讨论，设计可行的实训方案，并分析国家法定标准，填写任务实施方案表。

任务实施方案

工作任务名称			
检验依据			
仪器			
试剂			
实训步骤及时间分配	实训内容	时间/min	备注

任务实施

1. 实训用仪器及药品准备

（1）仪器　纳氏比色管（10ml、50ml）、试管、烧杯、玻璃棒、移液管、容量瓶、洗耳球、天平、通风橱、垂熔玻璃滤器、碘量瓶、锥形瓶。

（2）药品　葡萄糖样品、酚酞、乙醇、氢氧化钠、硫酸肼、乌洛托品（六亚甲基四胺）、氯化钴、硫酸铜、重铬酸钾、盐酸、硝酸、氯化钠、硝酸银、硫酸钾、硫酸钡、碘、碘化钾、醋酸、硫代硫酸钠、淀粉指示液、醋酸-醋酸钠缓冲液、二甲酚橙指示液、乙二胺四醋酸二钠、纯化水。

2. 检验过程

活动一　酸度检查

（1）实验步骤　取葡萄糖样品2.0g，加水20ml溶解后，加酚酞指示液3滴与氢氧化钠滴定液（0.02mol/L）0.20ml，应显粉红色。

（2）试液配制　试液的配制方法见《中国药典》（2020年版）四部，通则8000中试药、试液、指示剂与指示液、滴定液等。

① 酚酞指示液：取酚酞1g，加乙醇100ml使溶解，即得。变色范围pH8.3～10.0（无色→红色）。

② 氢氧化钠滴定液（0.02mol/L）：取澄清的氢氧化钠饱和溶液1.12ml，加新沸过的冷水使成1000ml。

各组同学按照要求完成上述实验，填写检验记录表。

活动二　氯化物检查

（1）实验步骤

① 称取葡萄糖 0.60g，加水溶解使成 25ml，再加稀硝酸 10ml，置 50ml 纳氏比色管中，加水使成约 40ml，摇匀，即得供试品溶液。

② 另取标准 NaCl 溶液 6.0ml，置 50ml 纳氏比色管中，加稀硝酸 10ml，加水使成约 40ml，摇匀，即得对照溶液。

③ 于供试品溶液与对照溶液中，分别加入硝酸银试液 1mL，用水稀释成 50ml，摇匀，在暗处放置 5min，同置黑色背景上，从比色管上方向下观察、比较。供试品溶液如发生浑浊，与对照溶液比较不得更浓（0.01％）。

（2）试液配制　试液的配制方法见《中国药典》（2020 年版）四部，通则 8000 中试药、试液、指示剂与指示液、滴定液等。

① 稀硝酸：取硝酸 105ml，加水稀释至 1000ml 即得。

② 标准氯化钠溶液：称取氯化钠 0.165g，置 1000ml 量瓶中，加水适量使溶解并稀释至刻度，摇匀，作为贮备液。临用前，精密量取贮备液 10ml，置 100ml 量瓶中，加水稀释至刻度，摇匀，即得（每 1ml 相当于 10μg 的 Cl^-）。

③ 硝酸银试液：可取用硝酸银滴定液（0.1mol/L），配制方法见本任务【知识拓展】。

各组同学按照要求完成上述实验，填写检验记录表。

活动三　硫酸盐检查

（1）实验步骤

① 取葡萄糖 2.0g，加水溶解使成约 40ml，置 50ml 纳氏比色管中，加稀盐酸 2ml，摇匀，即得供试品溶液。

② 另取标准硫酸钾溶液 2.0ml，置 50ml 纳氏比色管中，加水使成约 40ml，加稀盐酸 2ml，摇匀，即得对照溶液。

③ 于供试品溶液与对照溶液中，分别加入 25％ $BaCl_2$ 溶液 5ml，用水稀释成 50ml，充分摇匀。放置 10min，同置黑色背景上，从比色管上方向下观察、比较，供试品溶液如发生浑浊，与对照溶液比较不得更浓（0.01％）。

（2）试液配制　试液的配制方法见《中国药典》（2020 年版）四部，通则 8000 中试药、试液、指示剂与指示液、滴定液等。

① 稀盐酸：取盐酸 234ml，加水稀释至 1000ml，即得。

② 标准 K_2SO_4 溶液：取硫酸钾 0.181g，置 1000ml 量瓶中，加水适量使溶解并稀释至刻度，摇匀，即得（每 1ml 相当于 100μg 的 SO_4^{2-}）。

③ 25％ $BaCl_2$ 溶液：称取 25g $BaCl_2$，加水稀释至 100ml。

各组同学按照要求完成上述实验，填写检验记录表。

活动四　亚硫酸盐与可溶性淀粉检查

（1）实验步骤　取葡萄糖样品 1.0g，加水 10ml 溶解后，加碘试液 1 滴，应即显黄色。

（2）试液配制　试液的配制方法见《中国药典》（2020 年版）四部，通则 8000 中试药、试液、指示剂与指示液、滴定液等。

碘试液：碘滴定液（0.05mol/L），取碘 13.0g，加碘化钾 36g 与水 50ml 溶解后，加盐酸 3 滴与水适量使成 1000ml，摇匀，用垂熔玻璃滤器滤过。

各组同学按照要求完成上述实验，填写检验记录表。

活动五　溶液的澄清度与颜色检查

（1）实验步骤

① 称取葡萄糖 5.0g，于烧杯中加约 8ml 热水溶解后，放冷，倒入 10ml 的纳氏比色管中，用水稀释至刻度线，溶液应澄清无色。

② 另取一支 10ml 纳氏比色管，加入 1 号浊度标准液至刻度线，此为澄清度对照管。

③ 取第三支 10ml 纳氏比色管，加入颜色对照液 1.0ml，加水稀释至 10ml，此为颜色对照管。

④ 至灯箱白色背景中观察比较，样品管的浊度不得比 1 号浊度标准液更浓，不得比颜色对照管更深。

（2）试液配制

① 1 号浊度标准液

a. 浊度标准贮备液：称取 1.00g 硫酸肼加水稀释至 100ml，放置 6h。称取 10g 乌洛托品（六亚甲基四胺），用水稀释至 100ml，将两种液体等量混合，放置 24h 后使用。

b. 浊度标准原液：取上述贮备液 15ml，加水稀释至 1000ml。

c. 1 号浊度标准液：取浊度标准原液 10ml，加水 190ml，即得。

② 比色用重铬酸钾液：精密称取在 120℃ 干燥至恒重的基准重铬酸钾 0.4000g，置 500ml 量瓶中，加适量水溶解并稀释至刻度，摇匀，即得。每 1ml 溶液中含 0.800mg 的 $K_2Cr_2O_7$。

③ 比色用硫酸铜液：取硫酸铜约 32.5g，加适量的盐酸溶液（1→40）使溶解成 500ml，精密量取 10ml，置碘量瓶中，加水 50ml、醋酸 4ml 与碘化钾 2g，用硫代硫酸钠滴定液（0.1mol/L）滴定，至近终点时，加淀粉指示液 2ml，继续滴定至蓝色消失。每 1ml 硫代硫酸钠滴定液（0.1mol/L）相当于 24.97mg 的 $CuSO_4 \cdot 5H_2O$。根据上述测定结果，在剩余的原溶液中加适量的盐酸溶液（1→40），使每 1ml 溶液中含 62.4mg 的 $CuSO_4 \cdot 5H_2O$，即得。

④ 比色用氯化钴液：取氯化钴约 32.5g，加适量的盐酸溶液（1→40）使溶解成 500ml，精密量取 2ml，置锥形瓶中，加水 200ml，摇匀，加氨试液至溶液由浅红色转变至绿色后，**加醋酸-醋酸钠缓冲液（pH6.0）10ml**，加热至 60℃，再加二甲酚橙指示液 5 滴，用乙二胺四醋酸二钠滴定液（0.05mol/L）滴定至溶液显黄色。每 1ml 乙二胺四醋酸二钠滴定液（0.05mol/L）相当于 11.90mg 的 $CoCl_2 \cdot 6H_2O$。根据上述测定结果，在剩余的原溶液中加适量的盐酸溶液（1→40），使每 1ml 溶液中含 59.5mg 的 $CoCl_2 \cdot 6H_2O$，即得。

各组同学按照要求完成上述实验，填写检验记录表。

3. 检验记录

各组同学按照要求填写检验记录，并得出实验结论。

葡萄糖检验记录表（一）

品名		批号	
包装规格		数量	
取样日期	年　月　日	报告日期	年　月　日
检验依据	《中国药典》(＿＿年版)		

续表

检验项目

酸度 取本品 2.0g,加水 20ml 溶解后,加酚酞指示液 3 滴与氢氧化钠滴定液(0.02mol/L)0.20ml,应显粉红色

课前预习

仪器准备:

药品准备:

试液配制:

试液名称	每组用量	全班用量

实训记录:

检查结果:

标准规定:

结论:

溶液的澄清度与颜色 取本品 5.0g,加热水溶解后,放冷,用水稀释至 10ml,溶液应澄清无色;如显浑浊,与 1 号浊度标准液(通则 0902 第一法)比较,不得更浓;如显色,与颜色对照液(取比色用氯化钴液 3.0ml、比色用重铬酸钾液 3.0ml 与比色用硫酸铜液 6.0ml,加水稀释成 50ml)1.0ml 加水稀释至 10ml 比较,不得更深

课前预习

仪器准备:

药品准备:

试液配制:

试液或药品名称	每组用量	全班用量

实训记录:

续表

检查结果：

标准规定：

结论：

氯化物　取本品0.60g,加水溶解使成25ml,再加稀硝酸10ml(溶液如不澄清,滤过),置50ml纳氏比色管中,加水使成约40ml,摇匀,即得供试品溶液。

另取标准NaCl溶液(每1ml相当于$10\mu g$的Cl^-)6.0ml,置50ml纳氏比色管中,加稀硝酸10ml,加水使成约40ml,摇匀,即得对照溶液。

于供试品溶液与对照溶液中,分别加入0.1mol/L $AgNO_3$溶液1ml,用水稀释成50ml,摇匀,在暗处放置5min,同置黑色背景上,从比色管上方向下观察、比较。供试品溶液如发生浑浊,与对照溶液比较不得更浓(0.01%)

课前预习	仪器准备：		
	药品准备：		
	试液配制：		
	试液或药品名称	每组用量	全班用量

实训记录：

检查结果：

标准规定：

结论：

硫酸盐　取本品2.0g,加水溶解使成约40ml(溶液如不澄清,滤过),置50ml纳氏比色管中,加稀盐酸2ml,摇匀,即得供试品溶液。

另取标准K_2SO_4溶液(每1ml相当于$100\mu g$的SO_4^{2-})2.0ml,置50ml纳氏比色管中,加水使成约40ml,加稀盐酸2ml,摇匀,即得对照溶液。

于供试品溶液与对照溶液中,分别加入25% $BaCl_2$溶液5ml,用水稀释成50ml,充分摇匀。放置10min,同置黑色背景上,从比色管上方向下观察、比较,供试品溶液如发生浑浊,与对照溶液比较不得更浓(0.01%)

课前预习	仪器准备：		
	药品准备：		
	试液配制：		
	试液或药品名称	每组用量	全班用量

实训记录：

续表

	检查结果：			
	标准规定：			
	结论：			
	亚硫酸盐与可溶性淀粉 取本品1.0g,加水10ml溶解后,加碘试液1滴,应即显黄色			
课前预习	仪器准备：			
	药品准备：			
	试液配制：			
	试液或药品名称	每组用量		全班用量

实训记录：

检查结果：

标准规定：

结论：

检验人：　　　　　　　　　复核人：
　　　　　　　　　　　　　日期：

任务评价

任务评价表（一）

班级：　　　　　姓名：　　　　　组别：　　　　　总分：

考核内容	考核标准	分值	A	B	C
1.查资料,设计方案	正确选取资料,设计方案可行性强	10			
2.取样	正确取样	10			
3.检查操作	酸度检查	10			
	氯化物检查	10			
	硫酸盐检查	10			
	亚硫酸盐与可溶性淀粉检查	10			
	溶液的澄清度与颜色检查	10			
4.完成记录	正确书写检验记录	30			
合计		100			

总分＝A×20％＋B×20％＋C×60％（A为自评分,B为小组评分,C为教师评分）

考核教师：　　　　　　　　　　　　　　　　考核时间：　　年　　月　　日

> 知识拓展

一、硝酸银滴定液的配制方法

硝酸银滴定液（0.1mol/L）[《中国药典》（2020年版）通则8006滴定液]

分子量（$AgNO_3$）＝169.87　　　　16.99g→1000ml

【配制】取硝酸银17.5g，加水适量使溶解成1000ml，摇匀。

【标定】取在110℃干燥至恒重的基准氯化钠约0.2g，精密称定，加水50ml使溶解，再加糊精溶液（1→50）5ml、碳酸钙0.1g与荧光黄指示液8滴，用本液滴定至浑浊液由黄绿色变为微红色。每1ml硝酸银滴定液（0.1mol/L）相当于5.844mg的氯化钠。根据本液的消耗量与氯化钠的取用量，算出本液的浓度，即得。

【贮藏】置玻璃塞的棕色玻瓶中，密闭保存。

二、澄清度检查法

澄清度检查法系将药品溶液与规定的浊度标准液相比较，用以检查溶液的澄清程度。除另有规定外，应采用第一法进行检测。

品种项下规定的"澄清"，系指供试品溶液的澄清度与所用溶剂相同，或不超过0.5号浊度标准液的浊度。"几乎澄清"，系指供试品溶液的浊度介于0.5号至1号浊度标准液的浊度之间。

现介绍第一法，即目视法。

除另有规定外，按各品种项下规定的浓度要求，在室温条件下将用水稀释至一定浓度的供试品溶液与等量的浊度标准液分别置于配对的比浊用玻璃管（内径15～16mm，平底，具塞，以无色、透明、中性硬质玻璃制成）中，在浊度标准液制备5min后，在暗室内垂直同置于伞棚灯下，照度为1000lx，从水平方向观察、比较。除另有规定外，供试品溶解后应立即检视。

浊度标准贮备液的制备：称取于105℃干燥至恒重的硫酸肼1.00g，置100ml量瓶中，加水适量使溶解，必要时可在40℃的水浴中温热溶解，并用水稀释至刻度，摇匀，放置4～6h；取此溶液与等容量的10%乌洛托品溶液混合，摇匀，于25℃避光静置24h，即得。该溶液置冷处避光保存，可在2个月内使用，用前摇匀。

浊度标准原液的制备：取浊度标准贮备液15.0ml，置1000ml量瓶中，加水稀释至刻度，摇匀，取适量，置1cm吸收池中，照紫外-可见分光光度法（通则0401），在550nm的波长处测定，其吸光度应在0.12～0.15范围内。该溶液应在48h内使用，用前摇匀。

浊度标准液的制备：取浊度标准原液与水，按表3-2配制，即得。浊度标准液应临用时制备，使用前充分摇匀。

表3-2　浊度标准液配比表

级号	0.5	1	2	3	4
浊度标准原液/ml	2.50	5.0	10.0	30.0	50.0
水/ml	97.50	95.0	90.0	70.0	50.0

> 复习与思考

在亚硫酸盐与可溶性淀粉检查实验中，如果样品中存在较多的亚硫酸盐或者淀粉，会产生什么现象？

任务三　葡萄糖杂质检查（二）

任务描述

某制药公司购入一批葡萄糖原料药，要求通过查阅国家标准（如《中国药典》）进行检查项下的检验，并判定结果是否符合规定。具体检查项目为蛋白质、钡盐、钙盐、铁盐、乙醇溶液的澄清度、干燥失重等。

任务分析

1. 明确任务流程

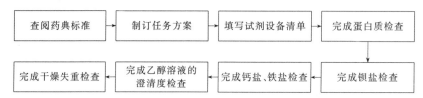

2. 任务难点分析

恒重操作。

相关知识

查阅《中国药典》（2020 年版）二部，葡萄糖的检查项。

（1）蛋白质　取本品 1.0g，加水 10ml 溶解后，加磺基水杨酸（1→5）3ml，不得发生沉淀。

磺基水杨酸中的磺酸基（—SO_3H）可以与蛋白质中的氨基（—NH_2）和羟基（—OH）等官能团发生静电作用和氢键作用，导致蛋白质分子之间的相互作用增强，从而使蛋白质分子聚集形成絮状沉淀。

（2）钡盐　取本品 2.0g，加水 20ml 溶解后，溶液分成两等份，一份中加稀硫酸 1ml，另一份中加水 1ml，摇匀，放置 15min，两液均应澄清。

若有钡盐，钡离子会与硫酸根离子产生硫酸钡的白色沉淀：

$$SO_4^{2-} + Ba^{2+} \longrightarrow BaSO_4 \downarrow （白色）$$

（3）钙盐　取本品 1.0g，加水 10ml 溶解后，加氨试液 1ml 与草酸铵试液 5ml，摇匀，放置 1h，如发生浑浊，与标准钙溶液［精密称取碳酸钙 0.1250g，置 500ml 量瓶中，加水 5ml 与盐酸 0.5ml，使溶解，用水稀释至刻度，摇匀。每 1ml 相当于 0.1mg 的钙 Ca^{2+}］1.0ml 制成的对照液比较，不得更浓（0.01%）。

草酸铵试液［$(NH_4)_2C_2O_4$］中的草酸根离子（$C_2O_4^{2-}$）与钙离子（Ca^{2+}）反应生成不溶性的草酸钙沉淀（CaC_2O_4）。

$$(NH_4)_2C_2O_4 + Ca^{2+} \longrightarrow CaC_2O_4 \downarrow + 2NH_4^+$$

氨试液的作用是使溶液的 pH 值升高，从而促进草酸钙沉淀的形成。草酸钙在高 pH 条件下更容易沉淀出来。

(4) 铁盐 取本品 2.0g,加水 20ml 溶解后,加硝酸 3 滴,缓慢煮沸 5min,放冷,用水稀释制成 45ml,加硫氰酸铵溶液 (30→100) 3.0ml,摇匀,如显色,与标准铁溶液 2.0ml 用同一方法制成的对照液比较,不得更深 (0.001%)。

微量铁盐的存在可能会加速药物的氧化和降解。加入硝酸,经过缓慢煮沸后,亚铁离子 (Fe^{2+}) 氧化为铁离子 (Fe^{3+})。铁盐在盐酸酸性溶液中与硫氰酸铵生成红色可溶性配合物硫氰酸铁。

$$Fe^{3+} + 3SCN^- \longrightarrow Fe(SCN)_3$$

(5) 乙醇溶液的澄清度 取本品 1.0g,加乙醇 20ml,置水浴上加热回流约 40 分钟,溶液应澄清。检查的目的是控制葡萄糖中不溶于乙醇的糊精含量。

任务准备

1. 任务组织

按四人每组分成若干个小组,每组推选一位负责人,提前两周对小组下达任务。

小组负责人要组织、协调项目组成员的工作,根据任务查找资料,制订好实验方案并做好仪器、试剂的准备工作。成员间要学会沟通、合作,顺利开展工作计划,完成实验。

2. 制订计划

查阅资料,对所查资料进行归纳总结,小组内进行讨论,设计可行的实训方案,并分析国家法定标准,填写任务实施方案表。

任务实施方案

工作任务名称			
检验依据			
仪器			
试剂			
实训步骤及时间分配	实训内容	时间/min	备注

任务实施

1. 实训用仪器及药品准备

(1) 仪器 称量瓶、比色管 (10ml、25ml、50ml)、试管、烧杯、玻璃棒、移液管、容量瓶、洗耳球、天平、通风橱、扁形称量瓶、烘箱、分析天平。

(2) 药品 葡萄糖样品、磺基水杨酸、盐酸、硝酸、硫酸、浓氨溶液、草酸铵、碳酸钙、硫酸铁铵 [$FeNH_4(SO_4)_2 \cdot 12H_2O$]、硫氰酸铵、乙醇、纯化水。

2. 检验过程

活动一 蛋白质检查

（1）实验步骤 取葡萄糖样品 1.0g，加水 10ml 溶解后，加磺基水杨酸（1→5）3ml，不得发生沉淀。

（2）试液配制 磺基水杨酸溶液：取磺基水杨酸 10g，用水稀释至 50ml，即得。

各组同学按照要求完成上述实验，填写检验记录表。

活动二 钡盐检查

（1）实验步骤

① 取葡萄糖 2.0g，加水 20ml 溶解。

② 将溶液分成两等份，倒入两支 10ml 比色管中。

③ 一份中加稀硫酸 1ml，另一份中加水 1ml，摇匀。

④ 放置 15min，两支比色管内的液体均应澄清。

（2）试液配制 试液的配制方法见《中国药典》（2020 年版）四部，通则 8000 中试药、试液、指示剂与指示液、滴定液等。

稀硫酸：取硫酸 57ml，加水稀释至 1000ml，即得。本液含 H_2SO_4 应为 9.5%～10.5%。

各组同学按照要求完成上述实验，填写检验记录表。

活动三 钙盐检查

（1）实验步骤

① 取两支 25ml 比色管。

② 其中一支中加入葡萄糖 1.0g，加水 10ml 溶解（至 10ml 刻度线）。

③ 另外一支管中加入标准钙溶液 1.0ml，加水至 10ml 刻度线。

④ 向两支管中各加氨试液 1ml 与草酸铵试液 5ml，摇匀，放置 1h。

⑤ 观察浑浊程度，样品管与对照管比较，不得更浓。

（2）试液配制 试液的配制方法见《中国药典》（2020 年版）四部，通则 8000 中试药、试液、指示剂与指示液、滴定液等。

① 氨试液：取浓氨溶液 400ml，加水使成 1000ml，即得。

② 草酸铵试液：取草酸铵 3.5g，加水使溶解成 100ml，即得。

③ 标准钙溶液：见本任务【相关知识】。

各组同学按照要求完成上述实验，填写检验记录表。

活动四 铁盐检查

（1）实验步骤

① 取两个烧杯。

② 其中一个中加入葡萄糖 2.0g，加水 20ml 溶解。

③ 另一个杯中加入标准铁溶液 2.0ml，加水 20ml。

④ 在两个烧杯中各加硝酸 3 滴，缓慢煮沸 5min，放冷。

⑤ 分别倒入两支 50ml 的比色管中，都用水稀释制成 45ml，各加硫氰酸铵溶液 3.0ml，摇匀。

⑥ 比较颜色深浅，样品管比对照管的颜色不得更深。

(2) 试液配制　试液的配制方法见《中国药典》（2020年版）四部，通则8000中试药、试液、指示剂与指示液、滴定液等。

① 硫氰酸铵溶液：取硫氰酸铵8g，加水使溶解成100ml，即得。

② 标准铁溶液：称取硫酸铁铵$[FeNH_4(SO_4)_2·12H_2O]$ 0.863g，置1000ml量瓶中，加水溶解后，加硫酸2.5ml，用水稀释至刻度，摇匀，作为贮备液。临用前，精密量取贮备液10ml，置100ml量瓶中，加水稀释至刻度，摇匀，即得（每1ml相当于10μg的Fe^{3+}）。

各组同学按照要求完成上述实验，填写检验记录表。

活动五　乙醇溶液的澄清度检查

实验步骤　取样品葡萄糖1.0g，加乙醇20ml，置水浴上加热回流约40min，溶液应澄清。

各组同学按照要求完成上述实验，填写检验记录表。

活动六　干燥失重检查

实验步骤　取约1g葡萄糖，精密称定，置已恒重的扁形称量瓶中，将样品铺平，厚度不可超过5mm，放置于烘箱中，将瓶盖半开或者全开，于105℃，烘干1h，干燥至恒重。从烘箱中取出称量瓶时，应将盖子盖好。减失重量不得过7.5%～9.5%。

$$干燥失重 = \frac{干燥前总重量 - 干燥后总重量}{样品重量}$$

各组同学按照要求完成上述实验，填写检验记录表。

3. 检验记录

完成检验记录填写，并给出正确的结论。

葡萄糖检验记录表（二）

品名		批号	
包装规格		数量	
取样日期	年　月　日	报告日期	年　月　日
检验依据	《中国药典》(＿＿年版)＿部		
检验项目			

干燥失重　取本品1.0g，在105℃干燥至恒重，减失重量不得过7.5%～9.5%（通则0831干燥失重测定法）

课前预习	仪器准备：
	恒重操作的注意事项：

实训记录：

检查结果：

标准规定：

续表

结论：

蛋白质　取本品 1.0g,加水 10ml 溶解后,加磺基水杨酸(1→5)3ml,不得发生沉淀

课前预习	仪器准备：		
	药品准备：		
	试液配制：		
	试液或药品名称	每组用量	全班用量

实训记录：

检查结果：

标准规定：

结论：

钡盐　取本品 2.0g,加水 20ml 溶解后,溶液分成两等份,一份中加稀硫酸 1ml,另一份中加水 1ml,摇匀,放置 15min,两液均应澄清

课前预习	仪器准备：		
	药品准备：		
	试液配制：		
	试液或药品名称	每组用量	全班用量

实训记录：

检查结果：

标准规定：

结论：

钙盐　取本品 1.0g 加水 10ml 溶解后,加氨试液 1ml 与草酸铵试液 5ml,摇匀,放置 1h,如发生浑浊,与标准钙溶液[精密称取碳酸钙 0.1250g,置 500ml 量瓶中,加水 5ml 与盐酸 0.5ml,使溶解,用水稀释至刻度,摇匀。每 1ml 相当于 0.1mg 的钙(Ca^{2+})]1.0ml 制成的对照液比较,不得更浓(0.01%)

课前预习	仪器准备：		
	药品准备：		
	试液配制：		
	试液或药品名称	每组用量	全班用量

续表

实训记录：

检查结果：

标准规定：

结论：

铁盐　取本品 2.0g，加水 20ml 溶解后，加硝酸 3 滴，缓慢煮沸 5min，放冷，用水稀释制成 45ml，加硫氰酸铵溶液（30→100）3.0ml，摇匀，如显色，与标准铁溶液 2.0ml 用同一方法制成的对照液比较，不得更深（0.001%）

课前预习	仪器准备：		
	药品准备：		
	试液配制：		
	试液或药品名称	每组用量	全班用量

实训记录：

检查结果：

标准规定：

结论：

乙醇溶液的澄清度　取本品 1.0g，加乙醇 20mL，置水浴上加热回流约 40min，溶液应澄清

课前预习	仪器准备：		
	药品准备：		
	试液或药品名称	每组用量	全班用量

实训记录：

检查结果：

标准规定：

结论：

检验人：　　　　　　　复核人：
　　　　　　　　　　　日期：

任务评价

任务评价表（二）

班级：		姓名：	组别：	总分：		
考核内容		考核标准		分值	A	B	C
1. 查资料，设计方案		正确选取资料，设计方案可行性强		10			
2. 取样		正确取样		10			
3. 检查操作		蛋白质检查		10			
		钡盐检查		10			
		钙盐检查		10			
		铁盐检查		10			
		乙醇溶液的澄清度检查		10			
		干燥失重检查		10			
4. 完成记录		正确书写检验记录		20			
合计				100			

总分＝A×20％＋B×20％＋C×60％（A 为自评分，B 为小组评分，C 为教师评分）

考核教师：　　　　　　　　　　　　　　　　考核时间：　　年　　月　　日

知识拓展

一、恒重

除另有规定外，恒重系指供试品连续两次干燥或炽灼后称重的差异在 0.3mg 以下的重量。干燥至恒重的第二次及以后各次称重均应在规定条件下继续干燥 1h 后进行。炽灼至恒重的第二次称重应在继续炽灼 30min 后进行。

二、干燥失重测定法 ［《中国药典》（2020 年版）通则 0831］

取供试品，混合均匀（如为较大的结晶，应先迅速捣碎使成 2mm 以下的小粒），取约 1g 或各品种项下规定的重量，置与供试品相同条件下干燥至恒重的扁形称量瓶中，精密称定，除另有规定外，在 105℃ 干燥至恒重。由减失的重量和取样量计算供试品的干燥失重。

供试品干燥时，应平铺在扁形称量瓶中，厚度不可超过 5mm，如为疏松物质，厚度不可超过 10mm。放入烘箱或干燥器进行干燥时，应将瓶盖取下，置称量瓶旁，或将瓶盖半开进行干燥（图 3-2）；取出时，须将称量瓶盖好。置烘箱内干燥的供试品，应在干燥后取出置干燥器中放冷，然后称定重量。

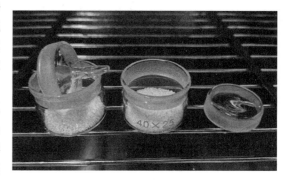

图 3-2 干燥失重操作中称量瓶盖子应半开或全开

> 复习与思考

1. 名词解释：恒重。
2. 进行干燥失重检查时为何要将称量瓶盖半开或者全开？

任务四　板蓝根颗粒水分测定

> 任务描述

现有一批制药公司刚刚生产出的板蓝根颗粒，固体车间要求进行出厂检验，判定是否合格，以便放行及销售。根据《中国药典》（2020 年版）规定，中药颗粒剂水分不得超过 8.0%。

> 任务分析

1. 明确任务流程

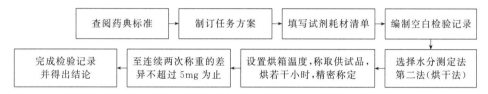

2. 任务难点分析

① 选择水分测定法共四个方法中，最符合实验室条件、最匹配样品的方法。
② 注意恒重标准。

> 相关知识

1. 简述

烘干法系指通过测定供试品在规定的条件下（100～105℃）经干燥后所减失的重量（主要为水分，也包括少量其他挥发性物质），根据减失的重量和取样量计算供试品含水量（%）的方法。本法适用于不含或少含挥发性成分的药品。

2. 仪器与用具

① 分析天平（感量 0.1mg）。
② 扁形称量瓶。
③ 烘箱，控温精度±1℃。
④ 干燥器（底层放有干燥剂）。

3. 试药与试剂

干燥器中常用的干燥剂为硅胶、五氧化二磷等。

4. 操作方法

① 称量瓶恒重。取洁净的称量瓶，置烘箱内 100～105℃ 干燥数小时（一般 2h 以上），

取出,置干燥器中,室温冷却 30min,精密称定重量。再在上述条件下干燥 1h,取出,置干燥器中,室温冷却 30min,精密称定重量,至连续两次干燥后称重的差异在 0.3mg 以下为止。

② 称取供试品。将供试品破碎成直径不超过 3mm 的颗粒或碎片,取 2~5g(或该品种项下规定的重量),平铺于干燥至恒重的扁形称量瓶中,厚度不超过 5mm,疏松供试品不超过 10mm,精密称定。

③ 干燥、称重。除另有规定外,将称取供试品后的称量瓶置已升温至 100~105℃的烘箱内,将瓶盖取下,置称量瓶旁,在 100~105℃干燥 5h,盖好瓶盖,取出,移置干燥器中,室温冷却 30min,精密称定重量。

④ 再干燥、称重。再在上述条件下干燥 1h,室温冷却 30min,精密称定重量。至连续两次称重的差异不超过 5mg 为止。

5. 记录与计算

① 记录干燥时的温度、干燥剂的种类、干燥的时间、称量及恒重数据、计算和结果等。

② 计算

$$水分(\%) = \frac{W_1 + W_2 - W_3}{W_1}$$

式中,W_1 为供试品的重量,g;W_2 为称量瓶恒重的重量,g;W_3 为(称量瓶+供试品)干燥至连续两次称重的差异不超过 5mg 后的重量,g。

6. 结果与判定

计算结果,按有效数字修约规则修约,使与标准中规定限度有效位数一致,其数值小于或等于限度时判为符合规定,其数值大于限度时判为不符合规定。

7. 注意事项

① 用烘干法测定水分时,往往几个供试品同时进行,因此称量瓶须先用适宜的方法编码标记,瓶与瓶盖的编码一致;称量瓶放入烘箱的位置、取出冷却、称重的顺序,应先后一致,以便于恒重。

② 干燥剂应保持在有效状态。

任务准备

1. 任务组织

按两人每组分成若干个小组,每组推选一位负责人,提前两周对小组下达任务。

小组负责人要组织、协调项目组成员的工作,根据任务查找资料,制订好实验方案并做好仪器、试剂的准备工作。成员间要学会沟通、合作,顺利开展工作计划,完成实验。

2. 制订计划

查阅资料,对所查资料进行归纳总结,小组内进行讨论,设计可行的实训方案,并分析国家法定标准,填写任务实施方案表。

任务实施方案

工作任务名称			
检验依据			
仪器			
试剂			
实训步骤及时间分配	实训内容	时间/min	备注

任务实施

1. 实训用仪器及药品准备

（1）仪器　分析天平、烘箱、干燥器、扁形称量瓶。
（2）药品　硅胶、板蓝根颗粒。

2. 检验过程

活动一　查阅《中国药典》（2020年版）

在《中国药典》一部板蓝根颗粒【检查】项下：应符合颗粒剂项下有关的各项规定（通则0104）。进一步查阅通则0104：【水分】中药颗粒剂照水分测定法（通则0832）测定，除另有规定外，水分不得超过8.0%；以及【干燥失重】除另有规定外，化学药品和生物制品颗粒剂照干燥失重测定法（通则0831）测定，于105℃干燥（含糖颗粒应在80℃减压干燥）至恒重，减失重量不得超过2.0%。通过阅读分析，板蓝根颗粒为中药颗粒剂，故需测定水分，而不用测定干燥失重。根据《中国药典》"水分测定法"第二法（烘干法）：本法适用于不含或少含挥发性成分的药品。板蓝根颗粒是适用的，故而选择此法（烘干法）。

第二法（烘干法）《中国药典》（2020年版）描述如下：

取供试品2～5g，如果供试品的直径或长度超过3mm，在称取前应快速制成直径或长度不超过3mm的颗粒或碎片平铺于干燥至恒重的扁形称量瓶中，厚度不超过5mm，疏松供试品不超过10mm，精密称定，开启瓶盖在100～105℃干燥5h，将瓶盖盖好，移置干燥器中，放冷30min，精密称定，再在上述温度干燥1h，放冷，称重，至连续两次称重的差异不超过5mg为止。根据减失的重量，计算供试品中含水量（%）。

活动二　称量瓶恒重及取样

根据《中国药典》"水分测定法"进行操作。"取供试品2～5g，如果供试品的直径或长度超过3mm，在称取前应快速制成直径或长度不超过3mm的颗粒或碎片"。将板蓝根颗粒2～5袋，打开，倒入烧杯中，快速混匀并搅拌成直径或长度不超过3mm的颗粒或碎片，接着称取2～5g。

扁形称量瓶恒重。恒重系指供试品连续两次干燥或炽灼后称重的差异在0.3mg以下的重量；干燥至恒重的第二次及以后各次称重均应在规定条件下继续干燥 1h 后进行。取洗净晾干的扁形称量瓶两个，盖及瓶身编号，放入 105℃ 烘箱中干燥 1.5h，移置干燥器中，放冷 30min，精密称定。再在上述温度干燥 1h，放冷，称重，至连续两次称重的差异不超过 0.3mg 为止。

活动三 板蓝根颗粒水分测定操作

（1）空瓶称重 将恒重、编号的扁形称量瓶，连同盖子一起在分析天平上精密称重。

（2）供试品称重 将上述板蓝根颗粒 2g，加至扁形称量瓶中，精密称定。

（3）烘干 开启瓶盖在 100～105℃ 干燥 5h，将瓶盖盖好，移置干燥器中，放冷 30min，精密称定。再在上述温度干燥 1h，放冷，称重，至连续两次称重的差异不超过 5mg 为止。

（4）计算 根据减失的重量，计算板蓝根颗粒含水量（%）。

3. 检验记录

在检验的同时做好各项原始记录。

水分测定检验记录表

品名		批号		数量		规格	
来源		检验目的		依据			
仪器型号				仪器编号			
温度/℃		样品 1g		样品 2g		干燥时间/h	
恒重后瓶重/g							
取样重/g							
第一次干燥后(瓶+样)重/g							
第二次干燥后(瓶+样)重/g							
第三次干燥后(瓶+样)重/g							
含水量/%							
平均值							

结果：本品含水分　　　　% 结论：　　　　（规定为≤8.0%）

检验人：　　　　　　　复核人：

日期：　　　　　　　　日期：

结果与讨论：

任务评价

任务评价表

班级		姓名		组别		总分		
考核内容		考核标准			分值	A	B	C
1. 查资料,设计方案		正确选取资料,设计方案可行性强			10			
2. 取样		正确取样			10			
3. 测定操作		空瓶称重			10			
		供试品称重			15			
		至两次称重的差异不超过 5mg			15			
		结果计算			10			

续表

班级：		姓名：		组别：		总分：		
考核内容		考核标准			分值	A	B	C
4.完成记录		正确书写检验记录			30			
		合计			100			

总分＝A×20%＋B×20%＋C×60%（A为自评分，B为小组评分，C为教师评分）

考核教师： 考核时间： 年 月 日

知识拓展

水分测定法

一、水分测定法第一法（费休氏法）

（一）容量滴定法

本法是根据碘和二氧化硫在吡啶和甲醇溶液中与水定量反应的原理来测定水分。所用仪器应干燥，并能避免空气中水分的侵入；测定应在干燥处进行。

1. 费休氏试液的制备与标定

（1）制备　称取碘（置硫酸干燥器内48h以上）110g，置干燥的具塞锥形瓶（或烧瓶）中，加无水吡啶160ml，注意冷却，振摇至碘全部溶解，加无水甲醇300ml，称定重量，将锥形瓶（或烧瓶）置冰浴中冷却，在避免空气中水分侵入的条件下，通入干燥的二氧化硫至重量增加72g，再加无水甲醇使成1000ml，密塞，摇匀，在暗处放置24h。

也可以使用稳定的市售费休氏试液。市售的费休氏试液可以是不含吡啶的其他碱化试剂，或不含甲醇的其他伯醇类等制成；也可以是单一的溶液或由两种溶液临用前混合而成。

本试液应遮光，密封，阴凉干燥处保存。临用前应标定滴定度。

（2）标定　精密称取纯化水10～30mg，用水分测定仪直接标定；或精密称取纯化水10～30mg，置干燥的具塞锥形瓶中，除另有规定外，加无水甲醇适量，在避免空气中水分侵入的条件下，用费休氏试液滴定至溶液由浅黄色变为红棕色，或用电化学方法［如永停滴定法（通则0701）等］指示终点；另做空白试验，按下式计算：

$$F=\frac{W}{A-B}$$

式中，F为每1ml费休氏试液相当于水的重量，mg；W为称取纯化水的重量，mg；A为滴定所消耗费休氏试液的体积，ml；B为空白所消耗费休氏试液的体积，ml。

2. 测定法

精密称取供试品适量（约消耗费休氏试液1～5ml），除另有规定外，溶剂为无水甲醇，用水分测定仪直接测定。或精密称取供试品适量，置干燥的具塞锥形瓶中，加溶剂适量，在不断振摇（或搅拌）下用费休氏试液滴定至溶液由浅黄色变为红棕色，或用永停滴定法（通则0701）指示终点；另做空白试验，按下式计算：

$$供试品中水分含量(\%)=\frac{(A-B)F}{W}$$

式中，A为供试品所消耗费休氏试液的体积，ml；B为空白所消耗费休氏试液的体积，ml；F为每1ml费休氏试液相当于水的重量，mg；W为供试品的重量，mg。

如供试品吸湿性较强，可称取供试品适量置干燥的容器中，密封（可在干燥的隔离箱中操作），精密称定，用干燥的注射器注入适量无水甲醇或其他适宜溶剂，精密称定总重量，振摇使供试品溶解，测定该溶液水分。洗净并烘干容器，精密称定其重量。同时测定溶剂的水分。按下式计算：

$$供试品中水分含量(\%)=\frac{(W_1-W_3)c_1-(W_1-W_2)c_2}{W_2-W_3}$$

式中，W_1 为供试品、溶剂和容器的重量，g；W_2 为供试品、容器的重量，g；W_3 为容器的重量，g；c_1 为供试品溶液的水分含量，g/g；c_2 为溶剂的水分含量，g/g。

对热稳定的供试品，亦可将水分测定仪和市售卡氏干燥炉联用测定水分。即将一定量的供试品在干燥炉或样品瓶中加热，并用干燥气体将蒸发出的水分导入水分测定仪中测定。

（二）库仑滴定法

本法仍以卡尔-费休氏（Karl-Fischer）反应为基础，应用永停滴定法（通则0701）测定水分。与容量滴定法相比，库仑滴定法中滴定剂碘不是从滴定管加入，而是由含有碘离子的阳极电解液电解产生。一旦所有的水被滴定完全，阳极电解液中就会出现少量过量的碘，使铂电极极化而停止碘的产生。根据法拉第定律，产生碘的量与通过的电量成正比，因此可以通过测量电量总消耗的方法来测定水分总量。本法主要用于测定含微量水分（0.0001%～0.1%）的供试品，特别适用于测定化学惰性物质如烃类、醇类和酯类中的水分。所用仪器应干燥，并能避免空气中水分的侵入；测定操作应在干燥处进行。

在适当的情况下，供试品中的水可以通过与容器连接的烘箱中的热量解吸或释放出来，并借助干燥的惰性气体（例如纯氮气）转移到容器中。因气体转移造成的误差应考虑并进行校正，加热条件也应慎重选择，防止因供试品分解而产生水。

费休氏试液 按卡尔-费休氏库仑滴定仪的要求配制或使用市售费休氏试液，无需标定滴定度。

测定法 于滴定杯加入适量费休氏试液，先将试液和系统中的水分预滴定除去，然后精密量取供试品适量（含水量约为0.5～5mg或仪器建议的使用量），迅速转移至滴定杯中，或经适宜的无水溶剂溶解后，迅速注入至滴定杯中，以永停滴定法（通则0701）指示终点，从仪器显示屏上直接读取供试品中水分的含量，其中每1mg水相当于10.72库仑电量。

二、水分测定法第二法（烘干法）

已在【相关知识】中论述。

三、水分测定法第三法（减压干燥法）

减压干燥器 取直径12cm左右的培养皿，加入五氧化二磷干燥剂适量，铺成0.5～1cm的厚度，放入直径30cm的减压干燥器中。

测定法 取供试品2～4g，混合均匀，分别取0.5～1g，置已在供试品同样条件下干燥并称重的称量瓶中，精密称定，打开瓶盖，放入上述减压干燥器中，抽气减压至2.67kPa（20mmHg）以下，并持续抽气半小时，室温放置24h。在减压干燥器出口连接无水氯化钙干燥管，打开活塞，待内外压一致，关闭活塞，打开干燥器，盖上瓶盖，取出称量瓶迅速精密称定重量，计算供试品中的含水量（%）。

本法适用于含有挥发性成分的贵重药品。中药测定用的供试品，一般先破碎并需通过二号筛。

四、水分测定法第四法（甲苯法）

仪器装置 如图3-3所示。图中A为500ml的短颈圆底烧瓶；B为水分测定管；C为直形冷凝管，外管长 40cm。使用前，全部仪器应清洁，并置烘箱中烘干。

测定法　取供试品适量（约相当于含水量 1~4ml），精密称定，置 A 瓶中，加甲苯约 200ml，必要时加入干燥、洁净的无釉小瓷片数片或玻璃珠数粒，连接仪器，自冷凝管顶端加入甲苯至充满 B 管的狭细部分。将 A 瓶置电热套中或用其他适宜方法缓缓加热，待甲苯开始沸腾时，调节温度，使每秒馏出 2 滴。待水分完全馏出，即测定管刻度部分的水量不再增加时，将冷凝管内部先用甲苯冲洗，再用饱蘸甲苯的长刷或其他适宜方法，将管壁上附着的甲苯推下，继续蒸馏 5min，放冷至室温，拆卸装置，如有水黏附在 B 管的管壁上，可用蘸甲苯的铜丝推下，放置使水分与甲苯完全分离（可加亚甲蓝粉末少量，使水染成蓝色，以便分离观察）。检读水量，并计算成供试品的含水量（%）。

【附注】

① 测定用的甲苯须先加水少量充分振摇后放置，将水层分离弃去，经蒸馏后使用。

② 中药测定用的供试品，一般先破碎成直径不超过 3mm 的颗粒或碎片；直径和长度在 3mm 以下的可不破碎。

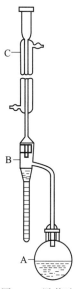

图 3-3　甲苯法仪器装置

> 复习与思考

1. 《中国药典》（2020 年版）规定的水分测定法有几种？板蓝根颗粒的水分测定选用哪种？为什么？

2. 水分检查与干燥失重检查有什么异同点？在药品检验中，请举出需要水分检查的药品，以及需要干燥失重检查的药品。

任务五　药物的装（重）量差异检查

> 任务描述

现有一批某公司持续稳定性考察样品，需要做年度稳定性检验，某员工接到的任务是做五种剂型药品的装（重）量差异检查。根据《中国药典》制剂通则，应符合各剂型项下的有关装（重）量差异检查规定。

> 任务分析

1. 明确任务流程

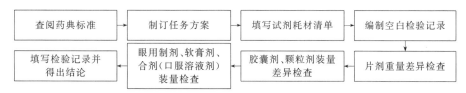

2. 任务难点分析

① 根据《中国药典》（2020 年版）"制剂通则"选择正确的检验方法。

② 数据记录及数据处理。

相关知识

药品质量主要反映在安全、有效、均一、稳定四个方面。而这里的"均一"怎么来检验呢？本任务讨论的装量检查、重量检查就是检验药品的均一性。

《中国药典》描述的几十个剂型中，通常都要进行装（重）量差异检查。

① 装量差异检查。胶囊剂、单剂量包装的颗粒剂、注射用无菌粉末、单剂量包装的眼用固体制剂或半固体制剂、单剂量包装的鼻用固体制剂或半固体制剂、单剂量包装的丸剂、单剂量喷雾剂、单剂量包装的散剂、单剂量包装的干混悬剂等。

② 重量差异检查。片剂、栓剂、滴丸、糖丸等。

③ 装量检查。注射液、注射用浓溶液、单剂量包装的眼用液体制剂、多剂量包装的眼用制剂、单剂量包装的鼻用液体制剂、多剂量包装的鼻用制剂、装量以重量标示的多剂量包装丸剂、软膏剂、乳膏剂、糊剂、凝胶剂、多剂量包装的散剂、糖浆剂、单剂量包装的口服溶液剂、冲洗剂等。

以下概述几种检查方法。

(1) 片剂重量差异检查

① 取供试品 20 片，精密称定总重量，求得平均片重后，再分别精密称定每片的重量，每片重量与平均片重比较（凡无含量测定的片剂或有标示片重的中药片剂，每片重量应与标示片重比较），按表 3-3 中的规定，超出重量差异限度的不得多于 2 片，并不得有 1 片超出限度 1 倍。

表 3-3 片剂重量差异检查标准

平均片重或标示片重	重量差异限度
0.30g 以下	±7.5%
0.30g 及 0.30g 以上	±5%

② 糖衣片的片芯应检查重量差异并符合规定，包糖衣后不再检查重量差异。薄膜衣片应在包薄膜衣后检查重量差异并符合规定。

③ 凡规定检查含量均匀度的片剂，一般不再进行重量差异检查。

(2) 颗粒剂装量差异检查

① 取供试品 10 袋（瓶），除去包装，分别精密称定每袋（瓶）内容物的重量，求出每袋（瓶）内容物的装量与平均装量。每袋（瓶）装量与平均装量相比较〔凡无含量测定的颗粒剂或有标示装量的颗粒剂，每袋（瓶）装量应与标示装量比较〕，按表 3-4 中的规定，超出装量差异限度的颗粒剂不得多于 2 袋（瓶），并不得有 1 袋（瓶）超出装量差异限度 1 倍。

表 3-4 颗粒剂装量差异检查标准

平均装量或标示装量	装量差异限度
1.0g 及 1.0g 以下	±10%
1.0g 以上至 1.5g	±8%
1.5g 以上至 6.0g	±7%
6.0g 以上	±5%

② 多剂量包装的颗粒剂，照最低装量检查法（通则 0942）检查，应符合规定。

③ 凡规定检查含量均匀度的颗粒剂，一般不再进行装量差异检查。

（3）胶囊剂装量差异检查

① 除另有规定外，取供试品 20 粒（中药取 10 粒），分别精密称定重量，倾出内容物（不得损失囊壳），硬胶囊囊壳用小刷或其他适宜的用具拭净；软胶囊或内容物为半固体或液体的硬胶囊囊壳用乙醚等易挥发性溶剂洗净，置通风处使溶剂挥尽，再分别精密称定囊壳重量，求出每粒内容物的装量与平均装量。每粒装量与平均装量相比较（有标示装量的胶囊剂，每粒装量应与标示装量比较），按表 3-5 中的规定，超出装量差异限度的不得多于 2 粒，并不得有 1 粒超出限度 1 倍。

表 3-5 胶囊剂装量差异检查标准

平均装量或标示装量	装量差异限度
0.30g 以下	±10%
0.30g 及 0.30g 以上	±7.5%（中药±10%）

② 凡规定检查含量均匀度的胶囊剂，一般不再进行装量差异的检查。

（4）眼用制剂装量检查

① 多剂量包装的眼用制剂，照最低装量检查法（通则 0942）检查，应符合规定。

a. 最低装量检查法。容量法（适用于标示装量以容量计的制剂）：除另有规定外，取供试品 5 个（50ml 以上者 3 个），开启时注意避免损失，将内容物转移至预经标化的干燥量入式量筒中（量具的大小应使待测体积至少占其额定体积的 40%），黏稠液体倾出后，除另有规定外，将容器倒置 15min，尽量倾净。2ml 及以下者用预经标化的干燥量入式注射器抽尽。读出每个容器内容物的装量，并求其平均装量，均应符合表 3-6 的有关规定。如有 1 个容器装量不符合规定，则另取 5 个（50ml 以上者 3 个）复试，应全部符合规定。

表 3-6 药品最低装量标准

标示装量	注射液及注射用浓溶液		口服及外用固体、半固体、液体；黏稠液体	
	平均装量	每个容器装量	平均装量	每个容器装量
20g(ml)以下	—	—	不少于标示装量	不少于标示装量的 93%
20g~50g(ml)	—	—	不少于标示装量	不少于标示装量的 95%
50g(ml)以上	不少于标示装量	不少于标示装量的 97%	不少于标示装量	不少于标示装量的 97%

b. 对于以容量计的小规格标示装量制剂，可改用重量法或按品种项下的规定方法检查。

c. 平均装量与每个容器装量（按标示装量计算百分率），取三位有效数字进行结果判断。

② 单剂量包装的眼用固体制剂或半固体制剂照下述方法检查，应符合规定。

a. 取供试品 20 个，分别称定内容物重量，计算平均装量，每个装量与平均装量相比较（有标示装量的应与标示装量相比较）超过平均装量±10%者，不得过 2 个，并不得有超过平均装量±20%者。

b. 凡规定检查含量均匀度的眼用制剂，一般不再进行装量差异检查。

③ 单剂量包装的眼用液体制剂。取供试品 10 个，将内容物分别倒入经标化的量入式量筒（或适宜容器）内，检视，每个装量与标示装量相比较，均不得少于其标示量。

（5）乳膏剂/软膏剂装量检查 重量法（适用于标示装量以重量计的制剂）。除另有规定外，取供试品 5 个（50g 以上者 3 个），除去外盖和标签，容器外壁用适宜的方法清洁并干燥，分别精密称定重量，除去内容物，容器用适宜的溶剂洗净并干燥，再分别精密称定空容器的重量，求出每个容器内容物的装量与平均装量，均应符合表 3-6 的有关规定。如有 1 个容器装量不符合规定，则另取 5 个（50g 以上者 3 个）复试，应全部符合规定。

（6）合剂（口服溶液剂）装量检查　取供试品 5 支，将内容物分别倒入经标化的量入式量筒内，在室温下检视，每支装量与标示装量相比较，少于标示装量的不得多于 1 支，并不得少于标示装量的 95%。

任务准备

1. 任务组织

按四人每组分成若干个小组，每组推选一位负责人，提前两周对小组下达任务。

小组负责人要组织、协调项目组成员的工作，根据任务查找资料，制订好实验方案并做好仪器、试剂的准备工作。成员间要学会沟通、合作，顺利开展工作计划，完成实验。

2. 制订计划

查阅资料，对所查资料进行归纳总结，小组内进行讨论，设计可行的实训方案，并分析国家法定标准，填写任务实施方案表。

任务实施方案

工作任务名称			
检验依据			
仪器			
试剂			
实训步骤及时间分配	实训内容	时间/min	备注

任务实施

1. 实训用仪器及药品准备

（1）仪器　万分之一精密分析天平、镊子、称量瓶、称量纸、烧杯、剪刀、10ml 量筒。

（2）药品　维生素 C 片、板蓝根颗粒、感冒灵胶囊、滴眼液、盐酸地塞米松软膏、双黄连口服液。

2. 检验过程

活动一　维生素 C 片重量差异检查

① 取空称量瓶，精密称定重量；再取供试品 20 片，置此称量瓶中，精密称定。两次称量值之差即为 20 片供试品的总重量，除以 20，得平均片重（m）。

② 从已称定总重量的 20 片供试品中，依次用镊子取出 1 片，分别精密称定重量，得各片重量。

③ 记录每次称量数据。

④ 平均片重（m）保留三位有效数字，修约至两位有效数字。
⑤ 依规选择重量差异限度，求出允许片重范围。
⑥ 结果与判定

a. 每片重量均未超出允许片重范围者；或与平均片重相比较（凡无含量测定的片剂，每片重量应与标示片重相比较），均未超出重量差异限度者；或超出重量差异限度的药片不多于2片，且均未超出限度1倍者；均判为符合规定。

b. 每片重量与平均片重相比较，超出重量差异限度的药片多于2片者；或超出重量差异限度的药片虽不多于2片，但其中1片超出限度的1倍者；均判为不符合规定。

⑦ 注意事项

a. 在称量前后，均应仔细查对药片数。称量过程中，应避免用手直接接触供试品。已取出的药片，不得再放回供试品原包装容器内。

b. 遇有检出超出重量差异限度的药片，宜另器保存，供必要时的复核用。

活动二　板蓝根颗粒装量差异检查

① 取供试品10袋，除去包装，分别精密称定每袋内容物的装量。
② 记录每袋内容物的重量。
③ 每袋内容物重量之和除以10，得每袋的平均装量（m），准确至平均装量的千分之一。
④ 依规选择装量差异限度，求出允许装量范围。
⑤ 遇有超出允许装量范围并处于边缘者，应再与平均装量相比较，计算出该袋装量差异的百分率，再以表3-4规定的装量差异限度作为判定的依据（避免在计算允许装量范围时受数值修约的影响）。
⑥ 结果与判定

a. 每袋的装量均未超出允许装量范围者；或与平均装量相比较（无含量测定的颗粒剂，应与标示装量相比较），均未超出装量差异限度者；或超出装量差异限度的颗粒剂不多于2袋，且均未超出限度的1倍者；均判为符合规定。

b. 每袋的装量与平均装量相比较（无含量测定的颗粒剂，应与标示装量相比较），超出装量差异限度的颗粒剂多于2袋者；或超出装量差异限度的颗粒剂虽不多于2袋，但有1袋超出限度的1倍者；均判为不符合规定。

⑦ 注意事项。实验过程中应避免用手直接接触供试品的内容物。

活动三　感冒灵胶囊装量差异检查

① 除另有规定外，取供试品20粒，分别精密称定每粒重量后，取开囊帽，倾出内容物（不得损失囊壳），用小毛刷或其他适宜用具将囊壳（包括囊体和囊帽）内外拭净，并依次精密称定每一囊壳重量。
② 依次记录每粒胶囊及其自身囊壳的称量数据。
③ 根据每粒胶囊重量与囊壳重量之差求算每粒内容物重量，保留三位有效数字。
④ 每粒内容物重量之和除以20得每粒平均装量（m），保留三位有效数字。依规选择装量差异限度，求出允许装量范围。
⑤ 有超出允许装量范围并处于边缘者，应再与平均装量相比较，计算出该粒装量差异的百分率，再以表3-5规定的装量差异限度作为判定的依据（避免在计算允许范围时受数

值修约的影响）。

⑥ 结果与判定

a. 每粒的装量均未超出允许装量范围者；或与平均装量相比较，均未超出表3-5中的装量差异限度者；或超过装量差异限度的胶囊不多于2粒，均未超出限度1倍者；均判为符合规定。

b. 每粒的装量与平均装量相比较，超出装量差异限度的胶囊多于2粒者；或超出装量差异限度的胶囊虽不多于2粒，有1粒超出限度的1倍者；均判为不符合规定。

⑦ 注意事项

a. 每粒胶囊的两次称量中，应注意编号顺序，体和帽的对号不得混淆。

b. 在称量前后，均应仔细查对胶囊数。称量过程中，应避免用手直接接触供试品。已取出的胶囊，不得再放回供试品原包装容器内。

活动四　左氧氟沙星滴眼液装量检查

查询《中国药典》，左氧氟沙星滴眼液标准【检查】项下：应符合眼用制剂项下有关的各项规定（通则0105），继续查阅制剂通则0105，左氧氟沙星滴眼液属于多剂量包装的眼用制剂，照最低装量检查法（通则0942）检查，应符合规定。

① 容量法（适用于标示装量以容量计的制剂）：除另有规定外，取供试品5个（50ml以上者3个），开启时注意避免损失，将内容物转移至预经标化的干燥量入式量筒中（量具的大小应使待测体积至少占其额定体积的40%），黏稠液体倾出后，除另有规定外，将容器倒置15min，尽量倾净。2ml及以下者用预经标化的干燥量入式注射器抽尽。读出每个容器内容物的装量，并求其平均装量。

② 记录与计算

a. 记录室温、标示装量、仪器及其规格、每个容器内容物装量（ml）。

b. 每个容器装量之和除以5（或3），即得平均装量。

c. 计算出平均装量与每个容器装量相当于标示装量的百分率，结果取3位有效数字。

③ 结果判定

a. 每个容器装量百分率均不少于相应标示装量的百分率（表3-6）者，判为符合规定。如仅有1个容器装量不符合规定，则另取5个（50ml以上者3个）复试，复试结果全部符合规定，仍可判为符合规定。

b. 初试结果的平均百分率少于标示装量百分率者或有1个以上容器装量百分率不符合规定者，或在复试中仍不能全部符合规定者，均判为不符合规定。

④ 注意事项

a. 开启瓶盖时，应注意避免损失。

b. 每个供试品的两次称量中，应注意编号顺序和容器的对应编号。

c. 所用注射器或量筒必须洁净、干燥并经定期检定；其最大刻度值应与供试品的标示装量一致，或使待测体积至少占其额定体积的40%。

d. 供试品如为混悬液，应充分摇匀后再做装量检查。

e. 呈负压或真空状态的供试品，应在称重前释放真空，恢复常压后再做装量检查。

活动五　醋酸地塞米松乳膏装量检查

查询《中国药典》，醋酸地塞米松乳膏标准【检查】项下：应符合乳膏剂项下有关的各项规定（通则 0109），继续查阅通则 0109，醋酸地塞米松乳膏照最低装量检查法（通则 0942）检查，应符合规定。

① 重量法（适用于标示装量以重量计的制剂） 除另有规定外，取供试品 5 个（50g 以上者 3 个），除去外盖和标签，容器外壁用适宜的方法清洁并干燥，分别精密称定重量，除去内容物，容器用适宜的溶剂洗净并干燥，再分别精密称定空容器的重量，求出每个容器内容物的装量与平均装量。

② "记录与计算""结果判定""注意事项"同活动四左氧氟沙星滴眼液装量检查下的②、③、④项操作。

活动六　双黄连口服液装量检查

查询《中国药典》，双黄连口服液标准【检查】项下：应符合合剂项下有关的各项规定（通则 0181）。双黄连口服液属单剂量灌装的合剂，照下述方法检查，应符合规定。

① 取供试品 5 支，小心开启，将内容物分别倒入经标化的量入式量筒内，在室温下检视，读出每支装量（取三位有效数字）。

② 记录抽取供试品的数量、供试品的标示装量、每支供试品内容物的实测装量。

③ 每支供试品装量与标示装量相比较，均等于或大于标示装量者；或少于标示装量的不多于 1 支，并且不少于标示装量的 95％者，均判为符合规定。否则为不符合规定。

④ 注意事项

a. 所用的量筒要洁净、干燥，并经定期检定；其最大刻度值应与供试品的标示装量一致，或不超过标示装量的 2 倍。

b. 供试品如为黏稠液体，在将内容物倾入量筒后，应将容器倒置 15 分钟，使尽量倾净，再读出每瓶内容物的装量。

3. 检验记录

在检验的同时做好各项原始记录。

维生素 C 片重量差异检查记录表

温度/℃：　　　湿度/％：

	品名				规格				
	批号				检验依据				
	天平型号				仪器编号				
检查结果	序号	内容物/g	序号	内容物/g	序号	内容物/g	序号	内容物/g	序号	内容物/g
	1		5		9		13		17	
	2		6		10		14		18	
	3		7		11		15		19	
	4		8		12		16		20	
	总重/g				最小值、最大值				
	平均值/g				规定限度				
	标示片重/g				规定限度一倍				
结论：									

板蓝根颗粒装量差异检查记录表

温度/℃：　　　　湿度/%：

	品名				规格					
	批号				检验依据					
	天平型号				仪器编号					
检查结果	序号	内容物/g	序号	内容物/g	序号	内容物/g	序号	内容物/g	序号	内容物/g
	1		3		5		7		9	
	2		4		6		8		10	
	总重/g				最小值、最大值					
	平均值/g				规定限度					
	标示装量/g				规定限度一倍					

结论：

感冒灵胶囊装量差异检查记录表

温度/℃：　　　　湿度/%：

	品名				规格					
	批号				检验依据					
	天平型号				仪器编号					
检查结果	序号	内容物/g	序号	内容物/g	序号	内容物/g	序号	内容物/g	序号	内容物/g
	1		5		9		13		17	
	2		6		10		14		18	
	3		7		11		15		19	
	4		8		12		16		20	
	总重/g				最小值、最大值					
	平均值/g				规定限度					
	标示装量/g				规定限度一倍					

结论：

左氧氟沙星滴眼液装量检查记录表

温度/℃：　　　　湿度/%：

	品名				规格					
	批号				检验依据					
	天平型号				仪器编号					
检查结果	序号	内容物/ml	序号	内容物/ml	序号	内容物/ml	序号	内容物/ml	序号	内容物/ml
	1		2		3		4		5	
	总量/ml				最小值					
	平均值/ml				规定限度					
	标示装量/ml									

结论：

醋酸地塞米松乳膏装量检查记录表

温度/℃：　　　湿度/%：

	品名					规格				
	批号					检验依据				
	天平型号					仪器编号				
检查结果	序号	内容物/ml	序号	内容物/ml	序号	内容物/ml	序号	内容物/ml	序号	内容物/ml
	1		2		3		4		5	
	总量/ml				最小值					
	平均值/ml				规定限度					
	标示装量/ml									

结论：

双黄连口服液装量检查记录表

温度/℃：　　　湿度/%：

	品名				规格			
	批号				检验依据			
	天平型号				仪器编号			
检查结果	序号	总重/g	包装重/g	内容物/g	序号	总重/g	包装重/g	内容物/g
	1				4			
	2				5			
	3							
	平均值/g				最小值			
	标示装量/g				规定限度			

结论：

检验者：　　　　　　　　　　复核者：
日期：　　　　　　　　　　　日期：
结果与讨论：

任务评价

任务评价表

班级：		姓名：	组别：		总分：		
考核内容		考核标准		分值	A	B	C
1. 查资料,设计方案		正确选取资料,设计方案可行性强		10			
2. 取样		正确取样		10			
3. 检查操作		片剂检查		10			
		颗粒剂检查		10			
		胶囊剂检查		10			
		眼用制剂检查		10			
		乳膏剂检查		10			
		合剂(口服溶液剂)检查		10			

续表

班级：		姓名：		组别：		总分：			
考核内容		考核标准				分值	A	B	C
4.完成记录		正确书写检验记录				20			
		合计				100			

总分＝A×20％+B×20％+C×60％（A为自评分，B为小组评分，C为教师评分）

考核教师： 考核时间： 年 月 日

复习与思考

1.《中国药典》规定的装量差异法适合哪些剂型？重量差异法呢？什么情况下可以不检查装（重）差异检查？

2. 装（重）量检查在《中国药典》中是放在"性状""鉴别"项下，还是放在"检查"项下？

任务六 对乙酰氨基酚片溶出度检查

任务描述

现有一批制药公司刚刚生产出的对乙酰氨基酚片，固体车间要求进行出厂检验，判定是否合格，以便放行及销售。根据《中国药典》（2020年版）规定，本品的溶出度限度为标示量的80％，应符合规定。

任务分析

1. 明确任务流程

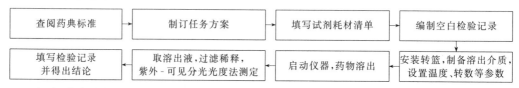

2. 任务难点分析

① 溶出仪的使用。
② 结果判断。

相关知识

溶出度系指活性药物从片剂、胶囊剂或颗粒剂等普通制剂在规定条件下溶出的速率和程度，在缓释制剂、控释制剂、肠溶制剂及透皮贴剂等制剂中也称释放度。

一、仪器装置

（一）第一法（篮法）

① 转篮。分篮体与篮轴两部分，均为不锈钢或其他惰性材料制成，其形状尺寸如图3-4(a) 所示。篮体 A 由方孔筛网（丝径为 0.28mm±0.03mm，网孔为 0.40mm±0.04mm）

制成，呈圆柱形，转篮内径为 20.2mm±1.0mm，上下两端都有封边。篮轴 B 的直径为 9.75mm±0.35mm，轴的末端连一圆盘，作为转篮的盖；盖上有一通气孔（孔径为 2.0mm±0.5mm）；盖边系两层，上层直径与转篮外径相同，下层直径与转篮内径相同；盖上的 3 个弹簧片与中心呈 120°。

② 溶出杯。一般由硬质玻璃或其他惰性材料制成的底部为半球形的 1000ml 杯状容器，内径为 102mm±4mm（圆柱部分内径最大值和内径最小值之差不得大于 0.5mm），高为 185mm±25mm；溶出杯配有适宜的盖子，盖上有适当的孔，中心孔为篮轴的位置，其他孔供取样或测量温度用。溶出杯置恒温水浴或其他适当的加热装置中。

③ 篮轴与电动机相连，由速度调节装置控制电动机的转速，使篮轴的转速在各品种项下规定转速的±4％范围之内。运转时整套装置应保持平稳，均不能产生明显的晃动或振动（包括装置所处的环境）。转篮旋转时，篮轴与溶出杯的垂直轴在任一点的偏离均不得大于 2mm，转篮下缘的摆动幅度不得偏离轴心 1.0mm。

④ 仪器一般配有 6 套以上测定装置。

（二）第二法（桨法）

除将转篮换成搅拌桨外，其他装置和要求与第一法相同。搅拌桨的下端及桨叶部分可涂适当的惰性材料（如聚四氟乙烯），其形状尺寸如图 3-4(b) 所示。桨杆对称度（即桨轴左侧距桨叶左边缘距离与桨轴右侧距桨叶右边缘距离之差）不得超过 0.5mm，桨轴和桨叶垂直度 90°±0.2°；桨杆旋转时，桨轴与溶出杯的垂直轴在任一点的偏差均不得大于 2mm；搅拌桨旋转时 A、B 两点的摆动幅度不得超过 0.5mm。

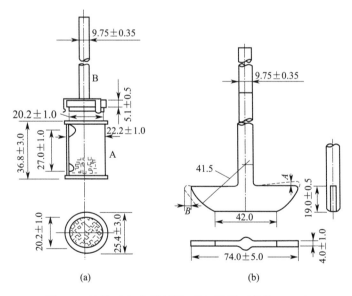

图 3-4　转篮（a）与搅拌桨（b）装置（单位：mm）

（三）第三法（小杯法）

① 搅拌桨。形状尺寸如图 3-5(a) 所示。桨杆上部直径为 9.75mm±0.35mm，桨杆下部直径为 6.0mm±0.2mm；桨杆对称度（即桨轴左侧距桨叶左边缘距离与桨轴右侧距桨叶右边缘距离之差）不得超过 0.5mm，桨轴和桨叶垂直度 90°±0.2°；桨杆旋转时，桨轴与溶出杯的垂直轴在任一点的偏差均不得大于 2mm；搅拌桨旋转时，A、B 两点的摆动幅度不得超过 0.5mm。

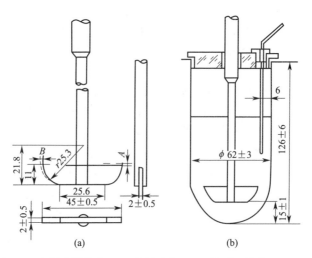

图 3-5 小杯法搅拌桨（a）与溶出杯（b）装置（单位：mm）

② 溶出杯。一般由硬质玻璃或其他惰性材料制成的底部为半球形的 250ml 杯状容器，其形状尺寸如图 3-5(b) 所示。内径为 62mm±3mm（圆柱部分内径最大值和内径最小值之差不得大于 0.5mm），高为 126mm±6mm，其他要求同第一法②。

③ 桨杆与电动机相连，转速应在各品种项下规定转速的 ±4% 范围之内。其他要求同第二法。

（四）第四法（桨碟法）

（1）方法 1 搅拌桨、溶出杯按第二法，溶出杯中放入用于放置贴片的不锈钢网碟（图 3-6）。网碟装置见图 3-7。

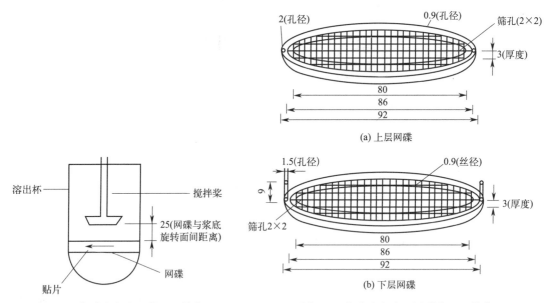

图 3-6 桨碟法方法 1 装置（单位：mm）　　图 3-7 桨碟法方法 1 网碟装置（单位：mm）

（2）方法 2 除将方法 1 的网碟换成图 3-8 所示的网碟外，其他装置和要求与方法 1 相同。

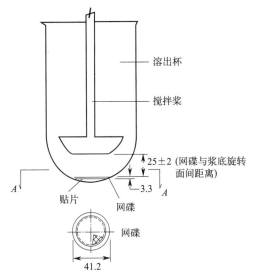

图 3-8 桨碟法方法 2 装置（单位：mm）

（五）第五法（转筒法）

溶出杯按第二法，但搅拌桨另用不锈钢转筒装置替代。组成搅拌装置的杆和转筒均由不锈钢制成，其规格尺寸见图 3-9。

（六）第六法（流池法）

装置由溶出介质的贮液池、用于输送溶出介质的泵、流通池和保持溶出介质温度的恒温水浴组成，接触介质与样品的部分均为不锈钢或其他惰性材料制成。应使用品种正文项下规定尺寸的流通池。

① 流通池　常用流通池的形状尺寸如图 3-10 和图 3-11 所示，由透明惰性材料制成，垂直安装在一个带过滤系统装置上（参见各品种项下的具体规定），以防止未溶解的颗粒从流通池顶部漏出；标准流通池的内径一般为 12mm 和 22.6mm；流通池的锥形部分通常充填直径为 1mm 的玻璃珠，在倒置的锥体下端放一直径为 5mm 的玻璃珠以防止样品池中的介质倒流入管路；样品支架（图 3-10，图 3-11）用于放置特殊制剂，如植入片。样品池浸没在恒温水浴中，并保持温度在 37℃±0.5℃。

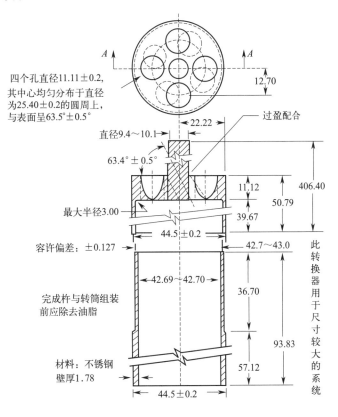

图 3-9　转筒法搅拌装置（单位：mm）

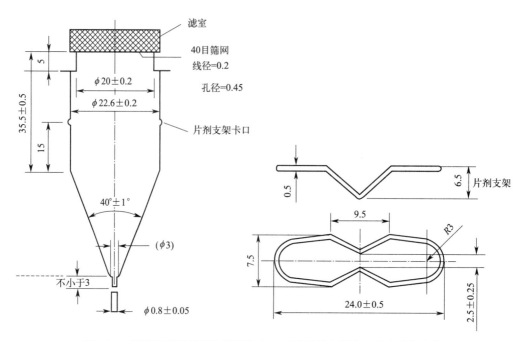

图 3-10 流池法用于片剂和胶囊的大池（图示的上部分）和大池的支架
（图示的下部分）（单位：mm）

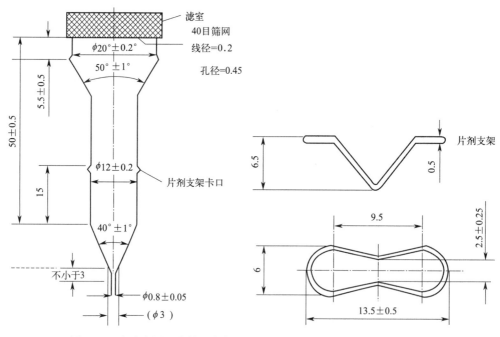

图 3-11 流池法用于片剂和胶囊的小池（图示的上部分）和小池的支架
（图示的下部分）（单位：mm）

流通池用一个夹子和两个固定的 O 形环固定。泵应与溶出仪分开，以防止仪器受到泵产生的振动影响。泵的水平位置不得高于溶出介质的贮液池。连接管应尽量短，可采用内径为 1.6mm 的聚四氟乙烯以及惰性材料制成的法兰接头。在泵的作用下溶出介质向上流过流通池，流速通常在 240～960ml/h 之间。标准流速为 4ml/min、8ml/min 和 16ml/min。泵应能提供恒流（变化范围为规定流速的±5%），流速曲线应为正弦曲线，脉动频率为 120 冲/min±10 冲/min，也可使用无脉冲泵。采用流池法进行溶出度检查的方法，应规定流速与脉冲频率。

② 溶出仪适用性的考察应包括仪器的规格尺寸是否与上述规定一致或在其允许的范围内，此外在使用过程中应周期性地监控关键的试验参数，如溶出介质的体积与温度和溶出介质的流速。

③ 仪器一般配有 6 套以上测定装置。

（七）第七法（往复筒法）

装置由溶出杯、往复筒、电动机、恒温水浴或其他适当的加热装置等组成。除另有规定外，溶出杯和往复筒的形状尺寸见图 3-12。

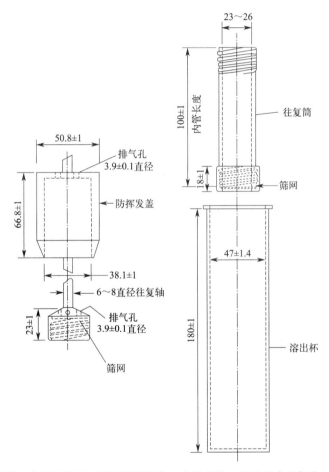

图 3-12 往复筒法中的溶出杯（图示的下部分）和往复筒（图示的中间部分）（单位：mm）

(1) 溶出杯　平底筒状溶出杯由硬质玻璃或者其他适宜的惰性材料制成。溶出杯内径为 47mm±1.4mm，高为 180mm±1mm。溶出杯上配有防挥发盖，防挥发盖高度为 66.8mm±1mm，上端外径为 50.8mm±1mm，下端可与溶出杯匹配，内径为 38.1mm±1mm；盖上的中心孔供往复轴（直径 6～8mm）穿过。中心孔两侧可设置数量不等的排气孔，排气孔的直径为 3.9mm±0.1mm。溶出杯置恒温水浴或其他适当的加热装置中。

（2）往复筒　由硬质玻璃或者其他适宜的惰性材料制成。往复筒内径为 23～26mm，高为 100mm±1mm，底部放置筛网的圆筒状螺帽高为 18mm±1mm，顶部螺帽高为 23mm±1mm。往复轴与顶部螺帽与螺帽的中心点相连。螺帽中心点两侧可设置数量不等的排气孔。往复筒置于溶出杯中。

（3）往复轴和筛网　往复轴及其相关配件一般由不锈钢或其他适宜材料制成，筛网由不锈钢或其他惰性的材料制成。

（4）电动机　可驱动往复筒在溶出杯内做垂直往复运动，也可引导往复筒在水平方向移动。仪器的往复频率应可调节，并保持往复频率在品种项下规定的±5%的范围内变化。运行时，除往复筒平稳的垂直运动外，装置和实验室台面均不应出现明显移动、振荡或震动。

二、测定法

第一法和第二法

普通制剂　测定前，应对仪器装置进行必要的调试，使转篮或桨叶底部距溶出杯的内底部 25mm±2mm。分别量取溶出介质置各溶出杯内，实际量取的体积与规定体积的偏差应在±1%范围之内，待溶出介质温度恒定在 37℃±0.5℃后，取供试品 6 片（粒、袋），如为第一法，分别投入 6 个干燥的转篮内，将转篮降入溶出杯中；如为第二法，分别投入 6 个溶出杯内（当品种项下规定需要使用沉降篮时，可将胶囊剂先装入规定的沉降篮内；品种项下未规定使用沉降篮时，如胶囊剂浮于液面，可用一小段耐腐蚀的细金属丝轻绕于胶囊外壳）。注意避免供试品表面产生气泡，立即按各品种项下规定的转速启动仪器，计时；至规定的取样时间（实际取样时间与规定时间的差异不得过±2%），吸取溶出液适量（取样位置应在转篮或桨叶顶端至液面的中点，距溶出杯内壁 10mm 处；需多次取样时，所量取溶出介质的体积之和应在溶出介质的 1% 之内，如超过总体积的 1% 时，应及时补充相同体积的温度为 37℃±0.5℃ 的溶出介质，或在计算时加以校正），立即用适当的微孔滤膜滤过，自取样至滤过应在 30s 内完成。取澄清滤液，照该品种项下规定的方法测定，计算每片（粒、袋）的溶出量。

缓释制剂或控释制剂　照普通制剂方法操作，但至少采用三个取样时间点，在规定取样时间点，吸取溶出液适量，及时补充相同体积的温度为 37℃±0.5℃ 的溶出介质，滤过，自取样至滤过应在 30s 内完成。照各品种项下规定的方法测定，计算每片（粒）的溶出量。

三、结果判定

普通制剂　符合下述条件之一者，可判为符合规定：

① 6 片（粒、袋）中，每片（粒、袋）的溶出量按标示量计算，均不低于规定限度（Q）；

② 6 片（粒、袋）中，如有 1～2 片（粒、袋）低于 Q，但不低于 $Q-10\%$，且其平均溶出量不低于 Q；

③ 6 片（粒、袋）中，有 1～2 片（粒、袋）低于 Q，其中仅有 1 片（粒、袋）低于 $Q-10\%$，但不低于 $Q-20\%$，且其平均溶出量不低于 Q 时，应另取 6 片（粒、袋）复试；初、复试的 12 片（粒、袋）中有 1～3 片（粒、袋）低于 Q，其中仅有 1 片（粒、袋）低于 $Q-10\%$，但不低于 $Q-20\%$，且其平均溶出量不低于 Q。

以上结果判断中所示的 10%、20% 是指相对于标示量的百分率（%）。

四、溶出条件和注意事项

① 溶出仪的适用性及性能确认试验。除仪器的各项机械性能应符合上述规定外，还应用溶出度标准片对仪器进行性能确认试验，按照标准片的说明书操作，试验结果应符合标准片的规定。

② 溶出介质。应使用各品种项下规定的溶出介质，除另有规定外，室温下体积为 900ml，并应新鲜配制和经脱气处理；如果溶出介质为缓冲液，当需要调节 pH 值时，一般调节 pH 值至规定 pH 值±0.05 之内。

③ 取样时间。应按照品种各论中规定的取样时间取样，自 6 杯中完成取样的时间应在 1min 内。

④ 除另有规定外，颗粒剂或干混悬剂的投样应在溶出介质表面分散投样，避免集中投样。

⑤ 如胶囊壳对分析有干扰，应取不少于 6 粒胶囊，除尽内容物后，置一个溶出杯内，按该品种项下规定的分析方法测定空胶囊的平均值，做必要的校正。如校正值大于标示量的 25%，试验无效。如校正值不大于标示量的 2%，可忽略不计。

任务准备

1. 任务组织

按四人每组分成若干个小组，每组推选一位负责人，提前两周对小组下达任务。

小组负责人要组织、协调项目组成员的工作，根据任务查找资料，制订好实验方案并做好仪器、试剂的准备工作。成员间要学会沟通、合作，顺利开展工作计划，完成实验。

2. 制订计划

查阅资料，对所查资料进行归纳总结，小组内进行讨论，设计可行的实训方案，并分析国家法定标准，填写任务实施方案表。

任务实施方案

工作任务名称			
检验依据			
仪器			
试剂			
实训步骤及时间分配	实训内容	时间/min	备注

任务实施

1. 实训用仪器及药品准备

（1）仪器　溶出仪、针筒式过滤器（水性）、1ml 单标移液管、50ml 容量瓶、紫外-可见分光光度仪、温度计、微孔滤膜。

（2）药品　水、盐酸、氢氧化钠、对乙酰氨基酚片。

2. 检验过程

活动一　溶出仪的调节及药品溶出

根据对乙酰氨基酚片检查项下溶出条件：以稀盐酸 24ml 加水至 1000ml 为溶出介质，转速为 100r/min，依法操作，经 30min 时取样。进行准备及操作。

（1）溶出度测定前的准备

① 测定前，应对仪器装置进行必要的调试，第一法使转篮底部距溶出杯的内底部 25mm±2mm。

② 溶出介质的制备。溶出介质要求经脱气处理。可采用的脱气方法：取溶出介质，在缓慢搅拌下加热至约 41℃，并在真空条件下不断搅拌 5min 以上；或采用煮沸、超声、抽滤等其他有效的除气方法。

③ 将该品种项下所规定的溶出介质按规定量置于溶出杯中，开启仪器的预制温度，一般应根据室温情况，可稍高于 37℃，以使溶出杯中溶出介质的温度保持在 37℃±0.5℃，并应使用 0.1 分度值的温度计，逐一在溶出杯中测量，6 个溶出杯之间的差异应在 0.5℃之内。

④ 对滤过和滤材的要求

a. 对滤过的要求。从每个溶出杯内取出规定体积的溶液，应立即用适当的微孔滤膜滤过，自取样至滤过应在 30s 内完成，滤液应澄清。

b. 对滤材的要求。所用滤器和滤膜均应是惰性的，不能明显吸附溶液中的有效成分，亦不能含有能被溶出介质提取的物质而使规定的分析方法受到干扰。

c. 滤膜吸附的检查。实验前，必须进行干扰试验，方法如下：用对照品溶液按规定的方法测定吸光度或响应值，然后用滤膜滤过后再测定吸光度或响应值，滤膜吸附率应在 2%以下，如果滤膜的吸附率较大，可以将滤膜在水中煮沸 1h 以上，如果吸附率仍很大，应改用其他滤膜或滤材。必要时可将微孔滤膜滤过改为离心操作，取上清液测定。

（2）取样位置　第一法应在转篮的顶端至液面的中点，并距溶出杯内壁 10mm 处。

（3）样品的溶出　分别量取经脱气处理的溶出介质，置各溶出杯内，实际量取的体积与规定体积的偏差应不超过±1%，待溶出介质温度恒定在 37℃±0.5℃后，取供试品 6 片，分别投入 6 个干燥的转篮内，将转篮降入溶出杯中，注意供试品表面上不要有气泡，按各品种项下规定的转速启动仪器，计时；至规定的取样时间（实际取样时间与规定时间的差异不得过±2%），吸取溶出液适量，立即用适当的微孔滤膜滤过，自取样至滤过应在 30 秒内完成。取澄清滤液，照该品种项下规定的方法测定，计算每片的溶出量。

（4）注意事项

① 在达到该品种规定的溶出时间时，应在仪器开动的情况下取样。自 6 杯中完成取样，

时间一般应在 1min 以内。

② 实验结束后，应用水冲洗篮轴、篮体及搅拌桨。转篮必要时可用水或其他溶剂超声处理、洗净。

③ 溶出介质必须经脱气处理，气体的存在可产生干扰，尤其对第一法（篮法）的测定结果。应注意测定时如转篮放置不当，也会产生气体并附在转篮的下面，形成气泡，致使片剂浮在上面，使溶出度大幅度下降。

④ 在多次取样时，所量取溶出介质的体积之和应在溶出介质的 1% 之内，如超过总体积的 1% 时，应及时补充相同体积相同温度的溶出介质，或在计算时加以校正。

⑤ 由于 0.1mol/L 盐酸溶液对转篮与搅拌桨可能有一定的腐蚀作用，尤其当采用低波长的紫外-可见分光光度法时易产生干扰，应加以注意。

⑥ 沉降篮的使用要求。加沉降篮是为了防止被测样品上浮或贴壁，致使溶出液的浓度不均匀，或因贴壁致使部分样品的活性成分难以溶出，但只有在品种各论中规定要求使用沉降篮时，方可使用。

⑦ 测定时，除另有规定外，每个溶出杯中只允许投入供试品 1 片，不得多投。并应注意投入杯底中心位置。

活动二 紫外-可见分光光度法测定供试液含量

根据《中国药典》中对乙酰氨基酚片溶出度测定法进行操作：取溶出液适量，滤过，精密量取续滤液适量，用 0.04% 氢氧化钠溶液定量稀释成每 1ml 中含对乙酰氨基酚 5~10μg 的溶液。照紫外-可见分光光度法（通则 0401），在 257nm 的波长处测定吸光度，按 $C_8H_9NO_2$ 的吸收系数（$E_{1cm}^{1\%}$）为 715 计算每片的溶出量。

① 精密量取续滤液适量，用 0.04% 氢氧化钠溶液定量稀释成每 1ml 中含对乙酰氨基酚 5~10μg 的溶液。

② 照紫外-可见分光光度法（通则 0401），在 257nm 的波长处测定吸光度。

③ 记录与计算

a. 记录以下实验内容：

ⅰ. 所用方法，溶出介质及加入量，转速，温度，取样时间；

ⅱ. 取样体积、滤材；

ⅲ. 紫外-可见分光光度法应记录测定波长与吸光度；

ⅳ. 溶出量计算值 6 个、平均值 1 个。

b. 计算溶出量，以相当于标示量的百分含量表示（%）。

采用吸收系数（$E_{1cm}^{1\%}$）时的计算：

$$标示量的百分含量(\%)=\frac{A\times10\times S}{E_{1cm}^{1\%}W}$$

式中，A 为供试品吸光度；S 为供试品溶出介质的体积，ml；W 为供试品的标示规格，mg。

④ 结果判定。同本任务【相关知识】三、结果判定。

3. 检验记录

在检验的同时做好各项原始记录。

对乙酰氨基酚片溶出度测定检验记录表

温度/℃：　　　　　　　　　　　　　　相对湿度/％：

品名		规格	
批号			
检验依据	□《中国药典》(＿＿＿年版)＿＿部 □《中国药典》(＿＿＿年版)＿＿部		
仪器型号		仪器编号	
天平型号		仪器编号	
方法	□转篮法　□桨法　□小杯法　□桨碟法　□其他		
滤膜孔径	□0.8μm　□0.45μm　□其他	转速	r/min
溶出介质	□水　□0.1mol/L 盐酸溶液 □其他		
取样时间			
限度			
测定方法	□紫外-可见分光光度法　□高效液相色谱法　□容量分析 □其他		
测定数据			
实测结果	溶出度　□(均)符合限度规定 　　　　□(均)不符合限度规定		
结论	□(均)符合规定　　　□(均)不符合规定		

检验者：　　　　　　　　　　　　　　　　　　　　复核者：
日期：　　　　　　　　　　　　　　　　　　　　　日期：
结果与讨论：

任务评价

任务评价表

班级：　　　　姓名：　　　　组别：　　　　总分：

考核内容	考核标准	分值	A	B	C
1. 查资料,设计方案	正确选取资料,设计方案可行性强	10			
2. 溶出仪准备	正确安装	10			
3. 测定操作	参数设置	10			
	取样、过滤	15			
	紫外-可见分光光度法测定	15			
	结果计算	10			
4. 完成记录	正确书写检验记录	30			
	合计	100			

总分＝A×20％＋B×20％＋C×60％(A 为自评分,B 为小组评分,C 为教师评分)

考核教师：　　　　　　　　　　　　　　　　考核时间：　　年　　月　　日

> **知识拓展**

溶出度测定法的补充说明

一、溶出度测定前的准备

第二法使桨叶底部距溶出杯的内底部 25mm±2mm；第三法使桨叶底部距溶出杯的内底部 15mm±2mm。

二、取样位置

① 第二法应在桨叶顶端至液面的中点，并距溶出杯内壁 10mm 处。
② 第三法应在桨叶顶端至液面的中点，并距溶出杯内壁 6mm 处。

三、样品的溶出

第二法与第三法分别量取经脱气处理的溶出介质，置各溶出杯内，实际量取的体积与规定体积的偏差应不超过±1%，待溶出介质温度恒定在 37℃±0.5℃ 后，取供试品 6 片（粒、袋），分别投入（当在正文项下规定需要使用沉降篮或其他沉降装置时，可将片剂或胶囊剂先装入规定的沉降装置内。）6 个溶出杯内，注意供试品表面上不要有气泡，按各品种项下规定的转速启动仪器，计时；至规定的取样时间，吸取溶出液适量，立即用适当的微孔滤膜滤过，自取样至滤过应在 30s 内完成。取澄清滤液，照该品种项下规定的方法测定，计算每片（粒、袋）的溶出量。

四、对无化学对照品的多组分药物的溶出度检查

某些药品如乙酰螺旋霉素、红霉素、吉他霉素、庆大霉素等多组分抗生素，仅有微生物效价标准品，而无化学对照品，采用自身对照法可以有效地对这类多组分药物进行溶出度检查。具体操作为：取供试品 10 片（粒、袋），精密称定，研细，精密称取适量（约相当于平均装量），按各品种项下规定的浓度直接溶解，稀释，过滤，作为溶出度测定的自身对照溶液，自身对照溶液主药的含量从所称取供试品的量及稀释倍数计算得到，其中平均片重或平均装量的供试品的主药含量以标示量的百分含量计。

五、记录与计算

① 光谱法用对照品时，应记录称取量与稀释倍数。
② 高效液相色谱法应记录色谱条件与峰面积，对照品的称取量与稀释倍数。

六、计算

（1）用对照品时的计算

$$溶出度 = 标示量的百分含量(\%) = \frac{AW_rS}{A_rWS_r}$$

式中，A 为供试品溶液的吸光度或峰面积；W_r 为对照品的取用量，mg；S_r 为对照品的溶解体积，ml；A_r 为对照品溶液吸光度或峰面积；W 为供试品的标示规格，mg；S 为供试品溶出介质的体积，ml。

（2）自身对照法的计算

$$溶出度 = \frac{AW_rS}{A_rWS_r}$$

式中，A 为供试品溶液的吸光度或峰面积；W_r 为自身对照的取用量（即约相当于平均

片重或平均装量的供试品的量），g；S 为供试品溶液的稀释倍数；A_r 为自身对照溶液的吸光度或峰面积；W 为供试品的平均片重或平均装量，g；S_r 为自身对照溶液的稀释倍数。

复习与思考

1. 请举例说明需要做溶出度测定的品种，它们之间有何异同点？
2. 溶出度测定需要用到光谱法或高效液相色谱法测定溶出情况，在《中国药典》中，是放在"性状""鉴别""检查"还是放在"含量测定"项下？

任务七　维生素 C 片崩解时限检查

任务描述

现有一批制药公司刚刚生产出的维生素 C 片，固体车间要求进行出厂检验，判定是否合格，以便放行及销售。根据《中国药典》规定，各片均应在 15min 内全部崩解。

任务分析

1. 明确任务流程

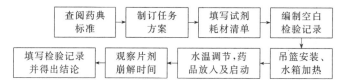

2. 任务难点分析

① 装置的正确调节。
② 结果判断。

相关知识

1. 仪器装置

采用升降式崩解仪，主要结构为一能升降的金属支架与下端镶有筛网的吊篮，并附有挡板。升降的金属支架上下移动距离为 55mm±2mm，往返频率为 30～32 次每分钟。

（1）吊篮　玻璃管 6 根，管长 77.5mm±2.5mm，内径 21.5mm，壁厚 2mm；透明塑料板 2 块，直径 90mm，厚 6mm，板面有 6 个孔，孔径 26mm；不锈钢板 1 块（放在上面一块塑料板上），直径 90mm，厚 1mm，板面有 6 个孔，孔径 22mm；不锈钢丝筛网 1 张（放在下面一块塑料板下），直径 90mm，筛孔内径 2.0mm；以及不锈钢轴 1 根（固定在上面一块塑料板与不锈钢板上），长 80mm。将上述玻璃管 6 根垂直置于 2 块塑料板的孔中，并用 3 只螺丝将不锈钢板、塑料板和不锈钢丝筛网固定，即得（图 3-13）。

（2）挡板　为一平整光滑的透明塑料块，相对密度 1.18～1.20，直径 20.7mm±0.15mm，厚 9.5mm±0.15mm；挡板共有 5 个孔，孔径 2mm，中央 1 个孔，其余 4 个孔距中心 6mm，各孔间距相等；挡板侧边有 4 个等距离的 V 形槽，V 形槽上端宽 9.5mm，深 2.55mm，底部开口处的宽与深度均为 1.6mm（图 3-14）。

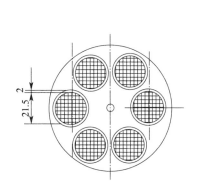
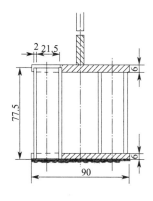

图 3-13　升降式崩解仪吊篮结构（单位：mm）

2. 检查法

将吊篮通过上端的不锈钢轴悬挂于支架上，浸入 1000ml 烧杯中，并调节吊篮位置使其下降至低点时筛网距烧杯底部 25mm，烧杯内盛有温度为 37℃±1℃ 的水，调节水位高度使吊篮上升至高点时筛网在水面下 15mm 处，吊篮顶部不可浸没于溶液中。

除另有规定外，取供试品 6 片，分别置上述吊篮的玻璃管中，启动崩解仪进行检查，各片均应在 15min 内全部崩解。如有 1 片不能完全崩解，应另取 6 片复试，均应符合规定。

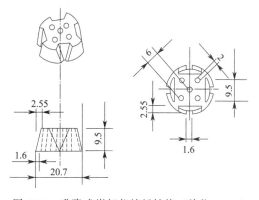

图 3-14　升降式崩解仪挡板结构（单位：mm）

① 中药浸膏片、半浸膏片和全粉片，按上述装置，每管加挡板 1 块，启动崩解仪进行检查，全粉片各片均应在 30min 内全部崩解；浸膏（半浸膏）片各片均应在 1h 内全部崩解。如果供试品黏附挡板，应另取 6 片，不加挡板按上述方法检查，应符合规定。如有 1 片不能完全崩解，应另取 6 片复试，均应符合规定。

② 薄膜衣片，按上述装置与方法检查，并可改在盐酸溶液（9→1000）中进行检查，化药薄膜衣片应在 30min 内全部崩解。中药薄膜衣片，则每管加挡板 1 块，各片均应在 1h 内全部崩解，如果供试品黏附挡板，应另取 6 片，不加挡板按上述方法检查，应符合规定。如有 1 片不能完全崩解，应另取 6 片复试，均应符合规定。

③ 糖衣片，按上述装置与方法检查，化药糖衣片应在 1h 内全部崩解。中药糖衣片则每管加挡板 1 块，各片均应在 1h 内全部崩解，如果供试品黏附挡板，应另取 6 片，不加挡板按上述方法检查，应符合规定。如有 1 片不能完全崩解，应另取 6 片复试，均应符合规定。

④ 肠溶片，按上述装置与方法，先在盐酸溶液（9→1000）中检查 2h，每片均不得有裂缝、崩解或软化现象；然后将吊篮取出，用少量水洗涤后，每管加入挡板 1 块，再按上述方法在磷酸盐缓冲液（pH6.8）中进行检查，1h 内应全部崩解。如果供试品黏附挡板，应另取 6 片，不加挡板按上述方法检查，应符合规定。如有 1 片不能完全崩解，应另取 6 片复试，均应符合规定。

⑤ 结肠定位肠溶片，除另有规定外，按上述装置照各品种项下规定检查，各片在盐酸溶液（9→1000）及pH6.8以下的磷酸盐缓冲液中均应不得有裂缝、崩解或软化现象，在pH7.5～8.0的磷酸盐缓冲液中1h内应完全崩解。如有1片不能完全崩解，应另取6片复试，均应符合规定。

⑥ 含片，除另有规定外，按上述装置和方法检查，各片均不应在10min内全部崩解或溶化。如有1片不符合规定，应另取6片复试，均应符合规定。

⑦ 舌下片，除另有规定外，按上述装置和方法检查，各片均应在5min内全部崩解并溶化。如有1片不能完全崩解或溶化，应另取6片复试，均应符合规定。

⑧ 可溶片，除另有规定外，水温为20℃±5℃，按上述装置和方法检查，各片均应在3min内全部崩解并溶化。如有1片不能完全崩解或溶化，应另取6片复试，均应符合规定。

⑨ 泡腾片，取1片，置250ml烧杯（内有200ml温度为20℃±5℃的水）中，即有许多气泡放出，当片剂或碎片周围的气体停止逸出时，片剂应溶解或分散在水中，无聚集的颗粒剩留。除另有规定外，同法检查6片，各片均应在5min内崩解。如有1片不能完全崩解，应另取6片复试，均应符合规定。

⑩ 口崩片，除另有规定外，照下述方法检查。

a. 仪器装置。主要结构为一能升降的支架与下端镶有筛网的不锈钢管。升降的支架上下移动距离为10mm±1mm，往返频率为30次每分钟。

b. 崩解篮。不锈钢管，管长30mm，内径13.0mm，不锈钢筛网（镶在不锈钢管底部）筛孔内径710μm（图3-15）。

c. 检查法。将不锈钢管固定于支架上，浸入1000ml杯中，杯内盛有温度为37℃±1℃的水约900ml，调节水位高度使不锈钢管最低位时筛网在水面下15mm±1mm。启动仪器。取本品1片，置上述不锈钢管中进行检查，应在60s内全部崩解并通过筛网，如有少量轻质上漂或黏附于不锈钢管内壁或筛网，但无硬心者，可作符合规定论。重复测定6片，均应符合规定。如有1片不符合规定，应另取6片复试，均应符合规定。

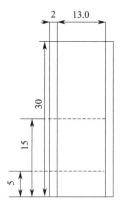
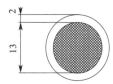

图3-15 崩解篮结构（单位：mm）

任务准备

1. 任务组织

按四人每组分成若干个小组，每组推选一位负责人，提前两周对小组下达任务。

小组负责人要组织、协调项目组成员的工作，根据任务查找资料，制订好实验方案并做好仪器、试剂的准备工作。成员间要学会沟通、合作，顺利开展工作计划，完成实验。

2. 制订计划

查阅资料，对所查资料进行归纳总结，小组内进行讨论，设计可行的实训方案，并分析国家法定标准，填写任务实施方案表。

任务实施方案

工作任务名称	
检验依据	
仪器	
试剂	

实训步骤及时间分配	实训内容	时间/min	备注

任务实施

1. 实训用仪器及药品准备

（1）仪器　崩解仪、镊子。

（2）药品　水、维生素 C 片。

2. 检验过程

根据《中国药典》"维生素 C 片"【检查】项下：应符合片剂项下有关的各项规定（通则 0101）。进一步查询通则 0101，【崩解时限】项下：除另有规定外，照崩解时限检查法（通则 0921）检查，应符合规定。

（1）调节装置　将吊篮通过上端的不锈钢轴悬挂于支架上，浸入 1000ml 烧杯中，并调节吊篮位置使其下降至低点时筛网距烧杯底部 25mm，烧杯内盛有温度为 37℃±1℃ 的水，调节水位高度使吊篮上升至高点时筛网在水面下 15mm 处，吊篮顶部不可浸没于溶液中。

（2）崩解操作　取供试品 6 片，分别置上述吊篮的玻璃管中，启动崩解仪进行检查，各片均应在 15min 内全部崩解。如有 1 片不能完全崩解，应另取 6 片复试，均应符合规定。

（3）注意事项

① 在测试过程中，烧杯内的水温（或介质温度）应保持在 37℃±1℃。

② 每测试一次后，应清洗吊篮的玻璃内壁及筛网、挡板等，并重新更换水或规定的介质。

（4）结果与判定

① 供试品 6 片，每片均能在规定的时限内全部崩解（溶散），判为符合规定。如有少量不能通过筛网，但已软化或轻质上浮且无硬心者，可作符合规定。

② 初试结果，到规定时限后如有 1 片不能完全崩解（溶散），应另取 6 片复试，各片在规定时限内均能全部崩解（溶散），仍判为符合规定。

③ 初试结果中如有 2 片（粒）或 2 片（粒）以上不能完全崩解（溶散），或在复试结果中有 1 片（粒）或 1 片（粒）以上不能完全崩解（溶散），即判为不符合规定。

（5）记录　记录应包括仪器型号、制剂类型及测试条件（如包衣、肠溶或薄膜衣），测试条件（如介质等），崩解或溶散时间及现象。肠溶衣片则应记录在盐酸溶液中有无裂缝、崩解或软化现象等。初试不符合规定者，应记录不符合规定的片数及现象、复试结果等。

3. 检验记录

在检验的同时做好各项原始记录。

维生素 C 片崩解时限检查记录表

温度/℃：　　　　　　　　　　　　　　　　　　　　相对湿度/％：

样品编号		样品名称	
批号			
检验依据	□《中国药典》(＿＿＿年版)＿＿部 □其他		
仪器型号		仪器编号	
筛网直径	□0.42mm　　□1.0mm　　□2.0mm　　□其他		
介质	□水　□0.1mol/L 盐酸　□人工胃液　□人工肠液 □其他		
挡板	□加　□不加	水浴温度(℃)	
实测结果	□在＿＿＿＿＿＿＿＿＿＿钟内均崩解(溶散)完全 □其他		
标准规定	□应在＿＿＿＿＿min 内崩解(溶散)完全		
结论	□(均)符合规定　　　　□(均)不符合规定		

检验者：　　　　　　　　　　　　　　　　　　　　复核者：
日期：　　　　　　　　　　　　　　　　　　　　　日期：
结果与讨论：

任务评价

任务评价表

班级：		姓名：		组别：		总分：		
考核内容		考核标准			分值	A	B	C
1. 查资料,设计方案		正确选取资料,设计方案可行性强			10			
2. 调节设备		调节吊篮、设定参数等			20			
3. 检查操作		放样品			10			
		启动、观察			10			
		判断结果			10			
		计时			10			
4. 完成记录		正确书写检验记录			30			
		合计			100			

总分＝A×20％＋B×20％＋C×60％(A 为自评分,B 为小组评分,C 为教师评分)
考核教师：　　　　　　　　　　　　　　　　考核时间：　　年　　月　　日

知识拓展

胶囊与滴丸剂崩解时限检查

一、胶囊剂崩解时限检查

硬胶囊或软胶囊,除另有规定外,取供试品 6 粒,按片剂的装置与方法(化药胶囊如漂浮于液面，可加挡板；中药胶囊加挡板）进行检查。硬胶囊应在 30min 内全部崩解；软胶囊应在 1h 内全部崩解，以明胶为基质的软胶囊可改在人工胃液中进行检查。如有 1 粒不能完全崩解，应另取 6 粒复试，均应符合规定。

肠溶胶囊，除另有规定外，取供试品 6 粒，按上述装置与方法，先在盐酸溶液（9→1000）中不加挡板检查 2h，每粒的囊壳均不得有裂缝或崩解现象；继将吊篮取出，用少量水洗涤后，每管加入挡板，再按上述方法，改在人工肠液中进行检查，1h 内应全部崩解。如有 1 粒不能完全崩解，应另取 6 粒复试，均应符合规定。

结肠肠溶胶囊，除另有规定外，取供试品 6 粒，按上述装置与方法，先在盐酸溶液（9→1000）中不加挡板检查 2h，每粒的囊壳均不得有裂缝或崩解现象；将吊篮取出，用少量水洗涤后，再按上述方法，在磷酸盐缓冲液（pH6.8）中不加挡板检查 3h，每粒的囊壳均不得有裂缝或崩解现象；续将吊篮取出，用少量水洗涤后，每管加入挡板，再按上述方法，改在磷酸盐缓冲液（pH7.8）中检查，1h 内应全部崩解。如有 1 粒不能完全崩解，应另取 6 粒复试，均应符合规定。

二、滴丸剂崩解时限检查

按片剂的装置，但不锈钢丝网的筛孔内径应为 0.42mm；除另有规定外，取供试品 6 粒，按上述方法检查，应在 30min 内全部溶散，包衣滴丸应在 1h 内全部溶散。如有 1 粒不能完全溶散，应另取 6 粒复试，均应符合规定。

以明胶为基质的滴丸，可改在人工胃液中进行检查。

三、附注

人工胃液：取稀盐酸 16.4ml，加水约 800ml 与胃蛋白酶 10g，摇匀后，加水稀释成 1000ml，即得。

人工肠液：即磷酸盐缓冲液（含胰酶）（pH6.8）（通则 8004）。

> **复习与思考**

1. 崩解系指口服固体制剂在规定条件下全部崩解溶散或成碎粒，除____外，应全部通过筛网。如有少量不能通过筛网，但已_____，可作符合规定论。
2. 凡规定检查溶出度、释放度或分散均匀性的制剂，还要进行崩解时限检查吗？

项目四
药品的含量测定（化学分析法）

◀ 项目概述

　　药物的含量是指药物中所含主成分或有效成分的量，是评价药物质量优劣的重要指标，含量测定应是在鉴别、检查符合规定的基础上进行的。由于不同药物的结构和性质的差异，其含量测定法也各不相同，但各方法都有其优点与不足，必须选择专属性强、灵敏度高的方法进行测定。药物的含量测定一般可分为两大类，即采用化学、仪器方法的"含量测定"和采用生物方法的"效价测定"。本项目主要讨论利用化学法进行药物含量测定。

　　化学分析法是依赖于特定的化学反应及其计量关系来对物质进行分析的方法。化学分析法历史悠久，是分析化学的基础，又称为经典分析法，主要包括重量分析法和滴定分析法，以及试样的处理和一些分离、富集、掩蔽等化学手段。在当今生产生活的许多领域，化学分析法作为常规的分析方法，发挥着重要作用。其中滴定分析法操作简便快速，具有很大的使用价值。

◀ 项目目标

1. 知识目标
① 熟悉滴定理论。
② 熟悉测定结果的计算、不同表示方法。
③ 熟悉制剂含量测定辅料干扰的排除。
④ 熟悉制剂标示含量的计算。

2. 技能目标
① 会配制试液和滴定液并进行相关溶液标定。
② 会正确判断终点。
③ 会正确计算滴定液浓度和药品含量。
④ 会对实验结果做正确评价。

3. 素养目标
① 树立质量规范意识。
② 培养科学严谨意识。
③ 提高自主学习能力。

任务一　复方氢氧化铝片含量测定（配位滴定法）

任务描述

现有一批制药公司刚刚生产出的复方氢氧化铝片，固体车间要求进行出厂检验，判定是否合格，以便放行及销售。根据《中国药典》（2020年版）规定，本品每片中含氢氧化铝[$Al(OH)_3$]应为 0.177～0.219g；含三硅酸镁按氧化镁（MgO）计算，应为 0.020～0.027g。

任务分析

1. 明确任务流程

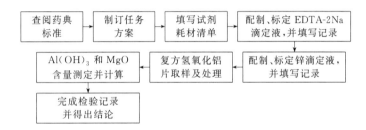

2. 任务难点分析

① 准确配制并标定 EDTA-2Na 和锌滴定液。
② 准确判断实验现象和滴定终点。
③ 正确填写记录、计算并得出结论。

相关知识

一、滴定分析法概述

滴定分析法是以各类化学反应为基础的分析法，具有操作简便、快速、结果准确（相对误差一般在 0.2% 以下）、设备廉价等优点。缺点是专属性差，对结构相近的有关物质或其他干扰测定的杂质缺乏选择性。

滴定分析法指使用滴定管将已知准确浓度的溶液，滴加到被测物质的溶液中，直到所加的试剂与被测组分恰好定量反应完全为止，根据滴定液的浓度和所消耗的体积，计算出待测组分的含量。已知准确浓度的溶液称为标准溶液（滴定分析中也称滴定液），浓度以 mol/L 表示。将标准溶液从滴定管滴加到样品溶液的过程称为滴定。滴加的标准溶液与待测组分恰好反应完全这一点，称为化学计量点。在化学计量点时，反应往往不易被人所察觉，通常都是在待测溶液中加入指示剂，利用指示剂颜色的突变来判断化学计量点的到达，指示剂发生颜色变化的转变点，称为滴定终点。实际分析操作中滴定终点（实际终点）与溶液化学计量点（理论终点）不可能恰好重合，它们之间往往存在很小的误差，该误差称为滴定误差；滴定误差的大小，取决于滴定反应和指示剂的性能及用量，所以选择适当的指示剂是滴定分析的重要环节。

二、滴定液的配制和标定

1. 有关概念

（1）基准物质　指能用于直接配制或标定标准溶液的物质。基准物质应满足的条件如下：
① 试剂的组成应与其化学式完全相符；
② 试剂纯度应足够高，一般大于 99.9%，杂质含量不影响分析的准确度；
③ 试剂性质稳定；
④ 试剂按反应式定量进行，应无副反应。

（2）滴定度（T）　即每毫升滴定液相当于被测物质的质量（g 或 mg）。

2. 滴定液（标准溶液）的配制和标定

（1）直接法　准确称取一定量的基准物质，溶解后配成一定体积的溶液，根据物质的质量和体积，即可计算出该滴定液的准确浓度。如精制乙二胺四乙酸二钠（EDTA-2Na）、$K_2Cr_2O_7$、优级纯 $AgNO_3$ 的配制。

（2）间接法　很多物质不能直接用来配制标准溶液，但可将其先配制成近似于所需浓度的溶液，然后用基准物质来标定其准确浓度。如 HCl、NaOH、$KMnO_4$、$Na_2S_2O_3$ 滴定液等。

（3）滴定液的标定　是指根据规定的方法，用基准物质或标准溶液准确测定滴定液浓度的过程。

（4）校正因子（F）　滴定液准确浓度与标示浓度的比值，其范围应在 0.95～1.05 之间，超出该范围应加入适当的溶质或溶剂予以调整，并重新标定。

（5）注意事项
① 操作中所用的天平、滴定管、容量瓶和移液管均应检定合格。
② 标定工作应在室温（10～30℃）下进行，并记录标定时的温度。
③ 根据滴定液的消耗量选用适宜的滴定管。盛装滴定液前，先用少量滴定液润洗三次，盛装滴定液后，应用小烧杯盖住管口。
④ 标定中的空白试验，是指在不加供试品或以等量溶剂代替供试液的情况下，按同法滴定所得的结果。
⑤ 标定工作应由初标者和复标者在相同条件下各做 3 份平行试验，3 份平行试验结果的相对标准偏差（RSD）不得大于 0.1%；初标者的平均值和复标者的平均值的相对标准偏差（RSD）也不得大于 0.1%；最后结果按初、复标两者的平均值计算，取 4 位有效数字。
⑥ 配制后的滴定液按《中国药典》规定的储藏条件储存，并在瓶外贴上标签，注明滴定液名称、标示浓度、真实浓度或 F 值、配制和标定日期、标定时的温度、配制者、标定者、复标者等。
⑦ 当滴定液标定时间过长（一般不超过 3 个月）或标定与使用时的温度差超过 10℃时，应加温度补偿值或重新进行标定。
⑧ 当滴定液出现浑浊或其他异常情况时，不得使用，倒出剩余的滴定液且不得再倒回原瓶，避免污染。

三、滴定分析法类型

滴定分析法根据反应类型分为酸碱滴定、氧化还原滴定、沉淀滴定、配位滴定和非水滴定等。根据反应方式分为直接滴定法和间接滴定法。

（一）按反应类型分类

1. 酸碱滴定法（中和法）

是在水溶液中以酸碱中和反应来测定物质含量的方法，可用来测定酸、碱、弱酸盐、弱碱盐等。药物中含有羧基、磺酰氨基等酸性基团时，常用氢氧化钠作为滴定剂测定其含量。个别碱性强的含有机酸碱金属盐、有机碱及碳酸盐的原料药用酸碱滴定法测定含量。

2. 配位(络合)滴定法

是以形成稳定配合物的配位反应为基础的滴定分析法。主要用于金属离子的测定，是以配位剂（主要是EDTA-2Na）的标准溶液直接或间接滴定被测物质，滴定过程中选用适当的金属指示剂来指示滴定终点。

(1) EDTA-2Na与金属离子反应的特点

① 几乎能与所有金属离子形成配位化合物，且大多数化合物相当稳定。

② 与金属离子的配位比均是1∶1。

③ 与金属离子的配位化合物大多易溶于水，能在水中滴定。

④ 形成的配位化合物大多是无色的。

(2) 金属指示剂　本身是一种配合剂，能与金属离子形成有色配合物，常用指示剂为铬黑T。如葡萄糖酸钙、硫酸锌的含量测定均是采用铬黑T作指示剂。

3. 氧化还原滴定法

是以氧化还原反应为基础的一类滴定法。其反应的实质是电子的得失，得到电子为氧化剂，失去电子为还原剂。该法在药物分析中应用非常广泛，既可直接测定具有氧化性或还原性的物质，又可间接测定不具有氧化性或还原性的物质。在药品检验中应用最多的有碘量法、铈量法、亚硝酸钠法、溴量法。

(1) 碘量法　是以碘为氧化剂，或以碘化物为还原剂进行滴定的方法。按照滴定的方式分为直接碘量法、剩余碘量法和置换碘量法。

① 直接碘量法。是用碘滴定液直接滴定还原性物质的方法。在滴定过程中I_2被还原为I^-，该法只能在酸性、中性或弱碱性溶液中进行，一般用淀粉指示剂指示终点，淀粉遇碘变蓝色，反应极其灵敏，如维生素C的含量测定。也可用碘自身的颜色指示终点，化学计量点后，溶液中稍过量的碘即显黄色而指示终点。

② 剩余碘量法。是在供试品（还原性物质）溶液中，先加入定量过量的滴定液，待I_2与待测组分反应完全后，再用硫代硫酸钠滴定剩余的碘，来求出待测组分的含量。采用淀粉为指示剂，但是需要近终点时加入，因为当溶液中有大量碘存在时，碘易吸附在淀粉表面，影响终点的判断。如复方对乙酰氨基酚片中咖啡因的含量测定。

③ 置换碘量法。如硫代硫酸钠滴定液的标定采用该法，以重铬酸钾为基准物质，加入碘化钾置换出定量的碘，碘再用硫代硫酸钠滴定液滴定。

(2) 铈量法　也称硫酸铈法，是以硫酸铈$[Ce(SO_4)_2]$作为滴定液，在酸性条件下测定还原性物质的滴定方法。采用邻二氮菲作指示剂。

铈量法由于不受制剂中糖类尤其是淀粉的干扰，因此特别适合片剂、糖浆剂等制剂的测定。《中国药典》（2020年版）采用铈量法测定的药物有：硫酸亚铁片及缓释片、葡萄糖酸亚铁及其制剂、富马酸亚铁及其制剂等。

(3) 亚硝酸钠法　是利用亚硝酸钠滴定液在盐酸溶液中与具有芳伯氨基的化合物发生重氮化反应，定量生成重氮盐，根据消耗亚硝酸钠的量来计算药物含量的方法。如盐酸普鲁卡因的含量测定。

滴定条件：

① 过量盐酸：加快反应速率，重氮盐在酸性条件下稳定，防止偶氮化合物生成。

② 室温（10~30℃）条件：温度过高使亚硝酸逸失，过低反应速率太慢。

③ 滴定时一般需加入 KBr 作为催化剂，加快重氮化反应速率。

④ 滴定方式：开始时滴定管尖端插入液面下，在搅拌下迅速加入，避免亚硝酸损失；近终点时滴定管提出液面、淋洗、缓慢滴定。

⑤ 终点指示法：永停滴定法或外指示剂法。

(4) 溴量法　以溴的氧化作用和溴代作用为基础，配制溴酸钾和溴化钾混合溶液进行分析测定。在酸性溶液中生成的溴与被测物反应完成后，加入 KI 与剩余 Br_2 作用，用硫代硫酸钠滴定生成的碘。主要用来测定能和 Br_2 发生溴代反应或能被溴氧化的药物含量。如司可巴比妥钠的含量测定、盐酸去氧肾上腺素的含量测定等。常用的滴定液有 $Na_2S_2O_3$ 滴定液和 Br_2 滴定液。

4. 沉淀滴定法

是以沉淀反应为基础，多以硝酸银为滴定液，测定能与 Ag^+ 反应生成难溶性银盐沉淀的分析法，也称为银量法。可以测定 Cl^-、Br^-、I^-、CN^-、SCN^- 等离子。

银量法按所用指示剂的不同分为铬酸钾指示剂法、硫酸铁铵指示剂法和吸附指示剂法。

(1) 铬酸钾指示剂法　是在中性溶液中，用硝酸银滴定液滴定氯化物或溴化物，以 K_2CrO_4 作指示剂，Ag^+ 和 CrO_4^{2-} 形成砖红色沉淀指示终点。

(2) 硫酸铁铵指示剂法　用 NH_4SCN 为滴定剂，以硫酸铁铵为指示剂，在硝酸酸性[防止出现 $Fe(OH)_3$ 红棕色沉淀]溶液中测定 Ag^+ 的滴定方法，Fe^{3+} 和 SCN^- 生成红色配合物指示终点。

(3) 吸附指示剂法　用硝酸银滴定液滴定，以吸附指示剂（荧光黄）确定终点的滴定方法，一般用以测定卤化物。滴定时避免阳光直射，因卤化银遇光易分解，使沉淀变为灰黑色。

5. 非水滴定法

是在非水溶剂（有机溶剂与不含水的无机溶剂）中进行滴定分析的方法。在非水溶剂中滴定，可使原来在水中不能进行完全的反应顺利进行，还能使在水中不能溶解的药物溶在非水溶液中，增大药物的溶解度，扩大滴定分析的应用范围。非水滴定法包括非水碱量法和非水酸量法。

(1) 非水碱量法　是以冰醋酸为溶剂，高氯酸为滴定液，测定弱碱性药物及其盐类的分析方法，在药物含量测定中应用十分广泛。

① 溶剂。碱性物质的滴定宜选择酸性溶剂，冰醋酸是滴定弱碱性物质最常用的溶剂。市售的冰醋酸中含有水分，水分的存在可能影响滴定突跃，故一般按计算量加入醋酐，以除去水分。

② 滴定液。非水碱量法通常使用高氯酸的冰醋酸溶液作滴定液，因为高氯酸在冰醋酸中有较强的酸性，且绝大多数有机碱的高氯酸盐易溶于有机溶剂，有利于滴定的

进行。

市售高氯酸 $HClO_4$ 为质量分数 70.0%～72.0% 的水溶液，故需加入计算量的醋酐除去水分。

高氯酸滴定液受温度影响较大，因此样品的测定与标定应在同一温度进行，若温度差超过 10℃，应重新标定；若未超过 10℃ 则根据下式加以校正。校正公式：

$$c_I = \frac{c_0}{1+0.0011(T_I-T_0)}$$

式中，0.0011 为冰醋酸的膨胀系数；T_0 为标定高氯酸滴定液时的温度；T_I 为滴定供试品时的温度；c_0 为 T_0 时高氯酸滴定液的浓度；c_I 为 T_I 时高氯酸滴定液的浓度。

（2）非水酸量法　是在碱性溶液中，以甲醇钠为滴定液，麝香草酚蓝或偶氮紫为指示剂，二甲基甲酰胺、乙二胺等为溶剂，滴定弱酸性药物的分析方法。其主要用于滴定极弱的酸类，如酚类、酰亚胺类药物（如乙琥胺）的含量测定。

（3）非水滴定法的注意事项

① 所有仪器、样品均不得有水分存在，水分影响终点的灵敏度。

② 冰醋酸具有挥发性，因此标准溶液应密闭，防止挥发及水分进入，盛装标准溶液的滴定管应以一干燥小烧杯盖上。

③ 标准溶液应储藏于棕色瓶中，或用黑布包裹，避光密闭保存。颜色变黄说明高氯酸部分分解，不得使用。

④ 偶氮紫指示剂不能放置过久。

⑤ 以无水冰醋酸配制的高氯酸滴定液，含水量不得超过 0.2%，不能加入过多的醋酐，以免在滴定过程中发生乙酰化反应，使测定结果偏低。高氯酸（质量分数 70%～72%）不得与醋酐直接混合，以免发生剧烈反应，使溶液显黄色。应先用无水冰醋酸将高氯酸稀释后，再缓缓滴加醋酐，滴速不宜过快。

⑥ 高氯酸滴定液标定时，其消耗量一般约为 8ml，应使用 10ml 的滴定管。

(二) 按反应方式分类

1. 直接滴定法

用滴定液直接滴定被测物质溶液的方式，是最基本、最常用的滴定方式。例如，以盐酸滴定液滴定氢氧化钠溶液等。阿司匹林原料药的含量测定就是采用酸碱直接滴定法。

其含量计算公式：

$$含量(\%) = \frac{VTF \times 10^{-3}}{m}$$

做空白试验时，应扣除空白消耗的体积，即

$$含量(\%) = \frac{(V-V_0)TF \times 10^{-3}}{m}$$

式中，V 为供试品消耗滴定液的体积，ml；V_0 为空白试验消耗滴定液的体积，ml；F 为滴定液浓度校正因子；T 为滴定度，mg/ml；m 为供试品的重量，g。

2. 间接滴定法

包括剩余滴定法和置换滴定法。适用于反应物为固体，或直接滴定反应速率较慢、滴定缺乏合适指示剂等类型的反应。剩余滴定法（也称返滴定法）是先使被测物质与一定过量的标准溶液 B 作用，反应完全后，再用另一种滴定液 C，滴定剩余的标准溶液，由实际消耗的滴定液 C 的量，计算被测物质 A 的含量。

剩余滴定法的含量计算公式：

$$含量(\%) = \frac{(V_0 - V)TF \times 10^{-3}}{m}$$

式中，V 为供试品消耗滴定液的体积，ml；V_0 为空白试验消耗滴定液的体积，ml；F 为滴定液浓度校正因子；T 为滴定度，mg/ml；m 为供试品的重量，g。

置换滴定法是对于不按确定的反应式进行（伴随有副反应）的反应，可以不直接滴定被测物质而是先用适当试剂与被测物质反应，使其置换出另一生成物，再用滴定液滴定此生成物。

任务准备

1. 任务组织

按四人每组分成若干个小组，每组推选一位负责人，提前两周对小组下达任务。

小组负责人要组织、协调项目组成员的工作，根据任务查找资料，制订好实验方案并做好仪器、试剂的准备工作。成员间要学会沟通、合作，顺利开展工作计划，完成实验。

2. 制订计划

查阅资料，对所查资料进行归纳总结，小组内进行讨论，设计可行的实训方案，并分析国家法定标准，填写任务实施方案表。

任务实施方案

工作任务名称			
检验依据			
仪器			
试剂			
实训步骤及时间分配	实训内容	时间/min	备注

任务实施

1. 实训用仪器及药品准备

（1）仪器　分析天平（感量 0.1mg）、50ml 透明聚四氟乙烯酸碱两用滴定管、1L 容量瓶、漏斗、量筒、烧杯、玻璃棒、试剂瓶、锥形瓶、玻璃塞瓶。

（2）药品　复方氢氧化铝片、盐酸、氨水、醋酸、醋酸铵、EDTA-2Na·$2H_2O$、二甲酚橙、甲基红、氯化铵、三乙醇胺、铬黑 T、氧化锌、乙醇、$ZnSO_4$·$7H_2O$。

2. 检验过程

活动一　0.05mol/L 乙二胺四醋酸二钠滴定液的配制和标定

乙二胺四醋酸二钠滴定液（0.05mol/L），分子量($C_{10}H_{14}N_2Na_2O_8 \cdot 2H_2O$)＝372.24，18.61g→1000ml。

（1）配制　取乙二胺四醋酸二钠 19g，加适量的水使溶解成 1000ml，摇匀。

（2）标定　取于约 800℃灼烧至恒重的基准氧化锌 0.12g，精密称定，加稀盐酸 3ml 使溶解，加水 25ml，加 0.025％甲基红的乙醇溶液 1 滴，滴加氨试液至溶液显微黄色，加水 25ml 与氨-氯化铵缓冲液（pH10.0）10ml，再加铬黑 T 指示剂少量，用本液滴定至溶液由紫色变为纯蓝色，并将滴定的结果用空白试验校正。每 1ml 乙二胺四醋酸二钠滴定液（0.05mol/L）相当于 4.069mg 的氧化锌。根据本液的消耗量与氧化锌的取用量，算出本液的浓度，即得。

（3）贮藏　置玻璃塞瓶中，避免与橡胶塞、橡胶管等接触。

滴定液配制与标定原始记录表

第　　页 共　　页

滴定液浓度及名称					
配制依据	□《中国药典》(　　　年版)　　部 □其他				
标定用 □基准物质 □滴定液	名称		溶质	名称	
	□批号 □校正因子			批号	
	提供单位			生产单位	
				纯度级别	
	有效期				
干燥箱	型号		天平	型号	
	仪器编号			仪器编号	
配制 方法					
计算 公式					

续表

<table>
<tr><td rowspan="9">标定记录</td><td colspan="2">日期</td><td colspan="2">温度/℃</td><td colspan="2">相对湿度/%</td><td></td></tr>
<tr><td colspan="2">编号</td><td>1</td><td>2</td><td>3</td><td colspan="2">空白</td></tr>
<tr><td rowspan="2">取样量</td><td>□W/g</td><td></td><td></td><td></td><td colspan="2"></td></tr>
<tr><td>□V/ml</td><td></td><td></td><td></td><td colspan="2"></td></tr>
<tr><td colspan="2">滴定液起始读数 V_a/ml</td><td></td><td></td><td></td><td colspan="2"></td></tr>
<tr><td colspan="2">终点读数 V_b/ml</td><td></td><td></td><td></td><td colspan="2"></td></tr>
<tr><td colspan="2">消耗滴定液体积 ΔV/ml</td><td></td><td></td><td></td><td colspan="2"></td></tr>
<tr><td colspan="2">滴定液浓度/(mol/L)</td><td></td><td></td><td></td><td colspan="2"></td></tr>
<tr><td colspan="2">相对平均偏差</td><td></td><td></td><td colspan="2">滴定液浓度平均值/(mol/L)</td><td></td></tr>
<tr><td rowspan="9">复标记录</td><td colspan="2">日期</td><td colspan="2">温度/℃</td><td colspan="2">相对湿度/%</td><td></td></tr>
<tr><td colspan="2">编号</td><td>1</td><td>2</td><td>3</td><td colspan="2">空白</td></tr>
<tr><td rowspan="2">取样量</td><td>□W/g</td><td></td><td></td><td></td><td colspan="2"></td></tr>
<tr><td>□V/ml</td><td></td><td></td><td></td><td colspan="2"></td></tr>
<tr><td colspan="2">滴定液起始读数 V_a/ml</td><td></td><td></td><td></td><td colspan="2"></td></tr>
<tr><td colspan="2">终点读数 V_b/ml</td><td></td><td></td><td></td><td colspan="2"></td></tr>
<tr><td colspan="2">消耗滴定液体积 ΔV/ml</td><td></td><td></td><td></td><td colspan="2"></td></tr>
<tr><td colspan="2">滴定液浓度/(mol/L)</td><td></td><td></td><td></td><td colspan="2"></td></tr>
<tr><td colspan="2">相对平均偏差</td><td></td><td></td><td colspan="2">滴定液浓度平均值/(mol/L)</td><td></td></tr>
<tr><td colspan="3">最终浓度/(mol/L)</td><td colspan="5"></td></tr>
<tr><td colspan="3">相对偏差</td><td colspan="5"></td></tr>
</table>

初标者： 复标者：
结果与讨论：

活动二 0.05mol/L 锌滴定液配制与标定

锌滴定液（0.05mol/L），分子量(Zn)＝65.39,3.270g→1000ml。

（1）配制 取硫酸锌 15g（相当于锌约 3.3g），加稀盐酸 10ml 与水适量使溶解成 1000ml，摇匀。

（2）标定 精密量取本液 25ml，加 0.025％甲基红的乙醇溶液 1 滴，滴加氨试液至溶液显微黄色，加水 25ml、氨-氯化铵缓冲液（pH10.0）10ml 与铬黑 T 指示剂少量，用乙二胺四醋酸二钠滴定液（0.05mol/L）滴定至溶液由紫色变为纯蓝色，并将滴定的结果用空白试验校正。根据乙二胺四醋酸二钠滴定液（0.05mol/L）的消耗量，算出本液的浓度，即得。

滴定液配制与标定原始记录表

第　　页共　　页

滴定液浓度及名称					
配制依据	□《中国药典》(　　年版)　部 □其他				
标定用 □基准物质 □滴定液	名称		溶质	名称	
	□批号 □校正因子			批号	
	提供单位			生产单位	
				纯度级别	
	有效期				
干燥箱	型号		天平	型号	
	仪器编号			仪器编号	
配制方法					
计算公式					
标定记录	日期		温度/℃		相对湿度/%	
	编号	1	2	3	空白
	取样量 □W/g □V/ml				
	滴定液起始读数 V_a/ml				
	终点读数 V_b/ml				
	消耗滴定液体积 $\Delta V/ml$				
	滴定液浓度 /(mol/L)				
	相对平均偏差			滴定液浓度平均值/(mol/L)	

续表

	日期			温度/℃		相对湿度/%	
	编号	1	2		3	空白	
复标记录	取样量	□W/g					
		□V/ml					
	滴定液起始读数 V_a/ml						
	终点读数 V_b/ml						
	消耗滴定液体积 ΔV/ml						
	滴定液浓度 /(mol/L)						
	相对平均偏差				滴定液浓度平均值/(mol/L)		
最终浓度/(mol/L)							
相对偏差							

初标者：　　　　　　　　　　　　　　　　　　　　　　　　　复标者：

结果与讨论：

活动三　复方氢氧化铝片的含量测定

本品每片中含氢氧化铝[($Al(OH)_3$)]应为 0.177～0.219g；含三硅酸镁按氧化镁（MgO）计算，应为 0.020～0.027g。

(1) 氢氧化铝　取本品 20 片，精密称定，研细，精密称取适量（约相当于 1/4 片），加盐酸 2ml 与水 50ml，煮沸，放冷，滤过，残渣用水洗涤 3 次，每次 10ml；合并滤液与洗液，滴加氨试液至恰析出沉淀，再滴加稀盐酸使沉淀恰溶解，加醋酸-醋酸铵缓冲液（pH6.0）10ml，精密加乙二胺四醋酸二钠滴定液（0.05mol/L）25ml，煮沸 10min，放冷，加二甲酚橙指示液 1ml，用锌滴定液（0.05mol/L）滴定至溶液由黄色转变为红色，并将滴定的结果用空白试验校正。每 1ml 乙二胺四醋酸二钠滴定液（0.05mol/L）相当于 3.900mg 的 $Al(OH)_3$。

(2) 氧化镁　精密称取含量测定氢氧化铝项下细粉适量（约相当于 1 片），加盐酸 5ml 与水 50ml，加热煮沸，加甲基红指示液 1 滴，滴加氨试液使溶液由红色变为黄色，再继续煮沸 5min，趁热滤过，滤渣用 2% 氯化铵溶液 30ml 洗涤，合并滤液与洗液，放冷，加氨试液 10ml 与三乙醇胺溶液（1→2）5ml，再加铬黑 T 指示剂少量，用乙二胺四醋酸二钠滴定液（0.05mol/L）滴定至溶液显纯蓝色。每 1ml 乙二胺四醋酸二钠滴定液（0.05mol/L）相当于 2.015mg 的 MgO。

复方氢氧化铝片中氢氧化铝含量测定记录表

温度/℃：　　　　　　　　　　相对湿度/%：

样品名称			滴定液浓度及名称	
检验依据				
检验方法				
天平		型号	编号	
编号		1	2	空白
取样量	□W/g			
	□V/ml			
滴定液起始读数 V_a/ml				
终点读数 V_b/ml				
消耗滴定液体积 ΔV/ml				
计算公式				
结果				
相对偏差				
平均值				
标准规定				
结论		□符合规定　　□不符合规定		

检验者：　　　　　　　复核者：
日期：　　　　　　　　日期：
结果与讨论：

复方氢氧化铝片中氧化镁含量测定记录表

温度/℃：　　　　　　　　　　相对湿度/%：

样品名称		滴定液浓度及名称	
检验依据			
检验方法			
天平	型号	编号	

续表

编号		1	2	空白
取样量	□W/g			
	□V/ml			
滴定液起始读数 V_a/ml				
终点读数 V_b/ml				
消耗滴定液体积 ΔV/ml				
计算公式				
结果				
相对偏差				
平均值				
标准规定				
结论		□符合规定	□不符合规定	

检验者：　　　　　　　　　　复核者：
日期：　　　　　　　　　　　日期：
结果与讨论：

任务评价

任务评价表

班级：		姓名：	组别：	总分：		
考核内容		考核标准	分值	A	B	C
1. 查资料,设计方案		正确选取资料,设计方案可行性强	10			
2. 取样		正确取样	10			
3. 含量测定		滴定液的配制和标定	15			
		复方氢氧化铝片含量测定	15			
		称量操作	10			
		滴定操作	10			
		结果计算	10			
4. 完成记录		正确书写检验记录	20			
		合计	100			

总分＝A×20％＋B×20％＋C×60％（A 为自评分,B 为小组评分,C 为教师评分）
考核教师：　　　　　　　　　　　　　　　　　　考核时间：　　年　　月　　日

> **知识拓展**

化学分析法的相关计算

一、滴定度（T）

系指每1ml规定浓度的滴定液相当于被测物质的质量。《中国药典》一般用mg/ml表示。如用碘量法测定维生素C含量时，规定每1ml碘滴定液（0.05mol/L）相当于8.806mg的$C_6H_8O_6$。

二、浓度校正因子（F）

《中国药典》正文中给出的滴定液浓度都是滴定液的规定浓度，在实际工作过程中不可能恰好配成规定浓度，而且也没有必要。实际配制浓度与规定浓度的比值称为浓度校正因子，常用F表示。

$$F = \frac{滴定液的实际浓度}{滴定液的规定浓度}$$

三、含量测定结果计算

1. 原料药含量测定结果的计算

原料药物的含量测定结果以百分含量表示。

$$含量(\%) = \frac{VTF}{m_s \times 1000}$$

式中，V为供试品消耗滴定液的体积，ml；T为滴定度，mg/ml；F为滴定液的浓度校正因子；m_s为供试品的取样量，g。

【例】 磺胺嘧啶银含量测定

取本品约0.5g，精密称定为0.5001g，置具塞锥形瓶中，加硝酸8ml溶解后，加水50ml与硫酸铁铵指示液2ml，用硫氰酸铵滴定液（0.1010mol/L）滴定。消耗硫氰酸铵滴定液（0.1010mol/L）13.71ml。每1ml硫氰酸铵滴定液（0.1mol/L）相当于35.71mg的$C_{10}H_9AgN_4O_2S$。《中国药典》（2020年版）规定本品含磺胺嘧啶银（$C_{10}H_9AgN_4O_2S$）不得少于98.0%，判断样品是否合格。

解：

$$磺胺嘧啶银含量 = \frac{VTF}{m_s \times 1000} = \frac{13.71 \times 35.71 \times \frac{0.1010}{0.1}}{0.5001 \times 1000} \approx 98.9\%$$

答：本品含量为98.9%，符合规定。

2. 片剂含量测定结果的计算

片剂含量以标示量的百分含量表示。

$$标示量的百分含量 = \frac{VTF \times 每支装量}{m_s \times 标示量 \times 1000}$$

式中，V为供试品消耗滴定液的体积，ml；T为滴定度，mg/ml；F为滴定液的浓度校正因子；m_s为供试品的取样量，g。

【例】 右旋糖酐铁片中铁的含量测定

取右旋糖酐铁片（标示量：0.025g）20片，除去包衣后，精密称定，平均片重为0.1477g，研细，精密称定样品0.5920g，置碘瓶中，加水34ml与硫酸2ml，加热至溶液显橙黄色，放冷，滴加高锰酸钾试液，至溶液恰显粉红色并持续5s，加盐酸30ml与碘化钾试液30ml，密塞，静置3min，加水50ml，用硫代硫酸钠滴定液（0.1007mol/L）滴定，至近终点时，加淀粉指示液2ml，继续滴定至蓝色消失，共消耗硫代硫酸钠滴定液（0.1007mol/L）18.32ml。每1mL硫代硫酸钠滴定液（0.1mol/L）相当于5.585mg的Fe。《中国药典》（2020年版）规定本品含铁应为标示量的90.0%～110.0%，判断样品是否合格。

解：

$$标示量的百分含量 = \frac{VTF \times 平均片重}{m_s \times 标示量 \times 1000} = \frac{18.32 \times 5.585 \times \frac{0.1007}{0.1} \times 0.1477}{0.5920 \times 0.025 \times 1000} \approx 102.8\%$$

答： 本品含铁为标示量的102.8%，符合规定。

3. 注射剂含量测定结果的计算

注射剂含量以标示量的百分含量表示。

$$标示量的百分含量 = \frac{VTF \times 每支装量}{V_s \times 标示量 \times 1000}$$

式中，V为供试品消耗滴定液的体积，ml；T为滴定度，mg/ml；F为滴定液的浓度校正因子；V_s为供试品的取样量，ml；标示量以g为单位。

【例】 维生素C注射液的含量测定

精密量取本品（规格为5ml：0.5g）2ml，加水15ml与丙酮2ml，摇匀，放置5min，加稀醋酸溶液4ml与淀粉指示液1ml，用碘滴定液（0.05211mol/L）滴定，至溶液显蓝色并持续30s不褪，消耗碘滴定液（0.05211mol/L）的体积为22.02ml。每1ml碘滴定液（0.05mol/L）相当于8.806mg的$C_6H_8O_6$。《中国药典》（2020年版）规定本品为维生素C的灭菌水溶液。含维生素C（$C_6H_8O_6$）应为标示量的93.0%～107.0%。判断此批样品是否合格。

解：

$$标示量的百分含量 = \frac{VTF \times 每支装量}{V_s \times 标示量 \times 1000} = \frac{22.02 \times 8.806 \times \frac{0.05211}{0.05} \times 5}{2 \times 0.5 \times 1000} \approx 101.0\%$$

答： 本品含维生素C为标示量的101.0%，符合规定。

> **复习与思考**
>
> 1. 若供试品的规格是1ml：0.25g，含量测定中规定"精密量取本品适量（约相当于维生素C 0.2g）……"，实际如何操作？
> 2. 滴定分析中，化学计量点指_____，而滴定终点指_____。
> 3. 校正因子（F）指_____，其范围应在_____之间，超出该范围应加入适当的溶质或溶剂予以调整，并重新标定。

任务二　西地碘含片含量测定（氧化还原滴定法）

> **任务描述**

现有一批制药公司刚刚生产出的西地碘含片，固体车间要求进行出厂检验，判定是否合格,以便放行及销售。根据《中国药典》(2020年版)规定,本品含环糊精包裹的碘,按碘(I)计算应为标示量的 85.0%~115.0%。

任务分析

1. 明确任务流程

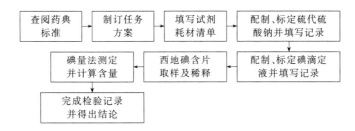

2. 任务难点分析

① 准确配制并标定硫代硫酸钠滴定液及碘滴定液。
② 正确计算含量并得出结论。

相关知识

同任务一 复方氢氧化铝片含量测定【相关知识】。

任务准备

1. 任务组织

按四人每组分成若干个小组,每组推选一位负责人,提前两周对小组下达任务。

小组负责人要组织、协调项目组成员的工作,根据任务查找资料,制订好实验方案并做好仪器、试剂的准备工作。成员间要学会沟通、合作,顺利开展工作计划,完成实验。

2. 制订计划

查阅资料,对所查资料进行归纳总结,小组内进行讨论,设计可行的实训方案,并分析国家法定标准,填写任务实施方案表。

任务实施方案

工作任务名称			
检验依据			
仪器			
试剂			
实训步骤及时间分配	实训内容	时间/min	备注

任务实施

1. 实训用仪器及药品准备

（1）仪器　50ml 透明聚四氟乙烯酸碱两用滴定管、50ml 棕色聚四氟乙烯酸碱两用滴定管、1L 容量瓶、漏斗、量筒、烧杯、玻璃棒、锥形瓶、具塞锥形瓶、试剂瓶、移液管、称量瓶、烘箱、分析天平（感量 0.1mg）、垂熔玻璃滤器、研钵。

（2）药品　碘、碘化钾、硫代硫酸钠、无水碳酸钠、淀粉指示液、盐酸、重铬酸钾、硫酸、西地碘含片、10％醋酸溶液。

2. 检验过程

活动一　硫代硫酸钠滴定液的配制和标定

硫代硫酸钠滴定液（0.1mol/L 或 0.05mol/L）

分子量($Na_2S_2O_3 \cdot 5H_2O$)＝248.19

24.82g→1000ml

12.41g→1000ml

（1）配制

① 硫代硫酸钠滴定液（0.1mol/L）。取硫代硫酸钠 26g 与无水碳酸钠 0.20g，加新沸过的冷水适量使溶解并稀释至 1000ml，摇匀，放置 1 个月后滤过。

② 硫代硫酸钠滴定液（0.05mol/L）。取硫代硫酸钠 13g 与无水碳酸钠 0.10g，加新沸过的冷水适量使溶解并稀释至 1000ml，摇匀，放置 1 个月后滤过。或取硫代硫酸钠滴定液（0.1mol/L）加新沸过的冷水稀释制成。

（2）标定

① 硫代硫酸钠滴定液（0.1mol/L）。取在 120℃ 干燥至恒重的基准重铬酸钾 0.15g，精密称定，置碘瓶中，加水 50ml 使溶解，加碘化钾 2.0g，轻轻振摇使溶解，加稀硫酸 40ml，摇匀，密塞；在暗处放置 10min 后，加水 250ml 稀释，用本液滴定至近终点时，加淀粉指示液 3ml，继续滴定至蓝色消失而显亮绿色，并将滴定的结果用空白试验校正。每 1ml 硫代硫酸钠滴定液（0.1mol/L）相当于 4.903mg 的重铬酸钾。根据本液的消耗量与重铬酸钾的取用量，算出本液的浓度，即得。

② 硫代硫酸钠滴定液（0.05mol/L）。照上法标定，但基准重铬酸钾的取用量改为约 75mg。每 1ml 硫代硫酸钠滴定液（0.05mol/L）相当于 2.452mg 的重铬酸钾。

室温在 25℃ 以上时，应将反应液及稀释用水降温至约 20℃。

如需用硫代硫酸钠滴定液（0.01mol/L 或 0.005mol/L）时，可取硫代硫酸钠滴定液（0.1mol/L 或 0.05mol/L）在临用前加新沸过的冷水稀释制成，必要时标定浓度。

滴定液配制与标定原始记录表

第　页共　页

滴定液浓度及名称	
配制依据	□《中国药典》(＿＿＿年版)＿＿＿部 □其他

续表

标定用 □基准物质 □滴定液	名称		溶质	名称	
	□批号 □校正因子			批号	
	提供单位			生产单位	
				纯度级别	
	有效期				
烘箱	型号		天平	型号	
	仪器编号			仪器编号	

配制方法	
计算公式	

标定记录	日期		温度/℃		相对湿度/%	
	编号	1	2	3	空白	
	取样量 □W/g					
	□V/ml					
	滴定液起始读数 V_a/ml					
	终点读数 V_b/ml					
	消耗滴定液体积 $\Delta V/ml$					
	滴定液浓度 /(mol/L)					
	相对平均偏差			滴定液浓度平均值/(mol/L)		

复标记录	日期		温度/℃		相对湿度/%	
	编号	1	2	3	空白	
	取样量 □W/g					
	□V/ml					
	滴定液起始读数 V_a/ml					
	终点读数 V_b/ml					
	消耗滴定液体积 $\Delta V/ml$					
	滴定液浓度 /(mol/L)					
	相对平均偏差			滴定液浓度平均值/(mol/L)		

最终浓度/(mol/L)	
相对偏差	

初标者：　　　　　　　　　　　　　　　　　复标者：

结果与讨论：

活动二 0.05mol/L 碘滴定液配制与标定

碘滴定液（0.05mol/L），分子量$(I_2)=253.81$，12.69g→1000ml

（1）配制 取碘 13.0g，加碘化钾 36g 与水 50ml 溶解后，加盐酸 3 滴与水适量使成 1000ml，摇匀，用垂熔玻璃滤器滤过。

（2）标定 精密量取本液 25ml，置碘瓶中，加水 100ml 与盐酸溶液（9→100）1ml，轻摇混匀，用硫代硫酸钠滴定液（0.1mol/L）滴定至近终点时，加淀粉指示液 2ml，继续滴定至蓝色消失。根据硫代硫酸钠滴定液（0.1mol/L）的消耗量，算出本液的浓度，即得。

如需用碘滴定液（0.025mol/L）时，可取碘滴定液（0.05mol/L）加水稀释制成。

（3）贮藏 置玻璃塞的棕色玻瓶中，密闭，在凉处保存。

滴定液配制与标定原始记录表

第　　页 共　　页

滴定液浓度及名称						
配制依据		□《中国药典》(　　　年版)　　部 □其他				
标定用 □基准物质 □滴定液	名称		溶质	名称		
	□批号 □校正因子			批号		
	提供单位			生产单位		
				纯度级别		
	有效期					
烘箱	型号		天平	型号		
	仪器编号			仪器编号		
配制 方法						
计算 公式						
标定 记录	日期		温度/℃		相对湿度/%	
	编号	1	2	3	空白	
	取样量 □W/g					
	□V/ml					
	滴定液起始读数 V_a/ml					
	终点读数 V_b/ml					
	消耗滴定液体积 ΔV/ml					
	滴定液浓度/(mol/L)					
	相对平均偏差			滴定液浓度平均值/(mol/L)		

续表

	日期		温度/℃		相对湿度/%	
	编号	1	2	3	空白	
复标记录	取样量 □W/g					
	□V/ml					
	滴定液起始读数 V_a/ml					
	终点读数 V_b/ml					
	消耗滴定液体积 ΔV/ml					
	滴定液浓度 /(mol/L)					
	相对平均偏差			滴定液浓度平均值/(mol/L)		
最终浓度/(mol/L)						
相对偏差						

初标者：　　　　　　　　　　　　　　　复标者：

结果与讨论：

活动三　西地碘含片含量测定

取本品 20 片，精密称定，研细，精密称取细粉适量（约相当于碘 10mg），置具塞锥形瓶中，加碘化钾 0.3g、水 150ml 与 10％醋酸溶液 10ml，振摇使碘溶解，精密加硫代硫酸钠滴定液（0.01mol/L）10ml，摇匀，置暗处密闭放置 10min，加淀粉指示液 2ml，用碘滴定液（0.005mol/L）滴定至溶液显蓝色，并将滴定的结果用空白试验校正。每 1ml 的硫代硫酸钠溶液（0.01mol/L）相当于 1.269mg 的 I。

根据《中国药典》（2020 年版）规定，本品含环糊精包裹的碘，按碘（I）计算应为标示量的 85.0％～115.0％。

西地碘含片含量测定记录表

温度/℃：　　　　　　　　　　　　　　　相对湿度/％：

样品名称			滴定液浓度及名称		
检验依据					
检验方法					
天平		型号		编号	
编号		1	2		空白
取样量	□W/g				
	□V/ml				
滴定液起始读数 V_a/ml					

续表

终点读数 V_b/ml			
消耗滴定液体积 ΔV/ml			
计算公式			
结果			
相对偏差			
平均			
标准规定			
结论	□符合规定	□不符合规定	

检验者：　　　　　　　　复核者：
日期：　　　　　　　　　日期：
结果与讨论：

任务评价

任务评价表

班级：　　　　姓名：　　　　组别：　　　　总分：

考核内容	考核标准	分值	A	B	C
1. 查资料，设计方案	正确选取资料，设计方案可行性强	10			
2. 取样	正确取样	10			
3. 含量测定	滴定液的配制和标定	15			
	西地碘含片含量测定	15			
	称量操作	10			
	滴定操作	10			
	结果计算	10			
4. 完成记录	正确书写检验记录	20			
	合计	100			

总分＝A×20％＋B×20％＋C×60％（A 为自评分，B 为小组评分，C 为教师评分）

考核教师：　　　　　　　　　　　　　　　　　考核时间：　　年　　月　　日

复习与思考

在配制碘滴定液时为什么要加碘化钾？为什么要把碘滴定液储存在棕色瓶中？

项目五
药品的含量测定（仪器分析法）

项目概述

药物的含量是指药物中所含主成分或有效成分的量，是评价药物质量优劣的重要指标，含量测定应是在鉴别、检查符合规定的基础上进行的。由于不同药物的物理、化学性质的差异，其含量测定方法也各不相同，但各方法都有其优点与不足，必须选择专属性强、灵敏度高的方法进行测定。药物的含量测定一般可分为两大类，即采用化学、仪器方法的"含量测定"和采用生物方法的"效价测定"。本项目主要讨论利用仪器分析进行药物含量测定。

仪器分析法是以物质的物理、化学性质为基础，通过精密仪器测定物质的物理或化学性质而分析出待测物质的化学组成、成分含量的一类分析方法。仪器分析法主要包括光谱分析法、色谱分析法以及电化学分析法。仪器分析发展非常迅速，新方法、新技术、新仪器不断出现，在分析检测中的地位日渐突出。其中紫外-可见分光光度法、原子吸收分光光度法、高效液相色谱法、气相色谱法在药品含量测定中广泛使用。

项目目标

1. 知识目标

① 熟悉仪器分析方法的原理。
② 熟悉仪器的组成结构。
③ 熟悉仪器的操作规程及维护。
④ 熟悉标准曲线法等含量计算方法。

2. 技能目标

① 会正确处理样品及配制标准溶液。
② 会正确操作相关仪器。
③ 会正确计算含量。
④ 会对实验结果做正确评价。

3. 素养目标

① 树立质量规范意识。
② 培养科学严谨意识。
③ 提高自主学习能力。

任务一　烟酰胺片含量测定（紫外-可见分光光度法）

任务描述

现有一批某制药公司生产的烟酰胺片要出厂，要求进行含量测定，并判定测定结果是否合格。《中国药典》（2020年版）规定，本品含烟酰胺（$C_6H_6N_2O$）应为标示量的93.0%～107.0%。

任务分析

1. 明确任务流程

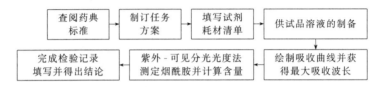

2. 任务难点分析

① 准确称量并处理供试品。
② 正确操作仪器并进行维护。
③ 正确计算含量并得出结论。

相关知识

一、烟酰胺片

烟酰胺为白色结晶性粉末，无臭或几乎无臭，味苦，在水或乙醇中易溶，在甘油中溶解。烟酰胺是辅酶Ⅰ和辅酶Ⅱ（许多脱氢酶的辅酶）的组成部分，缺乏时可影响细胞的正常呼吸和代谢而引起糙皮病。本品胃肠道易吸收，吸收后分布到全身组织，经肝脏代谢，仅少量以原形自尿液排出。用于补充营养及治疗舌炎、糙皮病等。

二、光的性质与吸收曲线

1. 光的基本性质

光是电磁波，具有波动性和粒子性。光以波的形式传播，可用波长、频率来表示；光由光子组成，具有能量。不同波长（或频率）的光，其能量不同，短波的能量大，长波的能量小。

肉眼可感知到的光，称为可见光，其波长范围为400～760nm。具有相同能量（相同波长）的光称为单色光，每种颜色的单色光都具有一定的波长范围，通常把由不同波长的光组成的光称为复合光，如白光（日光、白炽灯光）是由各种不同颜色的光按一定强度比例混合而成。让一束白光通过棱镜，由于折射作用可分为红、橙、黄、绿、青、蓝、紫七种色光，这种现象称为色散，白光即为复合光。

2. 光谱的分类

可见光：混合光，由波长400～760nm的电磁波按适当强度比例混合而成，因人们视觉可觉察到,故称为可见光。

紫外光:电磁波的波长小于 400nm。

红外光:电磁波的波长大于 760nm。

3. 互补色光

当将某两种颜色的光按适当强度比例混合时,可以形成白光,这两种色光就称为互补色光,见图 5-1。

4. 物质对光的选择性吸收

溶液之所以呈现不同的颜色是由于该溶液对光具有选择性吸收,如图 5-2 所示。

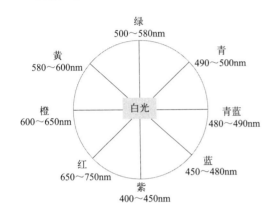

图 5-1 光色互补示意图

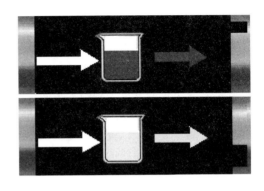

图 5-2 光的选择吸收图

当入射光(白光)全部透过溶液时——溶液无色透明。

当入射光(白光)全部被溶液吸收时——溶液黑色。

当入射光(白光)通过 $KMnO_4$ 溶液时,该溶液选择性吸收绿色波长的光,而将其他的色光两两互补成白光而通过去,只剩下紫红色,未被互补,所以 $KMnO_4$ 显紫色。

5. 吸收曲线定义

溶液对一定波长光的吸收程度,称为吸光度(A)。任何一种溶液对不同波长光的吸收程度是不同的,通常用吸收曲线来描述,即将不同波长的光依次通过固定浓度的有色溶液,然后用仪器测量每一波长处溶液对相应光的吸光度,以波长(λ)为横坐标,以吸光度(A)为纵坐标作图,得到的曲线称 A-λ 吸收曲线或吸收光谱。

吸收曲线描述了物质对不同波长的光的吸收能力。

6. 吸收曲线的特性与作用

将不同波长的光依次通过一定浓度的有色溶液,分别测出它们对各种波长光的吸收程度,用吸光度 A 或光密度 OD 和消光度 E 表示。然后以波长为横坐标,吸光度为纵坐标,画出曲线,所得曲线称为光的吸收曲线(吸收光谱),如图 5-3 所示。

$KMnO_4$ 溶液 $\lambda_{max}=525nm$,浓度不同时,其最大吸收波长不变,但浓度越大,吸收程度(吸光度)越大,吸收峰会越高。

① 同一种物质对不同波长光的吸收程度不同。光吸收程度最大处所对应的波长称为最大吸收波长,常以 λ_{max} 表示。

② 不同浓度的同一物质,其吸收曲线形状相似,最大吸收波长 λ_{max} 不变。

③ 不同物质,它们的吸收曲线形状和最大吸收波长 λ_{max} 则各不相同。可以利用吸收曲

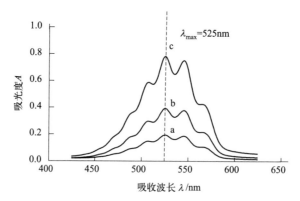

图 5-3　不同浓度高锰酸（$KMnO_4$）水溶液的可见光吸收光谱图
a 浓度＝$1.4×10^{-2}$g/L；b 浓度＝$2.8×10^{-2}$g/L；c 浓度＝$5.6×10^{-2}$g/L

线作为物质定性分析的依据。

④ 同一种物质不同浓度的溶液，在同一波长处吸光度随溶液浓度的增加而增大；在最大吸收波长 λ_{max} 处的吸光度相差最大。此特性可作为物质定量分析的依据。此时灵敏度最高。

吸收曲线是紫外-可见分光光度法中选择测定波长的重要依据，通常选用溶液的最大吸收波长作为测定波长，以提高测定的灵敏度。

总而言之，吸收曲线的作用是：①同一物质在一定温度下的吸收光谱是一定的，因此物质的吸收光谱可以作为定性依据；②用光度法做定量分析时，利用吸收光谱确定最佳测定波长，一般选用最大吸收波长，若有杂质组分干扰时，可根据待测组分和杂质组分的吸收光谱确定测定波长。

三、朗伯-比尔定律

1. 朗伯-比尔定律的内涵

物质对光吸收的定量关系很早就受到了科学家的注意并进行了研究。皮埃尔·布格（Pierre Bouguer）和约翰·海因里希·朗伯（Johann Heinrich Lambert）分别在 1729 年和 1760 年阐明了物质对光的吸收程度和吸收介质厚度之间的关系；1852 年奥古斯特·比尔（August Beer）又提出光的吸收程度和吸光物质浓度也具有类似关系，结合起来就得到有关光吸收的基本定律：布格-朗伯-比尔定律，简称朗伯-比尔定律。

朗伯定律指出：当一定波长的单色光通过一固定浓度溶液时，其吸光度 A 与光通过的溶液层厚度 L 成正比关系。朗伯定律适用于任何均匀、有吸光质点的液体、气体、固体。

比尔定律指出：当一定波长的单色光通过溶液时，若溶液厚度一定，则吸光度与溶液浓度 c 成正比，与被测物质的性质、入射光波长、溶剂、液层厚度及温度有关。当溶液浓度达到一定值时，有色溶液的解离或聚合程度会发生变化，导致吸光度与浓度不能保持严格的正比关系。所以比尔定律只适用于稀溶液。

如果同时考虑液层厚度和溶液浓度对光吸收的影响，则上述两个定律可合并为朗伯-比尔定律，当一适当波长的单色光通过溶液时，若液层厚度一定，则吸光度与溶液浓度成正比，并且与吸光物质性质、溶剂、入射光波长、液层厚度和溶液温度有关，且对所有的均匀介质（即低浓度溶液）和单色光都适用。表示为

$$A = KLc$$

式中，L 为液层厚度，cm；c 为溶液浓度；K 为吸光系数。

当 c 的单位为 g/L，L 的单位为 cm 时，K 用 α 表示，比例系数 α 称为质量吸收系数，单位 L/(g·cm)。它与入射光波长、物质的性质及溶液的温度等有关。

$$A = \alpha L c$$

当 c 的单位为 mol/L，L 的单位为 cm 时，K 用 ε 表示，比例系数 ε 称为摩尔吸收系数，数值上 ε 等于 α 与吸光物质的摩尔质量的乘积，即 $\varepsilon = \alpha \cdot M$，单位是 L/(mol·cm)。

$$A = \varepsilon L c$$

在给定单色光、溶剂和温度等条件下，摩尔吸收系数表示物质对某一特定波长光的吸收能力。ε 越大表示该物质对某波长光的吸收能力越强，测定灵敏度越高。因此进行测定时，为了提高分析的灵敏度，必须选择摩尔吸收系数大的有色化合物进行测定，选择具有最大 ε 值的波长作入射光。一般 ε 值大于 10^3 即可进行分光光度法测定。

2. 偏离朗伯-比尔定律的原因

由朗伯-比尔定律知：溶液的吸光度 A 与溶液的浓度 c 之间呈线性关系。在紫外-可见分光光度分析中正是利用这种关系，采用标准曲线法，可以很方便地测定溶液中某组分的含量。

但是在分析过程中，常常会出现标准曲线偏离直线的情况，这种情况称为"偏离朗伯-比尔定律现象"，如图 5-4 所示。

引起标准曲线偏离朗伯-比尔定律现象的原因，主要有如下几个：

（1）入射光为非单色光　从理论上讲，朗伯-比尔定律只适用于单色光。但在分析实践中人们发现，分光光度计得到的入射光实质上都是某一波长的复合光。由于物质对不同波长光的吸收程度不同，导致标准曲线的偏离。

为了克服上述情况的发生，在测定中通常选择被测物最大吸收波长的光作为入射光。这样不仅可以提高测定时的灵敏度，而且由于此处的吸收曲线比较平坦，偏离朗伯-比尔定律的程度也较小。

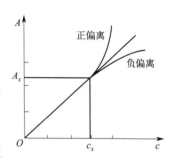

图 5-4　标准曲线的偏离

（2）化学反应引起的偏离　溶液中的化合物，常因离解、聚合、形成新的化合物或异构化等化学变化而改变浓度，从而导致偏离朗伯-比尔定律。因此严格控制显色反应的条件、维持溶液中的化学平衡，是防止偏离朗伯-比尔定律的主要措施。

（3）比尔定律的局限性引起偏离　比尔定律是一个有限定律，它只适用于浓度小于 0.01mol/L 的稀溶液，随着待测组分浓度的增加，溶液中吸光粒子数目增多，粒子间平均距离减小，粒子的电荷发生改变，使吸光粒子的摩尔吸收系数发生变化，从而导致"偏离现象"的发生。当被测溶液中其他组分浓度高时，也会产生类似效应。因此要保证分析的准确性，待测组分的浓度应控制在 0.01mol/L 以下，并注意待测溶液中其他组分对测定的干扰。

（4）测定条件　测定条件主要包括显色剂用量、溶液酸度、温度、时间、溶剂效应等。

四、紫外-可见分光光度计的基本结构

分光光度计的类型很多，最常用的是可见光分光光度计和紫外-可见分光光度计。各种类型的分光光度计的结构和原理基本相同，一般主要部件包括光源、单色器、吸收池、检测器和信号处理及显示系统。

(1) 光源 光源指一种可以发射出能被溶液或吸收物质选择性吸收的光的装置。光源应在一定光谱区域内发射出连续光谱，并有足够的强度和良好的稳定性，在整个光谱区域内光的强度不应随波长有明显的变化。实际上许多光源的强度都随波长变化而变化。为了解决这一问题，在分光光度计内装有光强度补偿装置，使不同波长下的光强度达到一致。

可见光分光光度计常用光源是钨灯，能发射出350~2500nm波长范围的连续光谱，适用范围是360~1000nm。常用光源还有卤钨灯，与普通钨灯相比其发光效率大大提高，灯的使用寿命也大大延长。

紫外光分光光度计常用氢灯作为光源，其发射波长的范围为150~400nm。因为玻璃吸收紫外光而石英不吸收紫外光，因而氢灯的灯壳采用石英制成。

(2) 单色器 将来自光源的复合光分散为单色光的装置称为分光系统或单色器。

单色器可分成滤光片、棱镜和光栅。滤光片能让某一波长的光透过，而其他波长的光被吸收，滤光片可分成吸收滤光片、截止滤光片、复合滤光片和干涉滤光片。棱镜是用玻璃或石英材料制成的一种分光装置，其原理是光从一种介质进入另一种介质时，不同波长的光在棱镜内的传播速度不同，其折射率不同而被光分开。玻璃棱镜色散能力大，分光性能好，能吸收紫外光而用于可见光分光光度计，石英棱镜可用于可见光和紫外光分光光度计。光栅是分光光度计常用的一种分光装置，其特点是波长范围宽，可用于紫外、可见和近红外光区，而且分光能力强，光谱中各谱线的宽度均匀一致。

单色器组成：由入射狭缝、准光器（透镜或凹面反射镜使入射光成平行光）、色散元件、聚焦元件和出射狭缝等组成。

单色器的核心部分是色散元件（如玻璃棱镜和光栅），起分光的作用。

(3) 吸收池 吸收池又称为比色皿。比色皿常由无色透明、耐腐蚀和耐酸碱的玻璃或石英材料做成，用于盛放待比色溶液。玻璃比色皿用于可见光区，而石英比色皿用于紫外光区。比色皿的光程为0.1~10cm，一般为1cm。同一台分光光度计上的比色皿，其透光率应一致，在同一波长和相同溶液下，比色皿间的透光率误差应小于0.5%。使用时应对比色皿进行校准，因为吸收池材料本身吸光特征以及吸收池的光程长度的精度等对分析结果都有影响。

(4) 检测器 检测器是将透过溶液的光信号转换为电信号，并将电信号放大的装置。检测器的功能：检测信号、测量单色光透过溶液后光强度的变化。常用的检测器有光电池、光电管和光电倍增管等。

(5) 信号处理及显示系统 早期的分光光度计用表头作为显示装置，20世纪70年代以来，采用数字读出装置。现代分光光度计在主机中装备有微处理器或外接微型计算机，控制仪器操作和处理测量数据；还装有显示屏幕、打印机和绘图仪等，使测量精密度、自动化程度提高，应用功能增加。

显示器：将光电管或光电倍增管放大的电流通过仪表显示出来的装置。常用的显示器有检流计、微安表、记录器和数字显示器。检流计和微安表可显示透光度（$T\%$）和吸光度（A）。数字显示器可显示$T\%$、A和c（浓度）。

五、紫外-可见分光光度计的类型

根据光度学分类，紫外-可见分光光度计可分为单光束和双光束分光光度计；根据测量中提供的波长数可分为单波长分光光度计和双波长分光光度计。

(1) 单波长单光束分光光度计 这类分光光度计（图5-5）有直读式和调零式（电位补

偿)两种。单光束直读式分光光度计是最简单的分光光度计类型。国内普遍使用的 721 型和 722 型分光光度计就是这种类型的仪器,其波长范围为 360~800nm。这两种仪器的区别是 721 型是棱镜分光,表头直读,而 722 型是光栅分光,数字显示。

(2) 单波长双光束分光光度计 一般的单光束分光光度计每换一个波长都必须用空白进行校准,测定吸收光谱较麻烦(用计算机技术实现自动扫描的除外),且对光源和检测系统的稳定性要求较高。双光束分光光度计光源发射的光经单色器分光后被反射镜分解为强度相等的两束光,一束通过参比池,一束通过样品池(图 5-6)。光度计能自动计算两束光的强度比值,此比值即为试样的透射比,经对数变换将它转换成吸光度并作为波长的函数记录下来。

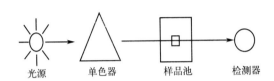

图 5-5 单波长单光束分光光度计光路简图

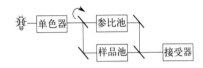

图 5-6 单波长双光束分光光度计光路简图

(3) 双波长分光光度计 由同一光源发出的光被分成两束,分别经过两个单色器,得到两束不同波长的单色光;两束光以一定的频率交替照射同一吸收池,然后经过光电倍增管和电子控制系统,最后由显示器显示出两个波长处的吸光度差值(图 5-7)。对于多组分混合物、混浊试样(如生物组织液)或背景吸收较大的样品分析,以及存在背景干扰或共存组分吸收干扰的情况下,利用双波长分光光度法,往往能提高测定的灵敏度和选择性。

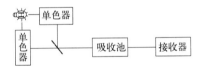

图 5-7 双波长分光光度计光路简图

六、紫外-可见分光光度计定量方法

1. 标准曲线法

标准曲线法,也叫外标法或直接比较法,是一种简便快捷的定量方法,适用于大量样品的分析。

标准曲线法定量基础是朗伯-比尔定律:当一定波长的平行单色光通过厚度一定、均匀的稀溶液时,吸光度 A 与溶液的浓度 c 及光程中液层厚度 L 的乘积成正比。

朗伯-比尔定律表达式中,比例常数 K 的数值需要从相应的手册中查到,但手册中给出的数据有限,不可能所有物质在所有波长下的比例常数都能找到,因此需要借助标准曲线法,也称工作曲线法。当入射光波长及吸收池光程一定时,吸光度 A 与吸光物质的浓度 c 呈线性关系。以某物质的标准溶液浓度 c 为横坐标,以吸光度 A 为纵坐标,绘出 A-c 曲线,称为标准曲线。在相同条件下测定待测溶液的吸光度,即可通过标准曲线求得待测溶液的浓度。

2. 标准对照法

若试样中只有被测组分在 λ_{max} 处有吸收,且符合朗伯-比尔定律,则配制一个与待测样品浓度接近的标准溶液,在同一波长处测定吸光度,根据下式可计算出待测样品的浓度。

$A_{样}=K_{样}L_{样}c_{样}$,$A_{标}=K_{标}L_{标}c_{标}$。因为是同种物质,同台仪器,相同厚度吸收池及同一波长测定,故 $K_{样}=K_{标}$,$L_{样}=L_{标}$

$$\frac{A_{标}}{A_{样}}=\frac{c_{标}}{c_{样}}$$

则

$$c_{样}=\frac{A_{样}}{A_{标}}\times c_{标}$$

应注意用上述关系式进行计算时,只有 $c_{样}$ 和 $c_{标}$ 相接近时,结果才是可靠的,否则误差较大。

3. 吸光系数法(绝对法)

根据朗伯-比尔定律,吸光度 A 与吸光物质的浓度 c 和吸收池光程长 L 的乘积成正比。当 c 的单位为 g/L,L 的单位为 cm 时,则 $A=\alpha Lc$,比例系数 α 称为质量吸收系数,单位 L/(g/cm);当 c 的单位为 mol/L,L 的单位为 cm 时,则 $A=\varepsilon Lc$,比例系数 ε 称为摩尔吸收系数,数值上 ε 等于 α 与吸光物质的摩尔质量的乘积,即 $\varepsilon=\alpha M$,单位是 L/(mol/cm)。

在给定单色光、溶剂和温度等条件下,摩尔吸收系数表示物质对某一特定波长光的吸收能力。ε 越大表示该物质对某波长光的吸收能力越强,测定灵敏度越高。

在测定条件下,如果待测组分的吸光系数已知,可以通过测定溶液的吸光度,直接根据朗伯-比尔定律($A=KLc$,K 为吸光系数)求出组分的浓度或者含量。此法适用于非经常性工作。用本法测定时,为了提高分析的灵敏度,必须选择摩尔系数大的有色化合物进行测定,选择具有最大 ε 值的波长作入射光。一般 ε 值大于 10^3 即可进行紫外-可见分光光度法测定,并注意仪器的校正和检定。

4. 标准加入法

标准加入法是分别在数份相同体积样品液中加入不等量的标准液,一定要有一份相同体积样品液中加入的标准液为零,按照前文绘制标准曲线的步骤测量吸光度(或峰高、面积),在坐标纸上以加入的标准液浓度为横坐标,对应的吸光度为纵坐标,绘制标准曲线,用外推法就可得到样品液浓度(延长标准曲线和横坐标相交的数的绝对值)。该法一般适用于组分较复杂的未知样品,能消除一些基本成分对测定的干扰,但对测定的未知成分含量要粗略估计一下,加入的标准液要和样品液浓度接近。

任务准备

1. 任务组织

按四人每组分成若干个小组,每组推选一位负责人,提前两周对小组下达任务。

小组负责人要组织、协调项目组成员的工作,根据任务查找资料,制订好实验方案并做好仪器、试剂的准备工作。成员间要学会沟通、合作,顺利开展工作计划,完成实验。

2. 制订计划

查阅资料,对所查资料进行归纳总结,小组内进行讨论,设计可行的实训方案,并分析国家法定标准,填写解读检测方法的原始记录表及任务实施方案表。

解读检测方法的原始记录表

记录编号	
一、阅读与查找标准	

方法原理	
相关标准	
检出限	
准确度		精密度	

二、标准内容			
适用范围		限值	
定量公式		性状	
样品处理			
操作步骤			

三、仪器确认	
所需仪器	检定有效日期

四、试剂确认			
试剂名称	纯度	库存量	有效期

五、安全防护

确定人		复核人	

任务实施方案

工作任务名称			
检验依据			
仪器			
试剂			
实训步骤及时间分配	实训内容	时间/min	备注

任务实施

1. 实训用仪器及药品准备

（1）仪器　紫外-可见分光光度计、分析天平（感量 0.01mg）、容量瓶（100ml、200ml）、比色皿、研钵、称量瓶、移液管、水浴锅。

（2）药品　烟酰胺片、盐酸。

2. 检验过程

活动一　供试品溶液的配制

根据《中国药典》（2020 年版）二部和四部中测定烟酰胺片的相关规定，配制供试品溶液。

取本品 20 片，精密称定，研细，精密称取细粉适量（约相当于烟酰胺 60mg），置 100ml 量瓶中，加盐酸溶液（9→1000）75ml，置水浴上加热 15min 并时时振摇，使烟酰胺溶解，放冷，用盐酸溶液（9→1000）稀释至刻度，摇匀，滤过，精密量取续滤液 5ml，置 200ml 量瓶中，用盐酸溶液（9→1000）稀释至刻度，摇匀。

活动二　开机及参数设置

（1）接通电源　打开电源开关，仪器预热 20min。

（2）调节波长　调节到需要的分析波长位置。

（3）零点调节　"方式设定"键可切换测试方式（吸光度或透光率），切换"T"表示当前调节的是透光率；切换"A"表示当前调节的是吸光度，可对吸光度和透光率进行零点调节。打开样品室盖，将挡光体和比色皿插入比色皿架，注意要使比色皿的光学面与光路垂直，盖好样品室盖，按"方式设定"键选择测试方式，选择"T"，按"$0\%T$"，自动调整零透光率，切换到"A"，拉一下比色皿架拉杆按"$0\%A/100\%A$"，调 100.0% 透光率。注意每当波长重新设置后，都要重新调整 $100.0\%T$。

活动三　绘制吸收曲线

配制一浓度适当的溶液，在分光光度计上，依次以不同的波长的入射光通过该溶液，测定吸光度（A）。然后以吸光度 A 为纵坐标，波长 λ 为横坐标，在坐标纸或计算机上作图，可得到一条曲线。这条 A-λ 曲线称为该溶液的吸收曲线或称吸收光谱。

物质的吸收曲线是分光光度法选择测定波长的重要依据。通常是选择 λ_{max} 为测定波长，以提高测定的灵敏度，但若在 λ_{max} 处有干扰时，在保证灵敏度的前提下，也可选择其他波长。

活动四　定量分析

取供试品溶液，在 261nm 的波长处测定吸光度，按 $C_6H_6N_2O$ 的吸收系数（$E_{1cm}^{1\%}$）为 430 计算。

$$A = E_{1cm}^{1\%} Lc$$
$$含量 = cVD$$

式中，A 为烟酰胺吸光度值；$E_{1cm}^{1\%}$ 为百分吸光系数；L 为比色皿厚度；c 为待测的烟酰胺的浓度；V 为样品定容的体积；D 为稀释倍数。

活动五　关机及结束

① 关闭紫外-可见分光光度计。
② 将干燥袋放入仪器。
③ 清洗比色皿，整理实验室，填写仪器使用记录。

3. 检验记录

绘制烟酰胺片吸收曲线检验记录表

记录编号											
样品名称					检验日期						
检测项目					检验依据						
检验仪器					判定依据						
温度/℃					相对湿度/％						
检验设备(标准物质)编号											
测量波长范围： nm		参比溶液：			吸收池规格： cm						
λ/nm	450	460	470	480	490	500	510	520	530	540	550	其他
A											

绘制吸收曲线

续表

供试品			
20片供试品的质量/mg		平均每片供试品的质量/g	
称取供试品质量/g		供试品的定容体积/ml	
供试品吸光度		对照比较法计算所得供试品质量浓度/($\mu g/ml$)	
计算所得供试品每片含烟酰胺的质量/mg		供试品每片含烟酰胺的标示量/mg	
本品每片含烟酰胺的质量与标示量之比/%			
检验人		复核人	日期

任务评价

任务评价表

班级:		姓名:	组别:		总分:		
考核内容		考核标准		分值	A	B	C
1. 查资料,设计方案		正确选取资料,设计方案可行性强		10			
2. 取样		正确取样		5			
3. 含量测定		供试品溶液制备		15			
		紫外-可见分光光度计操作		25			
		标准曲线绘制		10			
		结果计算		10			
4. 完成记录		正确书写检验记录		25			
		合计		100			

总分=A×20%+B×20%+C×60%（A为自评分,B为小组评分,C为教师评分）

考核教师： 考核时间： 年 月 日

知识拓展

分光光度计的保养和维护

分光光度计是由光学、精密机械和电子技术三者紧密结合的光谱仪器，正确安装、使用对保持仪器良好的性能和保证测试的准确度有重要作用。

1. 分光光度计实验室条件

① 室温保持在15~28℃，相对湿度控制在45%~65%，不超过70%。

② 防尘、防震和防电磁干扰，仪器周围不应有强磁场，避免阳光直射。

③ 防腐蚀。应防止腐蚀性气体如H_2S、SO_2、NO_2等腐蚀仪器部件。

④ 应与化学操作室隔开。

⑤ 当测量具有挥发性和腐蚀性样品溶液时，吸收池应加盖。

⑥ 放置仪器的工作台，必须有足够强度（能承受30kg的重量），仪器后侧距离墙面应至少10cm，以保证及时散热。

2. 仪器保养和维护方法

① 在不使用时不要打开光源。

② 单色器是仪器的核心部分，装在密封的盒内，一般不宜拆开。要经常更换干燥器的干燥剂，防止色散元件受潮生霉。

③ 吸收池使用后应立即洗净，为防止其光学面被擦伤，必须用擦镜纸或柔软的棉织物擦去水分。生物样品、胶体或其他在池窗上形成薄膜的物质要用适当的溶剂洗涤；有色物质污染，可用 3mol/L HCl 和等体积乙醇的混合液洗涤。

④ 光电器件应避免强光照射或受潮积尘。

⑤ 仪器的工作电源一般允许 220V±22V 的电压波动，为保证光源等和检测工作系统的稳定性，在电源电压波动较大的实验室最好配备稳压器。

复习与思考

1. 阐述紫外-可见分光光度计的组成部分及其原理。
2. 影响紫外-可见分光光度法测定结果的因素有哪些？

任务二　复方氯化钠滴眼液含量测定（原子吸收分光光度法）

任务描述

现有一批某制药公司的复方氯化钠滴眼液，要求进行含量测定，并判定测定结果是否合格。《中国药典》（2020年版）规定，本品含氯化钾（KCl）应为标示量的 90.0%～110.0%。

任务分析

1. 明确任务流程

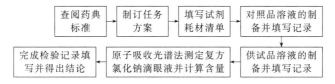

2. 任务难点分析

① 准确配制对照品及供试品溶液。

② 正确操作仪器并进行维护。

③ 正确计算含量并得出结论。

相关知识

一、原子吸收分光光度法概述

绝大多数化合物在加热到足够高的温度时，其中的元素可解离成为气态基态原子，此过程称为供试品原子化。供试品蒸气中待测元素的基态原子对同种元素发射的特征波长的光波具有吸收作用，这种现象称为原子吸收。原子吸收分光光度法就是利用这种现象，使供试品原子化后，测定其中待测元素对特征谱线的吸光度，对待测元素进行分析的方法。

原子吸收分光光度法是一种吸收光谱法，故也称为原子吸收光谱法，其吸光度与浓度的关系符合朗伯-比尔定律。当光源发射的特征谱线照射在供试品蒸气中待测元素的基态原子上时，被吸收的特征谱线强度 A 与供试品中待测元素浓度 c 成正比，即

$$A = -\lg I/I_0 = -\lg T = KcL$$

式中，I 为透射光强度；I_0 为发射光强度；T 为透射比；L 为光通过原子化器光程（长度），每台仪器的 L 值是固定的；K 为常数。原子吸收光谱法是目前微量和痕量元素分析灵敏且有效的方法之一，广泛地应用于各个领域，具有以下优点。

（1）灵敏度高　火焰原子吸收光谱法对大多数金属元素检测灵敏度为 $10^{-10} \sim 10^{-8}$ g/ml。非火焰原子吸收光谱法的绝对灵敏度可达 10^{-10} g/ml。

（2）选择性好　不同元素之间的干扰一般很小，对大多数样品只需要进行简单的处理，可不经复杂分离测定多种元素。

（3）快速、应用较广　能直接测定 70 多种元素。

二、原子吸收分光光度计

原子吸收分光光度计（也称原子吸收光谱仪）主要由光源、原子化器、单色器、检测系统和显示系统组成。有的仪器还包括背景校正系统、自动进样系统等。

1. 光源

光源的作用是发射待测元素的特征光谱，供测量用。为了保证峰值吸收的测量，要求光源必须能发射出比吸收线宽度更窄的锐线光谱，并且强度大而稳定，背景低且噪声小，使用寿命长。空心阴极灯（hollow cathode lamp，HCL）、无极放电灯、蒸气放电灯和激光光源都能满足上述要求，其中应用最广泛的是空心阴极灯（图 5-8）和无极放电灯。

空心阴极灯又称元素灯，根据阴极材料的不同，分为单元素灯和多元素灯。通常单元素的空心阴极灯只能用于一种元素的测定，这类灯发射线干扰少、强度高，但每测一种元素需要更换一种灯。多元素灯可连续测定几种元素，减少了换灯的麻烦，但光强度较弱，容易产生干扰。目前我国生产的空心阴极灯可以满足国内外各种型号的原子吸收分光光度计的要求，元素品种达 60 余种。空心阴极灯使用前应经过一段预热时间，使灯的发光强度达到稳定。预热时间随灯元素的不同而不同，一般在 20～30min。使用时，应选择合适的工作电流。

无极放电灯又称微波激发无极放电灯。无极放电灯的发射强度比空心阴极灯大 100～1000 倍。谱线半宽度很窄，适用于对难激发的 As、Se、Sn 等元素的测定。目前已制成 Al、P、K、Rb、Zn、Cd、Hg、Sn、Pb、As 等 18 种元素的商品无极放电灯。

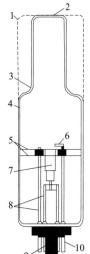

图 5-8　空心阴极灯结构示意图
1—紫外玻璃窗口；2—石英窗口；
3—密封；4—玻璃套；
5—云母屏蔽；6—阳极；
7—阴极；8—支架；9—管套；
10—连接管套

2. 原子化器

将试样中待测元素变成气态的基态原子的过程称为试样的"原子化"。完成试样原子化

所用的设备称为原子化器或原子化系统。试样中被测元素原子化的方法主要有火焰原子化法和非火焰原子化法两种。火焰原子化法利用火焰热能使试样转化为气态原子。非火焰原子化法利用电加热或化学还原等方式使试样转化为气态原子。

原子化系统在原子吸收分光光度计中是一个关键装置，它的质量对原子吸收光谱分析法的灵敏度和准确度有很大影响，甚至起到决定性的作用，也是分析误差最大的一个来源。

（1）火焰原子化器（flame atomizer）　火焰原子化包括两个步骤：先将试样溶液变成细小雾滴（即雾化阶段），然后使雾滴接受火焰供给的能量形成基态原子（即原子化阶段）。火焰原子化器由雾化器、预混合室和燃烧器等部分组成。

雾化器（nebulizer）的作用是将试液雾化成微小的雾滴。雾化器的性能会对灵敏度、测量精度和化学干扰等产生影响，因此要求其喷雾稳定、雾滴细微均匀和雾化效率高。目前商品原子化器多数使用气动型雾化器。

预混合室也称雾化室，其作用是进一步细化雾滴，并使之与燃气均匀混合后进入火焰。燃烧器的作用是使燃气在助燃气的作用下形成火焰，使进入火焰的试样微粒原子化。

原子吸收光谱分析最常用的火焰是空气-乙炔火焰和氧化亚氮（笑气）-乙炔火焰。当采用不同的燃气时，应注意调整燃烧器的狭缝宽度和长度以适应不同的燃气的燃烧速率，防止回火爆炸。由于火焰原子化法的操作简便，重现性好，有效光程大，对大多数元素有较高灵敏度，因此应用广泛。但火焰原子化法原子化效率低，灵敏度不够高，而且一般不能直接分析固体样品。火焰原子化法这些不足之处，促使了非火焰原子化法的发展。

（2）电热原子化器　电热原子化器的种类有多种，如电热高温管式石墨炉原子化器、石墨杯原子化器、钽舟原子化器、碳棒原子化器、镍杯原子化器、高频感应炉和等离子喷焰等。在商品仪器中常用的电热原子化器是管式石墨炉原子化器，其结构见图5-9。

石墨炉原子化器（graphite furnace atomizer）的优点是原子化效率高，在可调的高温下，试样利用率达100%，灵敏度高，试样用量少，适用于难熔元素的测定。不足之处是试样组成不均匀性的影响较大，测定精密度较低；共存化合物的干扰比火焰原子化法大，背景干扰比较严重，一般都需要校正背景。

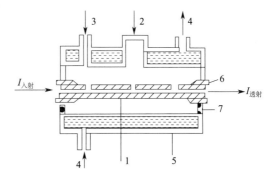

图5-9　管式石墨炉原子化器示意图
1—石墨管；2—进样窗；3—惰性气体；
4—冷却水；5—金属外壳；6—电极；7—绝缘材料

3. 分光系统

原子吸收光谱仪的分光系统又称单色器，其作用是将待测元素的吸收线与邻近谱线分开，并阻止其他的谱线进入检测器，使检测系统只接受共振吸收线。单色器由入射狭缝、出射狭缝和色散元件（目前商品仪器多采用光栅，其倒线色散率为0.25～6.6nm/mm）等组成。在实际工作中，通常根据谱线结构和待测共振线邻近是否有干扰来决定狭缝宽度，通过实验来确定适宜的狭缝宽度。

4. 检测系统

检测系统由光电元件、放大器等组成。

光电元件一般采用光电倍增管，其作用是将经过原子蒸气吸收和单色器分光后的微弱信号转换为电信号。原子吸收光谱仪的工作波长通常为190～900nm，不少商品仪器在短波方面可测至197.3nm（砷），长波方面可测至852.1nm（铯）。放大器的作用是将光电倍增管输出的电压信号放大后送入显示器。放大器分交流、直流放大器两种。由于直流放大不能排除火焰中待测元素原子发射光谱的影响，所以已趋淘汰。目前广泛采用的是交流选频放大和相敏放大器。

5. 显示系统

放大器放大后的电信号经对数转换器转换成吸光度信号，再采用微安表或检流计直接指示读数（目前商品仪器几乎不再使用此种显示装置），或用数字显示器显示，或记录仪打印进行读数。目前，国内外商品化的原子吸收分光光度计几乎都配备了微处理器系统，具有自动调零、曲线校直、浓度直读、标尺扩展、自动增益等性能，并附有记录器、打印机、自动进样器、阴极射线管荧光屏及计算机等装置，大大提高了仪器的自动化和半自动化程度。

6. 常用仪器型号和主要性能

原子吸收分光光度计按光束形式可分为单光束（指从光源中发出的光仅以单一光束的形式通过原子化器、单色器和检测系统）和双光束（指从光源发出的光被切光器分成两束强度相等的光，一束为样品光束通过原子化器被基态原子部分吸收；另一束只作为参比光束不通过原子化器，其光强度不被减弱）两类；按包含"独立"的分光系统和检测系统的数目又可分为单道（指仪器只有一个光源，一个单色器，一个检测显示系统，每次只能测一种元素）、双道（指仪器有两个不同光源，两个单色器，两个检测显示系统）和多道。目前普遍使用的是单道单光束或单道双光束原子吸收分光光度计。

作为一种发展成熟的分析仪器，国内外有各种型号。如上海精密科学仪器有限公司的AA320CRT、361MC、AA370MC；北京北分瑞利分析仪器有限责任公司的WFX-110、WFX-120、WFX-130、WFX-1C、WFX-1D；美国PE公司的AAnalyst100、AAnalyst300；日本岛津公司的AA-6800/6650系列等。

三、原子吸收分光光度法类型

光源发射的待测元素的特征谱线，通过原子化器中待测元素的基态原子蒸气时，部分被吸收，透过部分经分光系统分离出所需谱线，被检测系统接收后再转变为电信号，放大后在记录装置上显示或记录（图5-10）。

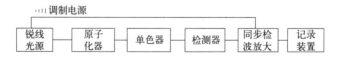

图5-10 原子吸收原理图

原子化器的功能是提供能量，使试样干燥、蒸发和原子化。原子化器主要有两种类型：火焰原子化器和石墨炉原子化器，根据原子化器的不同，可分为火焰原子吸收光谱法和石墨炉原子吸收光谱法。

（1）火焰原子吸收光谱法 将待测元素在火焰原子化器中转变为原子蒸气的一种原子吸收分光光度法。常用的火焰有空气-乙炔、氧化亚氮-乙炔、空气-氢气、空气-丙烷等。不同的火焰有不同的温度。火焰温度应以能使待测元素完全解离成游离基态原子，而又不产生激发态粒子为宜。

（2）石墨炉原子吸收光谱法　利用石墨材料制成管、杯等形状的原子化器电流加热样品，使其原子化，进行原子吸收分析的方法。由于样品全部参加原子化，并且避免了原子浓度在火焰气体中的稀释，分析灵敏度得到了显著的提高。该法用于测定痕量金属元素，在性能上比其他许多方法好，并能用于少量样品的分析和固体样品直接分析。

四、测定方法

（一）第一法（标准曲线法）

在仪器推荐的浓度范围内，除另有规定外，制备含待测元素不同浓度的对照品溶液至少5份，浓度依次递增，并分别加入各品种项下制备供试品溶液的相应试剂，同时以相应试剂制备空白对照溶液。将仪器按规定启动后，依次测定空白对照溶液和各浓度对照品液的吸光度，记录读数。以每一浓度3次吸光度读数的平均值为纵坐标、相应浓度为横坐标，绘制标准曲线。按各品种项下的规定制备供试品溶液，使待测元素的估计浓度在标准曲线浓度范围内，测定吸光度，取3次读数的平均值，从标准曲线上查得相应的浓度，计算被测元素含量。绘制标准曲线时，一般采用线性回归，也可采用非线性拟合方法回归。

（二）第二法（标准加入法）

取同体积按各品种项下规定制备的供试品溶液4份，分别置4个同体积的量瓶中，除(1)号量瓶外，其他量瓶分别精密加入不同浓度的待测元素对照品溶液，分别用去离子水稀释至刻度，制成从零开始递增的一系列溶液。按上述标准曲线法自"将仪器按规定启动后"操作，测定吸光度，记录读数；将吸光度读数与相应的待测元素加入量作图，延长此直线至与含量轴的延长线相交，此交点与原点间的距离即相当于供试品溶液取用量中待测元素的含量，如图5-11，再以此计算供试品中待测元素的含量。

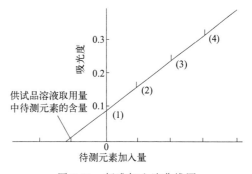

图5-11　标准加入法曲线图

当用于杂质限量检查时，取供试品，按各品种项下的规定，制备供试品溶液；另取等量的供试品，加入限度量的待测元素溶液，制成对照品溶液。照上述标准曲线法操作，设对照品溶液的读数为 a，供试品溶液的读数为 b，b 值应小于 $a-b$。

◁ 任务准备

1. 任务组织

按四人每组分成若干个小组，每组推选一位负责人，提前两周对小组下达任务。

小组负责人要组织、协调项目组成员的工作，根据任务查找资料，制订好实验方案并做好仪器、试剂的准备工作。成员间要学会沟通、合作，顺利开展工作计划，完成实验。

2. 制订计划

查阅资料，对所查资料进行归纳总结，小组内进行讨论，设计可行的实训方案，并分析国家法定标准，填写解读检测方法的原始记录表及任务实施方案表。

解读检测方法的原始记录表

记录编号			
一、阅读与查找标准			
方法原理			
相关标准			
检出限			
准确度		精密度	
二、标准内容			
适用范围		限值	
定量公式		性状	
样品处理			
操作步骤			
三、仪器确认			
所需仪器		检定有效日期	
四、试剂确认			
试剂名称	纯度	库存量	有效期
五、安全防护			
确定人		复核人	

任务实施方案

工作任务名称			
检验依据			
仪器			
试剂			
实训步骤及时间分配	实训内容	时间/min	备注

任务实施

1. 实训用仪器及药品准备

(1) 仪器　原子吸收分光光度计、分析天平（感量0.1mg）、容量瓶（100ml）、量筒（10ml）、移液管（5ml、10ml、15ml）、称量瓶、钾元素灯。

(2) 药品　基准氯化钾、10％氯化锶溶液、复方氯化钠滴眼液、0.500g/L钾标准溶液、0.500g/L锌标准溶液、去离子水。

2. 检验过程

活动一　分析条件的选择

(1) 开机前检查　根据仪器说明书要求，完成环境检查表，若有非正常情况，则需要排除。所有情况正常后，方可进入后续的任务。

环境检查表

仪器要求	温度/℃	相对湿度/％	
实验室环境	温度/℃	相对湿度/％	
钾元素灯	正常（　）不正常（　）	水封	正常（　）不正常（　）
气路连接	正常（　）不正常（　）	电路连接	正常（　）不正常（　）

(2) 开机　正确安装钾元素空心阴极灯，然后打开计算机，打开工作站，仪器进入初始化，选择工作灯为钾灯，设置初始测量条件，波长选择766.5nm。

(3) 通气点火　气密性检查：将乙炔钢瓶的总阀打开，稍等一会，然后关闭总阀，观察乙炔钢瓶的总压力表表针30min，其压力表的压降不得超过0.1MPa。先通空气后再通乙炔，选择主菜单"点火"，即可将火焰点燃。

(4) 选择分析线　用空白溶液调零，吸喷0.500g/L钾标准溶液，通过菜单"仪器"/"光学系统"，改变分析线，分别在766.5nm和404.4nm下测定吸光度，填入分析条件选择原始记录表中。

注意事项：每次改变分析线都需要进行"能量调试"操作，调整能量到100％。

(5) 选择光谱带宽　用空白溶液调零，吸喷 0.500g/L 锌标准溶液，通过菜单"仪器"/"光学系统"，改变光谱带宽 0.1nm、0.2nm、0.4nm、1.0nm、2.0nm，逐一记录相应的光谱带宽和吸光度，填入分析条件选择原始记录表中。

注意事项：每次改变光谱带宽都需要进行"能量调试"操作，调整能量到 100%。

(6) 选择空心阴极灯工作电流　用空白溶液调零，吸喷 0.500g/L 钾标准溶液，通过菜单"仪器"/"光学系统"，改变灯电流，逐一记录灯电流和相应的测定吸光度填入分析条件选择原始记录表中。

注意事项：每次改变灯电流都需要进行"能量调试"操作，调整能量到 100%。

(7) 选择燃助比　用空白溶液调零，吸喷 0.500g/L 锌标准溶液，通过菜单"仪器"/"光学系统"，改变燃气流量，逐一记录相应的燃气流量和吸光度，填入分析条件选择原始记录表中。

注意事项：每次改变燃气流量都需要进行"能量调试"操作，调整能量到 100%。

(8) 选择燃烧器高度　用空白溶液调零，吸喷 0.500g/L 锌标准溶液，通过菜单"仪器"/"光学系统"，改变燃烧器高度，逐一记录相应的燃烧器高度和吸光度，填入分析条件选择原始记录表中。

注意事项：每次改变燃烧器高度都需要进行"能量调试"操作，调整能量到 100%。

(9) 选择进样量　用 10ml 量筒量取 10ml 去离子水，将毛细管插入量筒的同时开始计时，1min 后取出毛细管，从量筒上读取进样量，填入分析条件选择原始记录表中。

注意事项：若需要拆开雾化器调整进样量时，动作必须缓慢、仔细，避免对雾化器造成损坏。

(10) 关机和结束工作

① 任务完毕，先把进样管放到二次蒸馏水或去离子水中吸喷 5min，然后取出进样管空烧 2min。

② 关闭乙炔气瓶总阀，烧掉管内残留气体，让火焰自动熄灭。

③ 选择主菜单"文件"/"退出"，关闭 AAwin 系统，关闭计算机。

④ 关闭主机电源及计算机电源。

⑤ 断开空气压缩机电源，放掉空气压缩机的水分。

⑥ 关闭排风设备。

⑦ 关闭电源总开关。

⑧ 清理实验工作台，填写仪器使用记录。

分析条件选择原始记录表

记录编号			
检测项目		检测日期	
检验依据		判定依据	
温度/℃		相对湿度/%	
检验设备(标准物质)编号			

仪器条件：
　　光谱带宽_____nm　　　　积分时间_____s
　　灯电流_____mA　　　　燃烧器高度_____mm
　　乙炔流速_____ml/min　　空气流速_____ml/min

续表

	一、选择分析线	
波长 λ/nm	766.5	404.4
A		
最佳分析线/nm		
	二、选择光谱带宽	
光谱带宽/nm		
A		
最佳光谱带宽/nm		
	三、选择空心阴极灯工作电流	
灯电流/mA		
A		
最佳灯电流/mA		
	四、选择燃助比	
燃气流量/(ml/min)		
A		
最佳燃气流量/(ml/min)		
	五、选择燃烧器高度	
燃烧器高度/mm		
A		
最佳燃烧器高度/mm		
	六、选择进样量	
进样量/(ml/min)		
检验人	复核人	

活动二　对照品溶液的制备

精密称取经130℃干燥至恒重的基准氯化钾约0.15g，根据使用仪器的灵敏度，用适量的水配制成合适浓度的对照品贮备液，精密量取5ml、10ml与15ml，分别置3个100ml量瓶中，再分别各加10％氯化锶溶液10ml，加水稀释至刻度，摇匀，作为对照品溶液（1）、（2）和（3）。对照品溶液（2）的吸光度值应在0.5左右。

活动三　供试品溶液的制备

用内容量移液管精密量取本品适量，用水定量稀释制成与上述对照品贮备液浓度相当的供试品贮备液；精密量取10ml，置100ml量瓶中，加10％氯化锶溶液10ml，加水稀释至刻度，摇匀，即得。

活动四　样品检测与数据采集

（1）能量调试　进样管吸喷纯水几分钟，选择主菜单的"能量调试"进行操作，通常单击"自动能量平衡"按钮，使能量在95％～105％之间。

（2）标准系列测定　用纯水溶液校正背景后，按浓度从低到高的顺序，依次将各容量瓶中钾标准溶液导入，在调至最佳条件的火焰原子化器中进行测定。

（3）样品测定　再次用纯水溶液校正背景后，分别测定对照品及供试品溶液。

注意事项：通常情况下，浓度从低到高的测定顺序中间可以不用校零。若仪器稳定性不够好时，需要每测定一个溶液吸光度前均进行校零。

（4）关机和结束工作

① 任务完毕，先把进样管放到二次蒸馏水或去离子水中吸喷 5min，然后取出进样管空烧 2min。

② 关闭乙炔气瓶总阀，烧掉管内残留气，让火焰自动熄灭。

③ 选择主菜单"文件"/"退出"，关闭 AAwin 系统，关闭计算机。

④ 关闭主机电源及计算机电源。

⑤ 断开空气压缩机电源，放掉空气压缩机的水分。

⑥ 关闭排风设备。

⑦ 关闭电源总开关。

⑧ 清理实验工作台，填写仪器使用记录。

3. 检验记录

在检验的同时做好各项原始记录。

复方氯化钠滴眼液含量测定记录表

品名		规格	
批号		取样量	
生产日期		来源	
检验依据		检验项目	

记录：

对照品溶液的制备　精密称取经 130℃ 干燥至恒重的基准氯化钾约 0.15g，根据使用仪器的灵敏度，用适量的水配制成合适浓度的对照品贮备液，精密量取 5ml、10ml 与 15ml，分别置 3 个 100ml 量瓶中，再分别加入 10% 氯化锶溶液 10ml，加水稀释至刻度，摇匀，作为对照品溶液（1）、（2）和（3）。对照品溶液（2）的吸光度值应在 0.5 左右。

供试品溶液的制备　用内容量移液管精密量取本品适量，用水定量稀释制成与上述对照品贮备液浓度相当的供试品贮备液：精密量取 10ml，置 100ml 量瓶中，加 10% 氯化锶溶液 10ml，加水稀释至刻度，摇匀，即得。

测定法　取对照品溶液与供试品溶液，照原子吸收分光光度法（通则 0406 第一法），在 766.5nm 的波长处测定，计算，即得。《中国药典》____版规定，本品含氯化钾（KCl）应为标示量的 90.0%～110.0%。

对照品的吸光度：（1）_____；（2）_____；（3）_____。

供试品的吸光度：（1）_____；（2）_____；（3）_____。

$$KCl\ 含量 = \frac{c \times D \times 平均装量}{V \times 标示量}$$

式中，c 为供试品的浓度（通过供试品吸光度查标准曲线所得），g/ml；V 为样品的取样量，ml；D 为样品的稀释倍数；平均装量、标示量的单位均为 g/支。

样品 1：KCl 含量＝_____；样品 2：KCl 含量＝_____；样品 3：KCl 含量＝_____。

平均值＝_____%（应为标示量的 90.0%～110.0%）

相对偏差＝_____%（应不得过 3.0%）

结论：_____

检验人：	日期：	复核人：	日期：

任务评价

任务评价表

班级：		姓名：	组别：		总分：	
考核内容		考核标准	分值	A	B	C
1. 查资料，设计方案		正确选取资料，设计方案可行性强	10			
2. 取样		正确取样	5			
3. 含量测定		对照品溶液制备	10			
		供试品溶液制备	10			
		原子吸收分光光度计操作	25			
		结果计算	10			
4. 完成记录		正确书写检验记录	30			
		合计	100			

总分计算公式＝A×20％+B×20％+C×60％（A 为自评分，B 为小组评分，C 为教师评分）

考核教师： 考核时间： 年 月 日

知识拓展

分光光度计使用注意事项

1. 原子吸收分光光度计的使用

① 实验前应检查排风设备是否良好，确保实验中产生的废气能排出室外，并检查排废液的管道水封是否形成。

② 仪器点火时，先开助燃气，后开燃气；关机时先关燃气，后关闭助燃气。

③ 如果实验过程中突然停电或漏气，应立即关闭燃气，然后关闭空气压缩机及主机上的所有开关。

④ 处理后的样品要无颗粒物质，否则很容易把雾化器进样毛细管堵塞。如有颗粒，要过滤。

⑤ 每次分析工作完成后，都应用去离子水吸喷 5～10min 进行清洗。

2. 乙炔钢瓶的使用

① 凡与乙炔接触的附件（如管路连接），严禁选用含铜量大于 70％的铜合金，以及银、锌、镉及其合金材料。

② 移动作业时，应采用专用小车搬运，乙炔钢瓶严禁敲击、碰撞。

③ 钢瓶阀出口处必须配置专用的减压阀和回火防止器；阀门旋开不超过 1.5 圈；钢瓶减压阀出口压力不得超过 0.15MPa；放气流速不得超过 0.05m/（h·L）。

④ 乙炔瓶使用时，防止乙炔瓶受暴晒或受烘烤，与明火的距离不得小于 10m，严禁 40℃以上的热水或其他热源对乙炔进行加热。

⑤ 乙炔钢瓶使用时，必须直立，应采取措施防止倾倒；开闭乙炔瓶瓶阀的专用扳手始终装在阀上；暂时中断使用时，必须关闭乙炔瓶瓶阀。

⑥ 乙炔瓶内气体严禁用尽，必须留有不低于 0.05MPa 的剩余压力。

⑦ 每次点火前都应进行气密性检查。

> **复习与思考**

1. 什么是原子吸收分光光度法？它可用于测定什么物质？
2. 原子吸收分光光度法的定量依据是什么？药物分析中常用定量分析方法有哪些？
3. 原子吸收分光光度计的主要构成部件有哪些？与紫外-可见分光光度计在构成方面存在哪些差异？

任务三 丹参含量测定（高效液相色谱法）

> **任务描述**

某制药公司采购了一批丹参药材，仓储部门要求进行入库检验，判断是否合格，以便安排入库。根据《中国药典》（2020年版）规定，本品按干燥品计算，含丹参酮 II_A（$C_{19}H_{18}O_3$）、隐丹参酮（$C_{19}H_{20}O_3$）和丹参酮 I（$C_{18}H_{12}O_3$）的总量不得少于 0.25%，含丹酚酸 B（$C_{36}H_{30}O_{16}$）不得少于 3.0%。

> **任务分析**

1. 明确任务流程

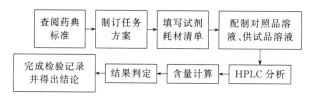

2. 任务难点分析
① HPLC 原理及操作。
② 正确计算含量并得出结论。

> **相关知识**

一、丹参概述

丹参系唇形科鼠尾草属植物丹参的干燥根及根茎，始载于《神农本草经》，现收载于《中国药典》（2020年版），具有活血祛瘀、通经止痛、清心除烦、凉血消痈等功效。古有"一味丹参，功同四物"之说，现代药理学研究发现，丹参具有扩张血管、抗氧化、抗肿瘤等作用。临床上常用于治疗冠心病、心绞痛等病症。丹参的有效成分主要包括两大类：一是脂溶性丹参酮类化合物，主要有隐丹参酮、丹参酮 II_A 等；二是水溶性酚酸类化合物，主要有丹酚酸 B、丹酚酸 A 等。有效成分含量越高，治疗效果越好。

二、高效液相色谱法

色谱法（chromatography）最早是由俄国植物学家茨维特在1906年研究用碳酸钙分离植物色素时发明的。后来在此基础上发展出纸色谱法、薄层色谱法、气相色谱法、液相色谱法。

高效液相色谱（HPLC）法系采用高压输液泵将规定的流动相泵入装有填充剂的色谱柱，对供试品进行分离测定的色谱方法。注入的供试品，由流动相带入色谱柱内，各成分在柱内被分离，并进入检测器检测，由积分仪或数据处理系统记录和处理色谱信号。高效液相色谱法包括吸附色谱法、分配色谱法。目前，应用最为广泛的是分配色谱法，即将固定相的官能团键合在载体上，形成的固定相称为化学键合相，其特点是不易流失，一般也称化学键合相色谱。根据固定相与流动相极性的不同，高效液相色谱法又可分为正相色谱法和反相色谱法。

（1）正相色谱法　系指流动相的极性小于固定相的极性，一般用极性物质作固定相，非极性溶剂（如苯、正己烷等）作流动相，主要用于分离极性化合物，极性小的组分先流出，极性大的组分后流出。

（2）反相色谱法　系指流动相的极性大于固定相的极性，一般用非极性物质作固定相，极性溶剂（如水、甲醇、乙腈等）作流动相，主要用于分离非极性或极性化合物，极性大的组分先流出，极性小的组分后流出。

高效液相色谱法是药品质量控制的重要检测方法，《中国药典》（1985年版）首次增加了HPLC法，将其收入附录。到目前2020年版已经有47种鉴别方法和1190种含量测定方法被收录，呈逐年递增的趋势（图5-12）。《中国药典》（2020年版）收录的丹参含量测定采用的也是HPLC法。

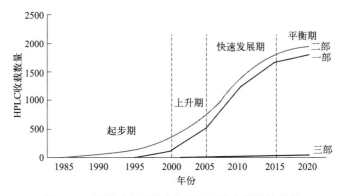

图5-12　历版《中国药典》HPLC法收载数量趋势

（一）基本概念

（1）色谱图　样品流经色谱柱和检测器，所得到的电信号-时间曲线，又称色谱流出曲线（图5-13）。

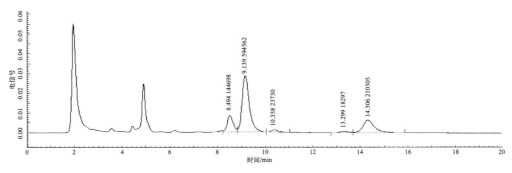

图5-13　丹参药材色谱图

（2）基线　用流动相冲洗色谱柱，达到平衡后，检测器测出这段时间的流出曲线。一般应平行于时间轴。

（3）噪声　基线信号的波动。通常因电源接触不良或瞬时过载、检测器不稳定、流动相含有气体或色谱柱被污染所致。

（4）基线漂移　基线随时间的缓缓变化。主要由操作条件如电压、温度、流动相流量的不稳定引起，柱内的污染物或固定相不断被洗脱下来也会产生漂移。

（5）色谱峰　组分流经检测器时相应的连续信号产生的曲线上的突起部分。正常色谱峰近似于对称性正态分布曲线。不对称色谱峰有两种：前延峰和脱尾峰，前者少见。

（6）拖尾因子（T）　用以衡量色谱峰的对称性，也称为对称因子或不对称因子，《中国药典》（2020年版）规定 T 应为 0.95～1.05。$T<0.95$ 为前延峰，$T>1.05$ 为拖尾峰。

（7）峰宽（W）　峰两侧拐点处所作两条切线与基线的两个交点间的距离（图5-14）。

（8）峰高（h）　峰的最高点至峰底的距离（图5-14）。

（9）半峰宽（$W_{\frac{1}{2}}$）　峰高一半处的峰宽（图5-14）。

（10）标准偏差（σ）　正态分布曲线 $X=\pm 1$ 时（拐点）峰宽的一半。正常峰宽的拐点在峰高 0.607 倍处（图5-14）。标准偏差的大小说明组分在流出色谱柱过程中的分散程度。σ 小，分散程度小，极点浓度高，峰形瘦，柱效高；反之，σ 大，峰形胖，柱效低。

（11）峰面积（A）　峰与峰底所包围的面积。

（12）保留时间　某个组分从进样开始到出现浓度极大值的时间。

（13）理论板数（n）　用于定量表示色谱柱的分离效率（简称柱效）。

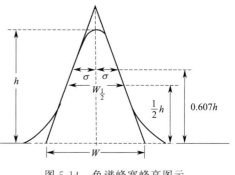

图5-14　色谱峰宽峰高图示

（二）基本原理

待分离物质在两相间进行分配，在固定相中溶解度较小的组分，在色谱柱中向前迁移速度较快；在固定相中溶解度较大的组分，在色谱柱中向前迁移速度较慢，从而达到分离的目的。

（三）固定相和流动相

（1）固定相　最常用的固定相为化学键合相，按其极性可分为极性键合相和非极性键合相。十八烷基硅烷键合硅胶（C_{18}）和辛基硅烷键合硅胶（C_8）为最常用的非极性键合相，还有苯基硅烷键合硅胶，适用于反相色谱法；氨基和氰基键合相为常用的极性键合相，一般用于正相色谱法，但有时也用于反相色谱法。

（2）流动相　反相色谱系统的流动相常用甲醇-水系统和乙腈-水系统，用紫外末端波长检测时宜选用乙腈-水系统。流动相中如需使用缓冲溶液，应尽可能使用低浓度缓冲盐。用十八烷基硅烷键合硅胶色谱柱时，流动相中有机溶剂一般应不低于5%，否则易导致柱效下降，色谱系统不稳定。正相色谱系统的流动相常用两种或两种以上的有机溶剂，如二氯甲烷和正己烷等。

流动相应满足以下要求：应有足够的纯度，一般选用色谱纯试剂；黏度小；流动相应经

0.45μm 的微孔滤膜过滤，并需脱气处理。

流动相注入液相色谱仪的方式（又称洗脱方式）可分为两种：一种是等度洗脱，另一种是梯度洗脱。用梯度洗脱分离时，梯度洗脱程序通常以表格的形式在品种项下规定，其中包括运行时间和流动相在不同时间的成分比例。

（四）高效液相色谱仪的基本结构

高效液相色谱仪由高压输液泵、进样器、色谱柱、检测器、积分仪或数据处理系统组成。

（1）高压输液泵　是输液系统最重要的部件。要求输出流量恒定无脉动，耐高压，耐腐蚀，适于梯度洗脱等。

（2）色谱柱　色谱柱是 HPLC 的核心部件，由柱管和填充剂组成，柱管多用不锈钢制成，柱内填充剂有硅胶和化学键合固定相。常用的色谱柱内径一般为 3.9～4.6mm，填充剂粒径为 3～10μm。高效液相色谱仪使用小粒径（约 2μm）填充剂填充的、耐超高压、小进样量、低死体积、高灵敏度的高效液相色谱柱。长度有 15cm、20cm 和 25cm 三种，多用 20cm 的色谱柱。一般使用安捷伦高效液相色谱柱、迪马色谱柱等。

① 反相色谱柱。以键合非极性基团的载体填充而成的色谱柱。常见的载体有硅胶、聚合物键合硅胶和聚合物等；常用的填充剂有十八烷基硅烷键合硅胶、辛基硅烷键合硅胶和苯基硅烷键合硅胶等。

② 正相色谱柱。用硅胶填充，或键合极性基团的硅胶填充而成的色谱柱。常见的填充剂有硅胶、氨基键合硅胶和氰基键合硅胶等。氨基键合硅胶和氰基键合硅胶也可用于反相色谱法。

③ 离子交换色谱柱。用离子交换填充剂填充而成的色谱柱。有阳离子交换色谱柱和阴离子交换色谱柱。

④ 手性分离色谱柱。用手性填充剂填充而成的色谱柱。

色谱柱的内径与长度，填充剂的形状、粒径与粒径分布、孔径、表面积、键合基团的表面覆盖率，载体表面基团残留量，填充的致密与均匀程度等均影响色谱柱的性能，应根据被分离物质的性质来选择合适的色谱柱。

温度会影响分离效果，品种正文中未指明色谱柱温度时系指室温，应注意室温变化的影响，为改善分离效果可适当调整色谱柱的温度。

残余硅基未封闭的硅胶色谱柱，流动相 pH 值一般应在 2～8 之间。烷基硅烷带有立体侧链保护、残余硅基已封闭的硅胶、聚合物键合硅胶可用于 pH 值小于 2 或大于 8 的流动相。

（3）检测器　常用的检测器有紫外检测器、二极管阵列检测器，其他常见的检测器有荧光检测器、蒸发光散射检测器、电雾式检测器、示差折光检测器、电化学检测器和质谱检测器等。检测器的类型及适用范围具体见表 5-1。

表 5-1　HPLC 检测器的类型和适用范围

检测器的类别		适用范围
选择型检测器（浓度型检测器）	紫外检测器	具有共轭结构的化合物
	二极管阵列检测器	待测物光谱鉴定和色谱峰的纯度检查
	荧光检测器	仅用于在流动相条件下具有荧光或经处理转化为有荧光的化合物

续表

检测器的类别		适用范围
选择型检测器(浓度型检测器)	电化学检测器	用于无紫外吸收或荧光的化合物
	质谱检测器	用于大分子物质,如蛋白质、多肽等;色谱峰纯度或原料药中的杂质检查
通用型检测器(质量型检测器)	蒸发光散射检测器	用于紫外检测器检测困难的物质,如糖类和脂质等
	示差折光检测器	仅对糖检测灵敏度高,不适于梯度洗脱

不同的检测器,对流动相的要求不同。紫外检测器所用流动相应符合紫外-可见分光光度法项下对溶剂的要求;采用低波长检测时,还应考虑有机溶剂的截止使用波长。蒸发光散射检测器、电雾式检测器和质谱检测器不得使用含不挥发性成分的流动相。

(4)进样阀　用于将供试品溶液引入色谱柱。分为六通阀进样器(图5-15)、自动进样器、手动进样器等。目前一般采用六通进样阀进样,使用六通阀进样可以在不中断流路、带压情况下直接进样,还可配用 $5\mu l$、$10\mu l$、$20\mu l$ 的定量环进样,这样可保证进样量准确且重复性好。

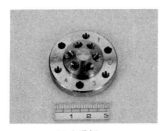 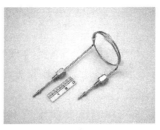

(a)六通阀　　　　(b)定量环

图 5-15　六通阀进样器

《中国药典》(2020年版)中各品种项下规定的条件除固定相种类、流动相种类、检测器类型不得改变外,其余如色谱柱内径、长度、固定相牌号、填充剂粒径、流动相流速、混合流动相各组成的比例、柱温、进样量、检测器的灵敏度等,均可适当改变,以适应具体的色谱系统并达到系统适用性试验的要求。调整流动相组分比例时,当小比例组分的百分比例 X 小于等于 33% 时,允许改变范围为 $0.7X \sim 1.3X$;当 X 大于 33% 时,允许改变范围为 $(X-10\%) \sim (X+10\%)$。

(五)色谱应用

1. 定性分析

常用的定性方法主要有:

(1)利用保留时间定性　保留时间定义为被分离组分从进样到出现该组分最大响应值的时间,也即从进样到出现某组分色谱峰的顶点为止所经历的时间,常以分钟为单位,用于反映被分离的组分在性质上的差异。通常以在相同的色谱条件下待测成分的保留时间与对照品的保留时间是否一致作为待测成分定性的依据。

在相同的色谱条件下,待测成分的保留时间与对照品的保留时间应无显著性差异;两个保留时间不同的色谱峰归属于不同化合物,但两个保留时间一致的色谱峰有时未必可归属为同一化合物,在作未知物鉴别时应特别注意。

若改变流动相组成或更换色谱柱的种类,待测成分的保留时间仍与对照品的保留时间一致,可进一步证实待测成分与对照品为同一化合物。

当待测成分(保留时间 $t_{R,1}$)无对照品时,可采用样品中的另一成分或在样品中加入另一已知成分作为参比物(保留时间 $t_{R,2}$),计算相对保留时间(RRT)作为定性(或定位)的方法。在品种项下除另有规定外,相对保留时间通常是指待测成分保留时间相对于主成分保留时间的比值,以未扣除死时间的非调整保留时间按下式计算

$$RRT = \frac{t_{R,1}}{t_{R,2}}$$

若需以扣除死时间的调整保留时间计算,应在相应的品种项下予以注明。

(2)利用光谱相似度定性 化合物的全波长扫描紫外-可见光区光谱图提供一些有价值的定性信息。待测成分的光谱与对照品的光谱的相似度可用于辅助定性分析。二极管阵列检测器开启一定波长范围的扫描功能时,可以获得更多的信息,包括色谱信号、时间、波长的三维色谱光谱图,既可用于辅助定性分析,还可用于峰纯度分析。

同样应注意,两个光谱不同的色谱峰表征了不同化合物,但两个光谱相似的色谱峰未必可归属为同一化合物。

(3)利用质谱检测器提供的质谱信息定性 利用质谱检测器提供的色谱峰分子质量和结构的信息进行定性分析,可获得比仅利用保留时间或增加光谱相似性进行定性分析更多的、更可靠的信息,不仅可用于已知物的定性分析,还可提供未知化合物的结构信息。

2. 定量分析

(1)内标法 按品种正文项下的规定,精密称(量)取对照品和内标物质,分别配成溶液,各精密量取适量,混合配成校正因子测定用的对照溶液。取一定量进样,记录色谱图。测量对照品和内标物质的峰面积或峰高,按下式计算校正因子:

$$校正因子(f) = \frac{A_s/c_s}{A_R/c_R}$$

式中,A_s 为内标物质的峰面积或峰高;A_R 为对照品的峰面积或峰高;c_s 为内标物质的浓度;c_R 为对照品的浓度。

再取各品种项下含有内标物质的供试品溶液,进样,记录色谱图,测量供试品中待测成分和内标物质的峰面积或峰高,按下式计算含量:

$$含量(c_x) = f \times \frac{A_x}{A_s'/c_s'}$$

式中,A_x 为供试品的峰面积或峰高;c_x 为供试品的浓度;A_s' 为内标物质的峰面积或峰高;c_s' 为内标物质浓度;f 为内标法校正因子。

采用内标法,可避免因样品前处理及进样体积误差对测定结果的影响。

(2)外标法 按各品种项下的规定,精密称(量)取对照品和供试品,配制成溶液,分别精密量取一定量,进样,记录色谱图,测量对照品溶液和供试品溶液中待测物质的峰面积(或峰高),按下式计算含量:

$$含量(c_x) = c_R \frac{A_x}{A_R}$$

式中,各符号意义同上。

当采用外标法测定时,以手动进样器定量环或自动进样器进样为宜。

(3)加校正因子的主成分自身对照法 测定杂质含量时，可采用加校正因子的主成分自身对照法。在建立方法时，按各品种项下的规定，精密称（量）取待测物、对照品各适量，配制待测杂质校正因子的溶液，进样，记录色谱图，按下式计算待测杂质的校正因子。

$$校正因子 = \frac{c_A/A_A}{c_B/A_B}$$

式中，c_A 为待测物的浓度；A_A 为待测物的峰面积或峰高；c_B 为参比物质的浓度；A_B 为参比物质的峰面积或峰高。

也可精密称量主成分对照品和杂质对照品各适量，分别配制成不同浓度的溶液，进样，记录色谱图，绘制主成分浓度和杂质浓度对其峰面积的回归曲线，以主成分回归直线斜率与杂质回归直线斜率的比值计算校正因子。

此校正因子可直接载入各品种项下，用于校正杂质的实测峰面积。这些需作校正计算的杂质通常以主成分为参照采用相对保留时间定位，其数值一并载入各品种项下。

测定杂质含量时，按各品种项下规定的杂质限度，将供试品溶液稀释成与杂质限度相当的溶液作为对照溶液，进样，除另有规定外，通常含量低于 0.5% 的杂质，峰面积的相对标准偏差（RSD）应小于 10%；含量在 0.5%~2% 的杂质，峰面积的 RSD 应小于 5%；含量大于 2% 杂质，峰面积的 RSD 应小于 2%。然后，取供试品溶液和对照品溶液适量，分别进样，供试品溶液的记录时间，除另有规定外，应为主成分色谱峰保留时间的 2 倍，测量供试品溶液色谱图上各杂质的峰面积，分别乘以相应的校正因子后与对照溶液主成分的峰面积比较，依法计算各杂质含量。

(4)不加校正因子的主成分自身对照法 测定杂质含量时，若无法获得待测杂质的校正因子或校正因子可以忽略，也可采用不加校正因子的主成分自身对照法。同上述（3）法配制对照溶液、进样、调节纵坐标范围和计算峰面积的相对标准偏差后，取供试品溶液和对照品溶液适量，分别进样。除另有规定外，供试品溶液的记录时间为主成分色谱峰保留时间的 2 倍，测量供试品溶液色谱图上各杂质的峰面积并与对照溶液主成分的峰面积比较，依法计算杂质含量。

(5)面积归一化法 按各品种项下的规定，配制供试品溶液，取一定量进样，记录色谱图。测量各峰的面积和色谱图上除溶剂峰以外的总色谱峰面积，计算各峰面积占总峰面积的百分率。用于杂质检查时，由于仪器响应的线性限制，峰面积归一化法一般不宜用于微量杂质的检查。如适用，也可使用其他方法如标准曲线法等，并在品种正文项下注明。

任务准备

1. 任务组织

按四人每组分成若干个小组，每组推选一位负责人，提前两周对小组下达任务。

小组负责人要组织、协调项目组成员的工作，根据任务查找资料，制订好实验方案并做好仪器、试剂的准备工作。成员间要学会沟通、合作，顺利开展工作计划，完成实验。

2. 制订计划

查阅资料，对所查资料进行归纳总结，小组内进行讨论，设计可行的实训方案，并分析国家法定标准，填写任务实施方案表。

任务实施方案

工作任务名称			
检验依据			
仪器			
试剂			
实训步骤及时间分配	实训内容	时间/min	备注

任务实施

1. 实训用仪器及药品准备

（1）仪器　高效液相色谱仪、十八烷基硅烷键合硅胶色谱柱、超声波清洗仪、天平、移液管、棕色量瓶、三号筛、容量瓶、漏斗、量筒、烧杯、玻璃棒、具塞锥形瓶。

（2）药品　乙腈、磷酸、丹参、丹参酮Ⅱ$_A$、丹酚酸B、甲醇。

2. 检验过程

活动一　丹参中丹参酮类含量测定

照高效液相色谱法（通则0512）测定。

（1）色谱条件与系统适用性试验　以十八烷基硅烷键合硅胶为填充剂；以乙腈为流动相A，以0.02%磷酸溶液为流动相B，按表5-2中的规定进行梯度洗脱；柱温为20℃；检测波长为270nm。理论板数按丹参酮Ⅱ$_A$峰计算应不低于60000。

表5-2　梯度洗脱条件

时间/min	流动相A/%	流动相B/%
0～6	61	39
6～20	61→90	39→10
20～20.5	90→61	10→39
20.5～25	60	39

（2）对照品溶液的制备　取丹参酮Ⅱ$_A$对照品适量，精密称定，置棕色量瓶中，加甲醇制成每1ml含20μg的溶液，即得。

（3）供试品溶液的制备　取本品粉末（过三号筛）约0.3g，精密称定，置具塞锥形瓶中，精密加入甲醇50ml，密塞，称定重量，超声处理（功率140W，频率42kHz）30min，放冷，再称定重量，用甲醇补足减失的重量，摇匀，滤过，取续滤液，即得。

（4）测定法　分别精密吸取对照品溶液与供试品溶液各10μl，注入液相色谱仪，测定。以丹参酮Ⅱ$_A$对照品为参照，以其相应的峰为S峰，计算隐丹参酮、丹参酮Ⅰ的相对保留时间，其相对保留时间应在规定值的±5%范围之内。相对保留时间及校正因子见表5-3。

表 5-3 相对保留时间及校正因子

待测成分(峰)	相对保留时间	校正因子
隐丹参酮	0.75	1.18
丹参酮Ⅰ	0.79	1.31
丹参酮ⅡA	1.00	1.00

以丹参酮ⅡA的峰面积为对照，分别乘以校正因子，计算隐丹参酮、丹参酮Ⅰ、丹参酮ⅡA的含量。

本品按干燥品计算，含丹参酮ⅡA（$C_{19}H_{18}O_3$）、隐丹参酮（$C_{19}H_{20}O_3$）和丹参酮Ⅰ（$C_{18}H_{12}O_3$）的总量不得少于0.25%。

丹参中丹参酮类含量测定记录表

温度/℃：　　　　相对湿度/%：

样品名称		批号	
检验依据	《中国药典》(___年版)___部		
仪器名称		仪器编号	
天平型号		天平编号	

色谱条件	色谱柱固定相类型： □C_{18}　□C_8　□TMS　□CN　□NH_2　□Si　□其他(　　　　) □紫外检测器：_____nm　　□其他检测器： 流动相组成： □恒比例： 梯度洗脱： 流速：_____ml/min　　进样量：_____μl
分析方法	□外标法　　□内标法　　□面积归一化法 □其他(　　　　)
对照品溶液的制备	
供试品溶液的制备	
公式	
计算、结果	
标准规定	
结论	□(均)符合规定　　□(均)不符合规定

检验者：　　　　　　复核者：　　　　　　日期：
结果与讨论：

活动二　丹参中丹酚酸B含量测定

照高效液相色谱法（通则0512）测定。

（1）色谱条件与系统适用性试验　以十八烷基硅烷键合硅胶为填充剂；以乙腈-0.1%磷酸溶液（22∶78）为流动相；柱温为20℃；流速为1.2ml/min；检测波长为286nm。理论板数按丹酚酸 B 峰计算应不低于 6000。

(2) 对照品溶液的制备　取丹酚酸 B 对照品适量，精密称定，加甲醇-水（8∶2）混合溶液制成每 1ml 含 0.10mg 的溶液，即得。

(3) 供试品溶液的制备　取本品粉末（过三号筛）约 0.15g，精密称定，置具塞锥形瓶中，精密加入甲醇-水（8∶2）混合溶液 50ml，密塞，称定重量，超声处理（功率 140W，频率 42kHz）30min，放冷，再称定重量，用甲醇-水（8∶2）混合溶液补足减失的重量，摇匀，滤过，精密量取续滤液 5ml，移至 10ml 量瓶中，加甲醇-水（8∶2）混合溶液稀释至刻度，摇匀，滤过，取续滤液，即得。

(4) 测定法　分别精密吸取对照品溶液与供试品溶液各 10μl，注入液相色谱仪，测定，即得。

本品按干燥品计算，含丹酚酸 B（$C_{36}H_{30}O_{16}$）不得少于 3.0%。

丹参中丹酚酸 B 含量测定记录表

温度/℃：　　　　相对湿度/%：

样品名称		批号	
检验依据	《中国药典》(____年版)____部		
仪器名称		仪器编号	
天平型号		天平编号	

色谱条件	色谱柱固定相类型： □C_{18}　□C_8　□TMS　□CN　□NH_2　□Si　□其他(　　　　) □紫外检测器：_____nm　　□其他检测器：_____ 流动相组成： □恒比例： 梯度洗脱： 流速：_____ml/min　进样量：_____μl	
分析方法	□外标法　　□内标法　　□面积归一化法 □其他(　　　　　)	
对照品溶液的制备		
供试品溶液的制备		
公式		
计算、结果		
标准规定		
结论	□(均)符合规定　　□(均)不符合规定	

检验者：　　　　复核者：　　　　日期：

结果与讨论：

任务评价

任务评价表

班级：	姓名：	组别：		总分：	
考核内容	考核标准	分值	A	B	C
1. 查资料，设计方案	正确选取资料，设计方案可行性强	10			
2. 取样	正确取样	5			
3. 含量测定	对照品溶液制备	10			
	供试品溶液制备	10			
	高效液相色谱仪操作	25			
	结果计算	10			
4. 完成检验记录	正确书写检验记录	30			
	合计	100			

总分 = A×20% + B×20% + C×60%（A 为自评分，B 为小组评分，C 为教师评分）

考核教师： 考核时间： 年 月 日

知识拓展

高效液相色谱柱的维护及适用性试验

一、高效液相色谱柱的维护

① 最好使用预柱保护分析柱。

② 大多数反相色谱柱的 pH 值稳定范围是 2～8，尽量不超过该色谱柱的 pH 值范围。

③ 避免流动相组成及极性的剧烈变化。

④ 样品要采用 $0.22\mu m$ 或 $0.45\mu m$ 滤膜过滤，流动相采用 $0.45\mu m$ 滤膜过滤并脱气。

⑤ 每次做完分析，都要进行冲洗：分析用流动相中若无酸、碱、盐类物质，建议用 90% 甲醇冲洗 30～60min；如果使用极性或离子性的缓冲溶液作流动相，要先用 10% 甲醇冲洗 1h 左右，再用 90% 甲醇梯度冲洗 30～60min（若用多元泵）；若长时间不用该色谱柱，要冲洗好后，用纯甲醇或乙腈封存。

⑥ 若流动相中用到离子对试剂，更应该好好冲洗，且该色谱柱最好作为专用，不能再做其他物质分析用。

⑦ 普通 C_{18} 柱尽量避免在 40℃ 以上的温度下分析。

⑧ 压力升高是需要更换预柱的信号。

二、系统适用性试验

色谱系统的适用性试验是指用规定的对照品对色谱系统进行试验，应符合要求，如达不到要求可对色谱分离条件作适当的调整。色谱系统的适用性试验通常包括理论板数、分离度、灵敏度、拖尾因子和重复性五个参数。

1. 色谱柱的理论板数（n）

用于评价色谱柱的效能。由于不同物质在同一色谱柱上的色谱行为不同，采用理论板数作为衡量色谱柱效能的指标时，应指明测定物质，一般为待测物质或内标物质的理论板数。

在规定的色谱条件下,注入供试品溶液或各品种项下规定的内标物质溶液,记录色谱图,得出供试品主成分色谱峰或内标物质色谱峰的保留时间 t_R 和峰宽（W）或半高峰宽（$W_{h/2}$）,按 $n=16(t_R/W)^2$ 或 $n=5.54(t_R/W_{h/2})^2$ 计算色谱柱的理论板数。t_R、W、$W_{h/2}$ 可用时间或长度计（下同），但应取相同单位。

2. 分离度（R）

用于评价待测物质与被分离物质之间的分离程度,是衡量色谱系统分离效能的关键指标。可以通过测定待测物质与已知杂质的分离度,也可以通过测定待测物质与某一指标性成分（内标物质或其他难分离物质）的分离度,或将供试品和对照品用适当的方法降解,通过测定待测物质与某一降解产物的分离度,对色谱系统分离效能进行评价与调整。

无论是定性分析还是定量分析,均要求待测物质色谱峰与内标物质色谱峰或特定的杂质对照峰及其他色谱峰之间有较好的分离度。除另有规定外,待测物质色谱峰与相邻色谱峰之间的分离度应大于1.5。分离度的计算公式为：

$$R = \frac{2 \times (t_{R_2} - t_{R_1})}{W_1 + W_2} \text{ 或 } R = \frac{2 \times (t_{R_2} - t_{R_1})}{1.70 \times (W_{1,h/2} + W_{2,h/2})}$$

式中,t_{R_2} 为相邻两峰中后一峰的保留时间；t_{R_1} 为相邻两峰中前一峰的保留时间,W_1、W_2 及 $W_{1,h/2}$、$W_{2,h/2}$ 分别为此相邻两色谱峰峰宽及半高峰宽,见图5-16。

当对测定结果有异议时,色谱柱的理论板数（n）和分离度（R）均以峰宽（W）的计算结果为准。

3. 灵敏度

用于评价色谱系统检测微量物质的能力,通常以信噪比（S/N）来表示。建立方法时,可通过测定一系列不同浓度的供试品或对照品溶液来测定信噪比。定量分析时,信噪比应不小于10；定性分析时,信噪比应不小于3。系统适用性试验中可以设置灵敏度实验溶液来评价色谱系统的检测能力。

4. 拖尾因子（T）

用于评价色谱峰的对称性。拖尾因子计算公式为：

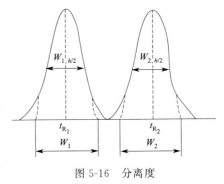

图5-16 分离度

$$T = \frac{W_{0.05h}}{2d_1}$$

式中,$W_{0.05h}$ 为5%峰高处的峰宽；d_1 为峰顶在5%峰高处横坐标平行线的投影点至峰前沿与此平行线交点的距离。

以峰高作定量参数时,除另有规定外,T 值应在0.95~1.05之间。以峰面积作定量参数时,一般的峰拖尾或前伸不会影响峰面积积分,但严重拖尾会影响基线和色谱峰起止的判断和峰面积积分的准确性,此时应在品种正文项下对拖尾因子作出规定。

5. 重复性

用于评价色谱系统连续进样时响应值的重复性能。除另有规定外,通常取各品种项下的对照品溶液,连续进样5次,其峰面积测量值（或内标比值或其校正因子）的相对标准偏差应不大于2.0%。视进样溶液的浓度和/或体积、色谱峰响应和分析方法所能达到的精度水平等,对相对标准偏差的要求可适当放宽或收紧,放宽或收紧的范围以满足品种项下检测需要的精密度要求为准。

> **复习与思考**

1. 为什么高效液相色谱仪的流动相在使用前必须过滤、脱气？
2. 高效液相色谱有哪几种定量方法？其中哪种是比较精确的定量方法？

任务四 麝香祛痛气雾剂含量测定（气相色谱法）

> **任务描述**

现有一批某制药公司的麝香祛痛气雾剂，要求进行含量测定，并判定测定结果是否合格。《中国药典》（2020 年版）规定，本品每 1ml 中含樟脑（$C_{10}H_{16}O$）应为 25.5～34.5mg；含薄荷脑（$C_{10}H_{20}O$）应为 8.5～11.5mg；含冰片（$C_{10}H_{18}O$）应为 17.0～23.0mg。

> **任务分析**

1. 明确任务流程

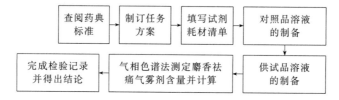

2. 任务难点分析

① 准确配制对照品及供试品溶液。
② 正确操作仪器并进行维护。
③ 正确计算含量并得出结论。

> **相关知识**

一、麝香祛痛气雾剂

本品为非定量阀门气雾剂，在耐压容器中的药液为橙红色的澄清液体，气芳香。制法为：取人工麝香、三七、红花，分别用 50%乙醇 10ml 分三次浸渍，每次 7 天，合并浸渍液，滤过，滤液备用；地黄用 50%乙醇 100ml 分三次浸渍，每次 7 天，合并浸渍液，滤过，滤液备用；龙血竭、独活分别用乙醇 10ml 分三次浸渍，每次 7 天，合并浸渍液，滤过，滤液备用；冰片、樟脑加乙醇 100ml，搅拌使溶解，再加入 50%乙醇 700ml，混匀；加入上述各浸渍液，混匀；将薄荷脑用适量 50%乙醇溶解，加入上述药液中，加 50%乙醇至总量为 1000ml，混匀，静置，滤过，灌装，封口，充入抛射剂适量，即得。该品具有活血祛瘀、舒经活络、消肿止痛等功效，用于跌打损伤、瘀血肿痛、风湿瘀阻、关节疼痛。

二、气相色谱分析法特点及其应用

1. 特点

① 分离效能高：可分离性质十分相近的物质，可将含有上百种组分的复杂混合物进行

分离。

② 灵敏度高：能检测含量在 10^{-12} g 以下的物质。

③ 分析速度快：几分钟到几十分钟就能完成一次复杂物质的分离操作。

④ 应用范围广：在化工、生物化学、医药卫生、环境保护、食品检验、法医检验、农业等各个领域都有广泛的应用。

⑤ 装置简单，操作方便。

⑥ 在缺乏标准样品的情况下，定性分析较困难，高沸点、不能汽化和热不稳定的物质不能用气相色谱法分离和测定。

2. 应用

只要在气相色谱仪允许的条件下可以汽化而不分解的物质，都可以用气相色谱法测定。对部分热不稳定物质，或难以汽化的物质，通过化学衍生化的方法处理后，仍可用气相色谱法分析。

（1）卫生检验中的应用　检测空气、水中污染物如挥发性有机物，农作物中残留有机氯、有机磷农药等；食品添加剂苯甲酸等；体液和组织等生物材料的分析如氨基酸、脂肪酸、维生素等的定性及定量分析检验。

（2）医学检验中的应用　体液和组织等生物材料的分析，如脂肪酸、甘油三酯、维生素、糖类等的定性及定量分析检验。

（3）药物分析中的应用　抗癫痫药、中成药中挥发性成分、生物碱类药品的测定等。

三、气相色谱仪的基本结构

气相色谱法是采用气体作为流动相的一种色谱法。在此法中，载气（不与被测物作用，用来载送试样的惰性气体，如氢、氮、氦等）载着欲分离的试样通过色谱柱中的固定相，使试样中各组分分离，然后分别进行检测。其简单流程如图 5-17 所示。

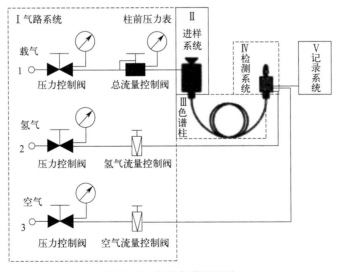

图 5-17　气相色谱流程图

载气由高压钢瓶供给，经减压阀减压后，进入载气净化干燥管，除去载气中的水分。由总流量控制阀调节载气的压力和流量。压力表可以显示载气的柱前流量和压力。再经过进样器（包括汽化室及温度控制装置），试样就从进样器注入（如为液体试样，经进样器瞬间汽化为气体）。由不断流动的载气携带试样进入色谱柱，将各组分分离，各组分依次进入检测器后放空。检测器信号由记录系统记录下来（图 5-18），就可得到如图 5-19 所示的色谱图。图中的各个峰代表混合物中的各个组分。

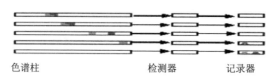

图 5-18　试样在色谱柱中的分离情况示意图

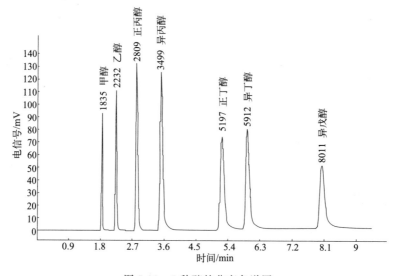

图 5-19　7 种醇的分离色谱图

由图 5-17 可见，气相色谱仪一般由五部分组成：气路系统、进样系统、分离系统、检测系统、记录系统。

① 气路系统主要提供稳定的气相环境。

② 进样系统主要提供试样瞬间气化的环境，要求待分析试样瞬间气化而不分解，必须使进样系统热容量大、死体积小、无催化作用。

③ 分离系统主要提供混合物分离的环境。

④ 检测系统主要是实现物质的物理或化学特性与电信号之间的转化。

⑤ 记录系统主要是记录试样某一组分电信号的大小、保留值的大小、组分分离情况等。

四、气相色谱仪检测器

检测器是气相色谱仪的重要组成部分，其功能是将经色谱分离的各组分的浓度或质量信号转变为易于测量的电信号。

（一）常用检测器

目前已有几十种检测器，其中仪器上常见的有六种：氢火焰离子化检测器（简称氢焰检测器，FID）、热导检测器（TCD）、电子捕获检测器（ECD）、火焰光度检测器（FPD）、氮磷检测器（NPD）、光离子化检测器（PID）。

（二）检测器的分类

1. 按响应值与时间的关系分类

（1）积分型检测器　积分型检测器显示某一物理量随时间的累加，也即它所显示的信号是指在给定时间内物质通过检测器的总量。例如：质量检测器、体积检测器、电导检测器和滴定检测器等，此类检测器在一般色谱分析中应用较少。

（2）微分型检测器　微分型检测器显示某一物理量随时间的变化，也即它所显示的信号表示在给定的时间里每一瞬时通过检测器的量。例如：热导检测器、氢焰检测器、电子捕获检测器、火焰光度检测器和氮磷检测器等，此类检测器为一般色谱分析中的常用检测器。

2. 按响应特性分类

（1）浓度型检测器　浓度型检测器测量的是载气中组分浓度瞬间的变化，也即检测器的响应值取决于载气中组分的浓度。例如：热导检测器和电子捕获检测器等。

（2）质量型检测器　质量型检测器测量的是载气中所携带的样品组分进入检测器的速度变化，也即检测器的响应值取决于单位时间组分进入检测器的质量。例如：氢焰检测器、火焰光度检测器等。

3. 按选择性分类

（1）普通型检测器　对所有物质有响应，如热导检测器。

（2）专属型检测器　对特定物质有高灵敏响应，如电子捕获检测器、火焰光度检测器、氮磷检测器等。

4. 按对样品破坏与否分类

（1）破坏型检测器　在检测过程中，被测物质发生了不可逆变化。例如：氢焰检测器、火焰光度检测器、氮磷检测器。

（2）非破坏型检测器　在检测过程中，被测物质不发生不可逆变化。例如：热导检测器和电子捕获检测器。

（三）常用的检测器工作原理及应用

1. 氢火焰离子化检测器（flame ionization detector, FID）

利用有机物在氢火焰的作用下化学电离而形成的离子流，测定离子流强度进行检测。氢焰检测器的最小检出量可达 10^{-12} g。

（1）FID 的工作原理　在 FID 中分别由收集极与极化极组成一高压静电场，FID 喷嘴喷出的 H_2 与氧气被点燃后会产生一个高温区，在高温的作用下，从柱后流出的有机物会被离子化，由于产生离子化的部位在高压静电场内，正离子移向收集极（负极），负离子和电子移向极化极（正极），从而形成了微电流信号。因为 H_2、N_2 和空气是无机气体，不会被离子化，所以如果柱后无有机气体流出，就无微电流信号形成（图 5-20）。

（2）应用　属于多用型微分检测器，由于它对绝大部分有机物有很高的灵敏度，因此，氢焰检测器在有机分析中得到广泛的应用。

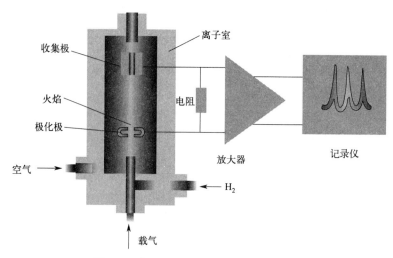

图 5-20 氢火焰离子化检测器及测量原理

2. 热导检测器（thermal conductivity detector，TCD）

利用被检组分与载气的热导率的差别来检测组分浓度变化。

（1）TCD 的结构　热导检测器的热导池构造如图 5-21 所示，热敏元件安装于金属（或玻璃）所制的圆筒形的池腔中，池中的热敏元件称为热导检测器的臂。利用一个或两个臂作参考臂，而另一个或两个臂作测量臂。

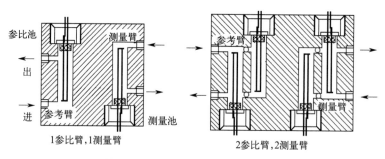

图 5-21 热导检测器的热导池构造

（2）TCD 的工作原理　在一个处于热平衡的 TCD 中，组分进入测量池腔，就会由于气体组成的改变，引起气体热导率的变化，引起热敏元件温度的变化，从而引起热敏元件阻值的变化，最终体现为惠斯通电桥输出信号的变化。

所以 TCD 的信号变化是各个变量相继变化的结果。

（3）应用　热导检测器属于多用型微分检测器，结构简单，灵敏度适宜，稳定性较好，且对所有物质都能产生响应，且样品不被破坏，应用广泛。

3. 电子捕获检测器（electron capture detector，ECD）

（1）结构　电子捕获检测器如图 5-22 所示，检测室内仅有放射源和收集极这两个主要部件，其构造非常简单。

（2）工作原理　由柱流出的载气及检测器的清扫气进入 ECD 池，在放射源放出的 β 射线的轰击下被电离，产生大量的电子。在阴极和阳极电场的作用下，电子流向阳极，得到 $10^{-9} \sim 10^{-8}$ 的基始电流。当电负性的物质进入 ECD 池后，即捕获电子使基始电流下降，产

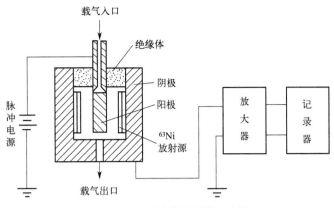

图 5-22 电子捕获检测器示意图

生负峰，其变化与电负性物质的浓度成正比。

（3）应用　电子捕获检测器属于专用型微分检测器，由于它对电负性物质（如含卤素、硫、磷、氮等物质）有很高的灵敏度，因此在石油化工、环境保护、食品卫生、生物化学等分析领域得到广泛应用。

电子捕获检测器的最小检出量可达 10^{-13} g。

4. 火焰光度检测器（flame photometric detector, FPD）

（1）结构　火焰光度检测器结构如图 5-23 所示。

（2）工作原理　在 FPD 中，载气与氢气、空气混合，样品组分在富氧的火焰中燃烧时，组分会不同程度地变为碎片或原子，其外层电子由于原子或碎片间碰撞结合而激发，当电子从激发态返回较低能级或基态时，发射出特征波长的光谱，经滤光片过滤，由光电倍增管将光信号转变为电信号。

（3）应用　FPD 属于专用型微分检测器，由于它对含硫、磷的化合物有很高的灵敏度，因此，在石油化工、环境保护、食品卫生、生物化学等分析领域中得到广泛的应用。

火焰光度检测器的最小检出量达 10^{-11} g。

5. 氮磷检测器（nitrogen phosphorous detector, NPD）

（1）结构　氮磷检测器结构如图 5-24 所示。

（2）工作原理　样品和载气通过检测室时经过一个氢气/空气等离子体（低的氢气/空气比率（1/20）不能使火焰正常燃烧），碳氢化合物由于没有火焰热源，发生电离的可能性小，而铷珠表面的碱盐离子能促进有机氮或者有机磷化合物的电离，收集极收到的离子转化呈电流输出。

（3）应用　氮磷检测器属于专用型微分检测器，由于它对有机磷、有机氮等有机化合物有很高的灵敏度，因此在食品分析中用于测定有机磷农药和氨基甲酸酯农药残留。

五、气相色谱定量方法

1. 归一化法

当试样中的全部组分都出峰（即都反映在色谱图上）时，可以从校正后每峰峰面积占全部色谱峰总面积的分数，求得该组分的质量分数。

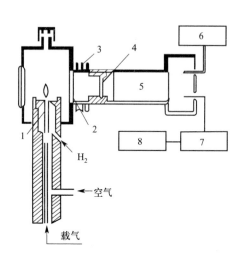
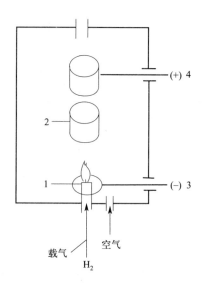

图 5-23 火焰光度检测器
1—喷嘴；2—石英片；3—散热片；4—滤光片；
5—光电倍增管；6—电源；7—放大器；8—记录设备

图 5-24 氮磷检测器
1—喷嘴；2—热电离源；
3—喷口极性转换开关；4—收集极

$$\omega_i(\%)=\frac{f_iA_i}{\sum\limits_{i=1}^{n}f_iA_i}$$

式中，ω_i 为质量分数；f_i 为校正因子；A_i 为峰面积。

① 若试样中各组分的相对校正因子很接近（如同系物中沸点接近的组分），上式则可简化为：

$$\omega_i(\%)=\frac{A_i}{\sum\limits_{i=1}^{n}A_i}$$

式中，ω_i 为质量分数；A_i 为峰面积。

② 当测量参数为峰高时，也可以用峰高归一法计算组分含量（用峰高校正因子，以峰高代峰面积代入前页算式即可）。

归一法具有简便、准确的特点，不足之处在于仅可使用于所有组分都出峰的情况。

2. 内标法

(1) 使用条件

① 试样中不含有该物质。

② 与被测组分性质比较接近。

③ 不与试样发生化学反应。

④ 出峰位置应位于被测组分附近，且无组分峰影响。

(2) 操作步骤

① 准确称取一定量的试样。

② 加入一定量的选定标准物（内标物）。

③ 混匀后进样，进行色谱分析。

④ 根据内标物和试样质量以及色谱图上相应的峰面积，计算待测组分的量。

(3) 计算公式　内标法待测组分含量计算公式如下。

$$\omega_i = \frac{m_s \times \dfrac{f_i A_i}{f_s A_s}}{m_{样品}}$$

式中，ω_i 为质量分数；f_i 为校正因子；A_i 为样品峰面积；A_s 为标准品峰面积；m_s 为标准品取样量；$m_{样品}$ 为样品取样量。

内标法中常以内标物为基准，即：$f_s' = 1$，也可用峰高代替峰面积。

(4) 注意事项　加入的内标物量与试样中待测组分量相近。

(5) 内标法特点

① 优点：定量准确，在试样含有不出峰的组分情况下，也不影响测定。

② 缺点：每次测定都必须准确称取样品和内标物质量，不适于快速分析。

3. 外标法

(1) 标准曲线的绘制

① 取被测组分的纯物质，配制成一系列不同浓度的标准溶液。

② 分别取一定体积上述溶液注入色谱柱。

③ 得到色谱图后测出峰面积或峰高。

④ 绘出峰面积（或峰高）对浓度的关系曲线——标准曲线（如图5-25）。

(2) 样品测定

在同样操作条件下注入同样量（一般为体积）的未知试样，从色谱柱上测得峰面积或峰高，在标准曲线上即可查出待测组分的浓度。

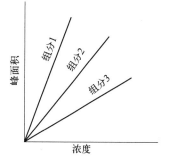

图 5-25　标准曲线示意图

(3) 特点

① 外标法也用于生产过程的控制分析，操作简便，计算简单，但分析结果准确性取决于操作条件的稳定性和进样的重现性。

② 当试样中待测组分浓度变化不大时，可不必作标准曲线，而用单点校正法。即配制一个与被测组分含量接近的标准样，分别取相同量体积进样，测定标准样和未知样的峰面积，按下式计算组分含量：

$$c_i(\%) = A_i / A_s \times c_s$$

③ 类似方法在光学分析法与电化学分析法中也常用，需掌握。

◁ 任务准备

1. 任务组织

按四人每组分成若干个小组，每组推选一位负责人，提前两周对小组下达任务。

小组负责人要组织、协调项目组成员的工作，根据任务查找资料，制订好实验方案并做好仪器、试剂的准备工作。成员间要学会沟通、合作，顺利开展工作计划，完成实验。

2. 制订计划

查阅资料，对所查资料进行归纳总结，小组内进行讨论，设计可行的实训方案，并分析国家法定标准，填写解读检测方法的原始记录表及任务实施方案表。

解读检测方法的原始记录表

记录编号			
一、阅读与查找标准			
方法原理			
相关标准			
检出限			
准确度		精密度	
二、标准内容			
适用范围		限值	
定量公式		性状	
样品处理			
操作步骤			
三、仪器确认			
所需仪器		检定有效日期	
四、试剂确认			
试剂名称	纯度	库存量	有效期
五、安全防护			

确定人		复核人	

任务实施方案

工作任务名称			
检验依据			
仪器			
试剂			
实训步骤及时间分配	实训内容	时间/min	备注

任务实施

1. 实训用仪器及药品准备

（1）仪器　岛津气相色谱仪、分析天平（感量0.01mg）、容量瓶（50ml）、橡皮管、注射针头、移液管（1ml、5ml）、微量进样器（10μl）。

（2）药品　萘、樟脑对照品、冰片对照品、薄荷脑对照品、无水乙醇、麝香祛痛喷雾剂。

2. 检验过程

活动一　溶液的配制

根据《中国药典》（2020年版）一部和四部中测定麝香祛痛气雾剂的相关规定，结合已知浓度样品配制相关浓度的各溶液。

（1）标准溶液的配制　取萘适量，精密称定，加无水乙醇制成每1ml含4mg的溶液，作为内标溶液。取樟脑对照品、薄荷脑对照品、冰片对照品各30mg、10mg、20mg，精密称定，置于同一50ml量瓶中，精密加入内标溶液5ml，加无水乙醇至刻度，摇匀。

（2）供试品溶液的配制　取本品，除去帽盖，冷却至5℃，在铝盖上钻一小孔，插入连有干燥橡皮管的注射针头（勿与药液面接触），橡皮管另一端放入水中，待抛射剂缓缓排出后，除去铝盖，精密量取药液1ml，置50ml量瓶中，精密加入内标溶液5ml，加无水乙醇至刻度，摇匀，作为供试品溶液。

活动二　开机及参数设置

（1）开载气　以高纯氮为载气，流速为50ml/min。

（2）温度设置　参考仪器说明书设置温度。

柱温：130℃（保持5min）→180℃（0.8℃/min的速率升至180℃）→220℃（20℃/min的速率升温至220℃并保持5min）。

检测器温度：220℃。

进样口温度：200℃。

（3）点火　当温度稳定后，调节空气流量为300ml/min，氢气流量为50ml/min，点火。

（4）流量调节　点火成功后，将氢气流量调至30ml/min。

(5) 基线调零 当基线平直后,将基线调零。

注意事项:

① 注意实验室通风,实验室应安装气体泄漏报警系统,防止氢气泄漏引起爆炸。
② 注意检测气路系统的气密性,防止氢气泄漏。
③ 一定注意开机顺序,先开载气,燃气和助燃气在温度稳定后再开。
④ 实验结束后,应先关燃气,再关助燃气,待氢火焰熄灭,再降温,最后关机。

活动三 定性分析(校正因子测定)

① 根据色谱条件,将色谱仪开启。当基线为一条直线时,可进样检验。
② 吸取内标溶液,进样,按上述方法重复进样2次,记录保留时间。
③ 通过保留时间定性分析各组分。
④ 按照下式计算校正因子。

$$f'_i = \frac{m_i A_s}{m_s A_i}$$

式中,f'_i 为组分与内标物的相对校正因子;m_i 为组分 i 的质量;m_s 为内标物的质量;A_s 为内标物的峰面积;A_i 为组分 i 的峰面积。

活动四 定量分析

取活动一中配制的供试品溶液适量进样,根据活动三中的定性结果,记录各组分峰面积,根据峰面积之比计算出各组分的含量,平行进样3次。各组分含量测定的计算公式如下:

$$w_i = f'_i \frac{m_s A_i}{m_{样} A_s}$$

式中,m_s 代表内标物萘的质量;f'_i 为组分与内标物的相对校正因子;$m_{样}$ 为样品的取样量;A_s 为内标物的峰面积;A_i 为组分 i 的峰面积。

活动五 关机及结束

① 退出色谱工作站。
② 关闭氢气发生器、空气压缩机,待氢火焰熄灭。
③ 依次将柱温箱、汽化室、检测器温度设置为室温。
④ 等温度降至近于室温时,关闭载气钢瓶总阀门、减压阀及主机载气稳压器阀(顺时针松开),关闭主机及电脑电源。
⑤ 清洗进样器,整理实验室,填写仪器使用记录。

3. 检验记录

麝香祛痛气雾剂含量测定记录表

记录编号			
样品名称		样品编号	
检测项目		检测日期	
检验依据		判定依据	
温度/℃		相对湿度/%	
检验设备、标准物质编号			

续表

仪器条件：
载气：_____ml/min   分流比：_____
尾吹气：_____ml/min   氢气：_____ml/min
空气：_____ml/min   柱温：_____℃
进样口温度：_____℃   检测器温度：_____℃

一、采样及样品处理

采样人姓名		采样地点	
取样量		取样时间	

二、校正因子测定

	进样 1μl				樟脑 f	薄荷 f	冰片 f
物质	萘	樟脑对照品	薄荷脑对照品	冰片对照品			
峰面积							

三、样品分析

	组分	保留值/min	峰面积				浓度/(μg/ml)	含量/%	每 1ml 含量	RSD
			1	2	3	平均值				
样品测定	萘									
	樟脑									
	薄荷脑									
	冰片									
结论										
	检验人				复核人					

任务评价

任务评价表

班级：   姓名：   组别：   总分：

考核内容	考核标准	分值	A	B	C
1. 查资料，设计方案	正确选取资料，设计方案可行性强	10			
2. 取样	正确取样	5			
3. 含量测定	标准溶液制备	10			
	供试品溶液制备	10			
	气相色谱仪操作	25			
	结果计算	10			
4. 完成记录	正确书写检验记录	30			
	合计	100			

总分＝A×20％＋B×20％＋C×60％（A 为自评分，B 为小组评分，C 为教师评分）

考核教师：   考核时间： 年 月 日

> **知识拓展**

气相色谱仪的维护与保养

1. 气相色谱仪操作注意事项

① 气体钢瓶及减压阀要经常检漏：将肥皂水刷在气瓶总阀及减压阀的接缝处，观察是否有气泡，如果有气体泄漏，则需要重新安装分压表。

② 空气压缩机要定期放水，更换干燥剂。氢气发生器要经常检查水位，更换干燥剂，长时间不使用要更换去离子水。

③ 钢瓶总压低于 2.0MPa 时，要及时更换新钢瓶。以免钢瓶内剩余的气体不纯，堵塞气相填充柱。

④ 开启气相色谱仪之前，一定要先开氮气，在关机时，要先关气相色谱仪，再关闭氮气，以免损伤色谱柱。

⑤ 需配备稳压电源，同时有良好的接地设施。以免电压波动，造成气相色谱仪损坏。

⑥ 定期更换进样垫（一般进样六七十次就需更换），长期使用的进样垫气密性下降，可能导致样品从进样口喷出，影响检测的准确性。

⑦ 进样口内的玻璃衬管要定期清洗，石英棉要及时更换。以免杂质进入色谱柱，影响检测结果。

⑧ 不用的进样口和检测器要用死堵堵好。防止空气中的杂质颗粒污染进样口和检测器。

⑨ 安装色谱柱时，气相色谱仪内壁应与色谱柱保持一定距离。

⑩ 色谱柱要老化后再接上检测器，以免损坏检测器，老化的最高温度要高于平时使用温度 20℃ 以上且低于柱子的最高使用温度。老化时间不低于 1.5h。载气流速应与测定样品时保持一致。

2. 气相色谱仪常见故障及原因

（1）点火前，放大器无法调零

可能原因：

① 放大器失调，应维修放大器，最好和生产厂家联系。

② 放大器输入信号线绝缘不良或短路，可将检测器右边的高频插头卸下，测量绝缘应大于 106M。

（2）点火后，记录仪信号无法调零

可能原因：

① 空气不纯，可降低流量，观察是否好转，若有好转，说明空气不纯，应严格纯化空气。

② H_2 和 N_2 不纯。

③ 色谱柱没有老化好，或色谱柱严重流失。

④ 火焰烧到收集极，可降低载气流速。

> **复习与思考**

在一根 3m 长的色谱柱上分析某试样时，得到相邻两组分的保留值分别为 13min、16min，空气峰的保留时间为 1min，组分 2 的峰底宽为 1min。

试求：相邻组分的相对保留值；色谱的理论板数 n；若需达到 $R=1.5$，所需的最短柱长。

项目六
药品检验综合训练

任务一　阿司匹林原料药的检验

一、实训目标

通过本实训，掌握阿司匹林原料药的质量检验的程序、方法及操作技能，掌握对检验结果的处理及判断，能够规范书写检验记录。

二、质量标准

阿司匹林

Aspirin

$C_9H_8O_4$　180.16

本品为 2-(乙酰氧基) 苯甲酸。按干燥品计算，含 $C_9H_8O_4$ 不得少于 99.5%。

【性状】本品为白色结晶或结晶性粉末；无臭或微带醋酸臭；遇湿气即缓缓水解。

本品在乙醇中易溶，在三氯甲烷或乙醚中溶解，在水或无水乙醚中微溶；在氢氧化钠溶液或碳酸钠溶液中溶解，但同时分解。

【鉴别】(1) 取本品约 0.1g，加水 10ml，煮沸，放冷，加三氯化铁试液 1 滴，即显紫堇色。

(2) 取本品约 0.5g，加碳酸钠试液 10ml，煮沸 2min 后，放冷，加过量的稀硫酸，即析出白色沉淀，并发生醋酸的臭气。

(3) 本品的红外光吸收图谱应与对照的图谱（光谱集 5 图）一致。

【检查】溶液的澄清度　取本品 0.50g，加温热至约 45℃ 的碳酸钠试液 10ml 溶解后，溶液应澄清。

游离水杨酸　照高效液相色谱法（通则0512）测定。临用新制。

溶剂　1%冰醋酸的甲醇溶液。

供试品溶液　取本品约0.1g，精密称定，置10ml量瓶中，加溶剂适量，振摇使溶解并稀释至刻度，摇匀。

对照品溶液　取水杨酸对照品约10mg，精密称定，置100ml量瓶中，加溶剂适量使溶解并稀释至刻度，摇匀，精密量取5ml，置50ml量瓶中，用溶剂稀释至刻度，摇匀。

色谱条件　用十八烷基硅烷键合硅胶为填充剂；以乙腈-四氢呋喃-冰醋酸-水（20∶5∶5∶70）为流动相；检测波长为303nm；进样体积10μl。

系统适用性要求　理论板数按水杨酸峰计算不低于5000。阿司匹林峰与水杨酸峰之间的分离度应符合要求。

测定法　精密量取供试品溶液与对照品溶液，分别注入液相色谱仪，记录色谱图。

限度　供试品溶液色谱图中如有与水杨酸峰保留时间一致的色谱峰，按外标法以峰面积计算，不得过0.1%。

易炭化物　取本品0.50g，依法检查（通则0842），与对照液（取比色用氯化钴液0.25ml、比色用重铬酸钾液0.25ml、比色用硫酸铜液0.40ml，加水使成5ml）比较，不得更深。

有关物质　照高效液相色谱法（通则0512）测定。

溶剂　1%冰醋酸的甲醇溶液。

供试品溶液　取本品约0.1g，置10ml量瓶中，加溶剂适量，振摇使溶解并稀释至刻度，摇匀。

对照溶液　精密量取供试品溶液1ml，置200ml量瓶中，用溶剂稀释至刻度，摇匀。

水杨酸对照品溶液　见游离水杨酸项下对照品溶液。

灵敏度溶液　精密量取对照溶液1ml，置10ml量瓶中，用溶剂稀释至刻度，摇匀。

色谱条件　用十八烷基硅烷键合硅胶为填充剂；以乙腈-四氢呋喃-冰醋酸-水（20∶5∶5∶70）为流动相A，乙腈为流动相B，按表6-1进行梯度洗脱；检测波长为276nm；进样体积10μl。

表6-1　色谱条件

时间/min	流动相A/%	流动相B/%
0	100	0
60	20	80

系统适用性要求　阿司匹林峰的保留时间约为8min，阿司匹林峰与水杨酸峰之间的分离度应符合要求。灵敏度溶液色谱图中主成分峰高的信噪比应大于10。

测定法　精密量取供试品溶液、对照溶液、灵敏度溶液与水杨酸对照品溶液，分别注入液相色谱仪，记录色谱图。

限度　供试品溶液色谱图中如有杂质峰，除水杨酸峰外，其他各杂质峰面积的和不得大于对照溶液主峰面积（0.5%），小于灵敏度溶液主峰面积的色谱峰忽略不计。

干燥失重　取本品，置五氧化二磷为干燥剂的干燥器中，在60℃减压干燥至恒重，减失重量不得过0.5%（通则0831）。

炽灼残渣　不得过0.1%（通则0841）。

重金属　取本品1.0g，加乙醇23ml溶解后，加醋酸盐缓冲液（pH3.5）2ml，依法检查（通则0821第一法），含重金属不得过百万分之十。

【含量测定】取本品约0.4g，精密称定，加中性乙醇（对酚酞指示液显中性）20ml溶解后，加酚酞指示液3滴，用氢氧化钠滴定液（0.1mol/L）滴定。每1ml氢氧化钠滴定液（0.1mol/L）相当于18.02mg的$C_9H_8O_4$。

三、实训过程

（一）仪器、药品准备及试液的制备

1. 实训用仪器及药品的准备

（1）仪器　高效液相色谱仪、傅里叶变换红外光谱仪、电子或分析天平（感量0.1mg）、称量瓶、试管、烧杯（50ml、10ml）、量筒（1000ml、100ml）、胶头滴管、移液管（5ml、1ml）、量瓶（1000ml、250ml、100ml、50ml、10ml）、碱式滴定管（1支）、注射器（10ml）、漏斗、干燥器、玻璃培养皿、玻璃棒、乳钵、聚乙烯塑料瓶。

（2）药品　碳酸钠、氢氧化钠、硫酸、三氯化铁、溴化钾、乙醇、冰醋酸、甲醇、乙腈、四氢呋喃、酚酞、水杨酸对照品、阿司匹林原料药、邻苯二甲酸氢钾。

（3）耗材　微孔滤膜、滤纸、称量纸、洗耳球。

2. 实训用试液的制备

① 稀硫酸：取硫酸57ml，加水稀释至1000ml，即得。本液含H_2SO_4应为9.5%～10.5%。

② 三氯化铁试液：取三氯化铁9g，加水使溶解成100ml，即得。

③ 碳酸钠试液：取一水合碳酸钠12.5g或无水碳酸钠10.5g，加水溶解100ml，即得。

④ 酚酞指示剂：取1g酚酞，用100ml乙醇溶解，即得。

⑤ 氢氧化钠试液：氢氧化钠滴定液（0.1mol/L）

配制　取氢氧化钠适量，加水振荡使溶解成饱和溶液，冷却后，置聚乙烯塑料瓶中，静置数日，澄清后备用。取澄清的氢氧化钠饱和溶液5.6ml，加新沸过的冷水使成1000ml，摇匀。

标定　取在105℃干燥至恒重的基准邻苯二甲酸氢钾约0.6g，精密称定，加新沸过的冷水50ml振摇，使其尽量溶解；加酚酞指示液2滴，用本液滴定；在接近终点时应使邻苯二甲酸氢钾完全溶解，滴定至溶液显粉红色。每1ml的氢氧化钠滴定液（0.1mol/L）相当于20.42mg的邻苯二甲酸氢钾。

（二）检验过程

1. 性状

取适量样品，置于清洁、干燥的玻璃培养皿中，在自然光线下，从上方及侧面观察其外观，嗅其气味。本品为白色结晶或结晶性粉末，应符合规定。

2. 鉴别

① 取本品约 0.1g，加水 10ml，煮沸，放冷，加三氯化铁试液 1 滴，即显紫堇色。

② 取本品约 0.5g，加碳酸钠试液 10ml，煮沸 2min 后，放冷，加过量的稀硫酸，即析出白色沉淀，并发生醋酸的臭气。

③ 取本品研成极细粉，采用傅里叶变换红外光谱仪测定本品红外吸收光谱，本品红外吸收图谱与对照的图谱对比应一致。

3. 检查

(1) 溶液的澄清度　取本品 0.5g，加温热至约 45℃ 的碳酸钠试液 10ml 溶解后，溶液应澄清。

(2) 游离水杨酸　按《中国药典》"高效液相色谱法"检查，应符合规定。

① 供试品溶液的制备：取本品约 0.1g，精密称定，置 10ml 量瓶中，加 1% 冰醋酸的甲醇溶液，振摇使阿司匹林溶解并稀释至刻度，摇匀，滤膜滤过，取续滤液。

② 对照品溶液的制备：取水杨酸对照品约 10mg，精密称定，置 100ml 量瓶中，加 1% 冰醋酸的甲醇溶液溶解并稀释至刻度，摇匀，精密量取 5ml，置 50ml 量瓶中，用 1% 冰醋酸的甲醇溶液稀释至刻度，摇匀。

③ 色谱条件：用十八烷基硅烷键合硅胶为填充剂；以乙腈-四氢呋喃-冰醋酸-水（20：5：5：70）为流动相；检测波长为 303nm；进样体积 10μl。

④ 系统适用性要求：理论板数按水杨酸峰计算不低于 5000。阿司匹林峰与水杨酸峰之间的分离度应符合要求。

⑤ 测定法：精密量取供试品溶液与对照品溶液，分别注入液相色谱仪，记录色谱图。

⑥ 限度：供试品溶液色谱图中如有与水杨酸峰保留时间一致的色谱峰，按外标法以峰面积计算，不得过 0.1%。

4. 含量测定

取本品约 0.4g，精密称定，加中性乙醇（对酚酞指示液显中性）20ml 溶解后，加酚酞指示液 3 滴，用氢氧化钠滴定液（0.1mol/L）滴定。每 1ml 氢氧化钠滴定液（0.1mol/L）相当于 18.02mg 的 $C_9H_8O_4$。

(三) 数据处理及检验记录

检验过程中及时做好原始记录。

按规定要求进行数据处理。含量测定的两次平行结果的相对偏差不得超过 ±0.5%，取其算术平均值为含量测定结果。按要求书写检验记录表。

阿司匹林原料药检验记录表

品名		规格	
批号		数量	
生产日期		来源	
检验依据		检验项目	

记录：

1. 性状

依法检查，本品为＿＿＿＿＿＿＿＿＿＿＿＿＿＿＿＿＿＿＿＿＿＿＿（应为白色结晶或结晶性粉末，无臭或微带醋酸臭）。

结论：

续表

2. 鉴别

取本品适量按下列方法鉴别。

① 取本品约0.1g,加水10ml,煮沸,放冷,加三氯化铁试液1滴,溶液显＿＿＿＿＿＿(应显紫堇色)。

结论：＿＿＿＿

② 取本品约0.5g,加碳酸钠试液10ml,煮沸2min后,放冷,加过量的稀硫酸,即析出＿＿＿沉淀,并发生＿＿＿＿。

结论：＿＿＿＿

③ 红外光谱鉴别。　　用红外分光光度法原始记录表记录结果。

结论：＿＿＿＿

3. 检查

(1) 溶液的澄清度

取本品0.5g,加温热至约45℃的碳酸钠试液10ml溶解后,溶液应澄清。

结果：＿＿＿＿＿＿　　　　　　　　　　　　　　　　　　　　　结论：＿＿＿＿

(2) 游离水杨酸

① 色谱条件与系统适用性试验。以＿＿＿＿＿＿＿＿为填充剂；以＿＿＿＿＿＿＿＿(比例＿＿＿＿＿＿)为流动相；检测波长为＿＿＿＿nm。理论板数按水杨酸峰计算为＿＿＿＿＿(不低于5000)。

② 测定与计算。精密量取供试品溶液与对照品溶液,分别注入液相色谱仪,记录色谱图；供试品溶液色谱图中如有与水杨酸峰保留时间一致的色谱峰,按外标法以峰面积计算,不得过0.1%。

水杨酸对照品保留时间：＿＿＿＿＿＿min　　　　A_s 水杨酸对照峰面积：＿＿＿＿＿＿

供试品中水杨酸保留时间：＿＿＿＿＿min　　　　A_x 供试品水杨酸峰面积：＿＿＿＿＿＿

C_s 对照品浓度：＿＿＿＿＿mg/ml　　　　　　　C_x 供试品浓度：＿＿＿＿＿mg/ml

计算公式：

$$\frac{水杨酸含量}{阿司匹林标示量}=\frac{c_s A_x \times 100}{A_s \times 标示量}$$

结论：＿＿＿＿

4. 含量测定

取本品约0.4g,精密称定,加中性乙醇(对酚酞指示液显中性)20ml溶解后,加酚酞指示液3滴,用氢氧化钠滴定液(0.1mol/L)滴定。每1ml氢氧化钠滴定液(0.1mol/L)相当于18.02mg的$C_9H_8O_4$。按下式计算：

$$阿司匹林含量 = \frac{VTF \times 10^{-3}}{W}$$

式中,W为供试品质量；V为氢氧化钠滴定液消耗体积；T为氢氧化钠滴定液滴定度；F为滴定液校正因子。

供试品质量：$W_1=$＿＿＿＿＿＿g；　$W_2=$＿＿＿＿＿g

氢氧化钠滴定液消耗体积：$V_1=$＿＿＿＿＿；　$V_2=$＿＿＿＿＿

样品1：含量=＿＿＿＿＿＿；样品2：含量=＿＿＿＿＿＿

平均值：含量=＿＿＿＿＿＿(≥98%)

相对偏差=＿＿＿＿＿％(应不得过0.5%)

结论：＿＿＿＿

结论：			
检验人：	日期：	复核人：	日期：

如果任一项目所得结果不符合规定,必须重新检验,直至合格。如果含量测定平行样的相对偏差超过0.5%,必须分析原因,并适当扣分。

红外分光光度法原始记录表

温度/℃：　　　　　　　　　相对湿度/%：　　　　　　　　　　年　月　日

仪器名称		工作站	
仪器类型	□傅里叶变换红外光谱仪　□色散型红外分光光度计		
试验项目	□原料药鉴别　□制剂鉴别 □晶型检查　□异构体限度检查　□含量测定　□其他		
试验依据	□《中国药典》(＿＿＿年版)二部　　□其他		

续表

测定方法	☐压片法：○溴化钾　○氯化钾　○其他 ☐涂膜法 ☐液池法		
测定范围	＿＿＿～＿＿＿ cm^{-1}		
对照光谱	☐《药品红外光谱集》 ☐对照品标准光谱 ☐原料药标准光谱 ☐其他		
样品名称		批号	
制剂样品处理方法			
谱图信息	文件名：		
试验结果	本品的红外光吸收图谱与对照光谱相比较,结果： 　　　　　　☐一致　　　☐不一致		
备注			

注：如部分参数未用到，可在相应栏目内画"/"。

试验者：　　　　　　　　　　　　　　复核者：　　　　　　日期：

四、任务评价

任务评价表

班级：		姓名：	组别：		总分：	
考核内容		考核标准	分值	A	B	C
1. 性状		性状描述清晰	5			
2. 鉴别		取样正确	5			
		三氯化铁反应现象明显（紫堇色）	5			
		乙酰水杨酸反应	5			
		红外图谱主要官能团吸收明显可辨	5			
3. 检查		澄清度	2			
		游离水杨酸	15			
		易炭化物	3			
		有关物质	15			
		干燥失重	5			
		炽灼残渣	5			
		重金属	5			
4. 含量测定		滴定操作正确	5			
		结果计算	10			
5. 完成报告		正确书写检验记录	10			
		合计	100			

总分＝A×20％＋B×20％＋C×60％（A 为自评分，B 为小组评分，C 为教师评分）

考核教师：　　　　　　　　　　　　　　　　　　　　考核时间：　　年　　月　　日

五、注意事项

1. 色谱柱用后一定要用高比例水相（甲醇：水＝30：70）进行洗柱，避免盐在柱子或者检测器部位析出。
2. 样品与流动相均应过滤后使用。
3. 高效液相色谱仪在使用前应先开启电源，仪器预热20min后再使用。
4. 含量测定应平行测定两份供试品。

六、思考题

1. 如果结果错误或误差过大，试分析产生的原因及解决方法。
2. 简述阿司匹林鉴别的方法及原理。

任务二　乳酸钙原料药的检验

一、实训目标

通过本实训，掌握乳酸钙原料药的质量检验的程序、方法及操作技能，掌握对检验结果的处理及判断，能够规范书写检验记录。

二、质量标准

乳酸钙

Calcium Lactate

$C_6H_{10}CaO_6 \cdot 5H_2O$　　　　308.30

本品为 α-羟基丙酸钙五水合物。按干燥品计算，含 $C_6H_{10}CaO_6$ 应为 98.0%～103.0%。

【性状】 本品为白色或类白色结晶性或颗粒性粉末；几乎无臭；微有风化性。

本品在热水中易溶，在水中溶解，在乙醇、三氯甲烷或乙醚中几乎不溶。

【鉴别】 （1）本品的红外光吸收图谱应与对照的图谱（光谱集254图）一致。

（2）本品显钙盐与乳酸盐的鉴别反应（通则0301）。

【检查】 **酸度**　取本品1.0g，加温水20ml溶解，放冷，加酚酞指示液2滴与氢氧化钠滴定液（0.1mol/L）0.50ml，应显粉红色。

溶液的澄清度与颜色　取本品7.1g，加水100ml溶解后，溶液应澄清无色；如显浑浊，与2号浊度标准液（通则0902第一法）比较，不得更浓；如显色，与黄色2号标准比色液（通则0901第一法）比较，不得更深。

氯化物　取本品0.10g,依法检查（通则0801）,与标准氯化钠溶液5.0ml制成的对照液比较,不得更浓（0.05%）。

硫酸盐　取本品0.40g,依法检查（通则0802）,与标准硫酸钾溶液3.0ml制成的对照液比较,不得更浓（0.075%）。

干燥失重　取本品,在125℃干燥至恒重,减失重量应为26.0%~31.0%（通则0831）。

镁盐与碱性盐　取本品7.1g,加水100ml使溶解,摇匀,取20ml,加水20ml、氯化铵2g与6mol/L氨溶液2ml,加热至沸后迅速加入4%草酸铵溶液40ml,摇匀,放置4h,用水稀释至100ml,摇匀,滤过,量取续滤液50ml,加硫酸0.5ml,水浴蒸发至干后,在600℃炽灼至恒重,遗留残渣不得过5mg。

钡盐　取本品1.0g,加水20ml溶解后,分为两等份,一份作为对照管,另一份加硫酸钙试液1ml,放置15min,与对照管比较,不得更浓。

铁盐　取本品0.50g,加水25ml,置水浴中加热溶解,放冷,依法检查（通则0807）,与标准铁溶液2.5ml用同一方法制成的对照液比较,不得更深（0.005%）。

重金属　取本品1.0g,加水15ml与醋酸盐缓冲液（pH3.5）2ml微热溶解,放冷,加水适量使成25ml,依法检查（通则0821第一法）,含重金属不得过百万分之十。

砷盐　取本品1.0g,加盐酸5ml与水23ml溶解后,依法检查（通则0822第一法）,应符合规定（0.0002%）。

【含量测定】取本品约0.3g,精密称定,加水100ml,加热使溶解,放冷,加氢氧化钠试液15ml与钙紫红素指示剂约0.1g,用乙二胺四醋酸二钠滴定液（0.05mol/L）滴定至溶液由紫红色转变为纯蓝色。每1ml乙二胺四醋酸二钠滴定液（0.05mol/L）相当于10.91mg的$C_6H_{10}CaO_6$。

三、实训过程

（一）仪器、药品准备及试液的制备

1. 实训用仪器及药品的准备

（1）仪器　傅里叶变换红外光谱仪、恒温水浴锅、电子或分析天平（感量0.1mg）、称量瓶、试管、烧杯（50ml、10ml）、量筒（1000ml、100ml、50ml、10ml）、胶头滴管、移液管（10ml、5ml、1ml）、量瓶（1000ml、250ml、100ml、50ml）、纳氏比色管、漏斗、烘箱、马弗炉、坩埚、玻璃棒、两用滴定管、锥形瓶、具塞玻璃瓶。

（2）药品　氢氧化钠、溴、硫酸、硫酸铁铵、硫酸铵、10%亚硝基铁氰化钠的稀硫酸溶液、浓氨试液、甲基红指示液、醋酸、盐酸、酚酞指示液、氢氧化钠滴定液（0.1mol/L）、硝酸、标准氯化钠溶液、硝酸银试液、硫酸钾、30%硫氰酸铵溶液、氯化钡、硫酸钙、氯化铵、草酸铵、过硫酸铵、醋酸盐缓冲液（pH 3.5）、凡士林、溴化钾、标准铅溶液、硫代乙酰胺试液、钙紫红素指示剂、稀焦糖溶液、EDTA-2Na滴定液（0.05mol/L）。

2. 实训用试液的制备

① 稀盐酸：取盐酸234ml,加水稀释至1000ml,即得。本液含HCl应为9.5%~10.5%。

② 稀硫酸：取硫酸57ml,加水稀释至1000ml,即得。本液含H_2SO_4应为9.5%~10.5%。

③ 稀硝酸：取硝酸 105ml，加水稀释至 1000ml，即得。本液含 HNO_3 应为 9.5%～10.5%。

④ 溴试液：取溴 2～3ml，置用凡士林涂塞的玻璃瓶中，加水 100ml，振摇使成饱和的溶液，即得。本液应置暗处保存。

⑤ 标准铁溶液：称取硫酸铁铵[$FeNH_4(SO_4)_2·12H_2O$]0.863g，置 1000ml 量瓶中，加水溶解后，加硫酸 2.5ml，用水稀释至刻度，摇匀，作为贮备液。临用前，精密量取贮备液 10ml，置 100ml 量瓶中，加水稀释至刻度，摇匀，即得（每 1ml 相当于 10μg 的 Fe^{3+}）。

⑥ 氢氧化钠试液：取氢氧化钠 4.3g，加水使溶解成 100ml，即得。

（二）检验过程

1. 性状

取适量样品，置于清洁、干燥的玻璃培养皿中，在自然光线下，从上方及侧面观察外观，嗅其气味。

2. 鉴别

（1）乳酸盐　取供试品溶液 5ml（约相当于乳酸 5mg）置试管中，加溴试液 1ml 与稀硫酸 0.5ml，置水浴上加热，并用玻璃棒小心搅拌至褪色，加硫酸铵 4g，混匀，沿管壁逐滴加入 10%亚硝基铁氰化钠的稀硫酸溶液 0.2ml 和浓氨试液 1ml，使成两液层；在放置 30min 内，两液层的接界面处出现一暗绿色环。

（2）钙盐　取供试品溶液（1→20），加甲基红指示液两滴，用氨试液中和，再滴加盐酸至恰呈酸性，加草酸铵试液，即生成白色沉淀；分离，沉淀不溶于醋酸，但可溶于稀盐酸。

（3）取样品研成极细粉，采用傅里叶变换红外光谱仪测定本品红外吸收光谱，本品红外吸收图谱与对照的图谱对比应一致。

3. 检查

（1）干燥失重　取本品，在 125℃干燥至恒重，减失重量应为 26.0%～31.0%（通则 0831）。

（2）酸度　取本品 1.0g，加温水 20ml 溶解，放冷，加酚酞指示液 2 滴与氢氧化钠滴定液（0.1mol/L）0.50ml，应显粉红色。

（3）氯化物　取本品 0.10g，加水溶解使成 25ml（溶液如显碱性，可滴加硝酸使成中性），再加稀硝酸 10ml（溶液如不澄清，应过滤），置 50ml 纳氏比色管中，加水使成约 40ml，摇匀，即得供试品溶液。另取标准氯化钠溶液 5.0ml，置 50ml 纳氏比色管中，加稀硝酸 10ml，加水使成约 40ml，摇匀，即得对照溶液。于供试品溶液与对照溶液中，分别加入硝酸银试液 1.0ml，用水稀释成 50ml，摇匀，在暗处放置 5min，静置。同置黑色背景上，从比色管上方向下观察、比较，不得更浓（0.05%）。

（4）硫酸盐　取本品 0.4g，加水溶解使成约 40ml（溶液如显碱性，可滴加盐酸使成中性；溶液如不澄清，应滤过），置 50ml 纳氏比色管中，加稀盐酸 2ml，摇匀，即得供试品溶液。取标准硫酸钾溶液 3.0ml，置 50ml 纳氏比色管中，加水使成约 40ml，加稀盐酸 2ml，摇匀，即得对照溶液。于供试品溶液与对照溶液中，分别加入 25%氯化钡溶液 5ml，用水稀释至 50ml，充分摇匀，放置 10min，同置黑色背景上，从比色管上方向下观察、比较，不得更浓（0.075%）。

（5）钡盐　取本品 1.0g，加水 20ml 使溶解，分为两等份，一份作为对照管；另一份加硫酸钙试液 1ml，放置 15min，与对照管比较，不得更浓。

（6）镁盐与碱性盐　取本品 7.1g，加水 100ml 使溶解，摇匀，取 20ml，加水 20ml、氯化铵 2g 与 6mol/L 氨溶液 2ml，加热至沸后迅速加入 4%草酸铵溶液 40ml，摇匀，放置 4h，用水稀释至 100ml，摇匀，滤过，量取续滤液 50ml，加硫酸 0.5ml，水浴蒸发至干后，在 600℃炽灼至恒重，遗留残渣不得过 5mg。

（7）铁盐　取本品 0.50g，加水 25ml，置水浴中加热溶解，放冷，移置 50ml 纳氏比色管中，加稀盐酸 4ml 与过硫酸铵 50mg，用水稀释使成 35ml 后，加 30%硫氰酸铵溶液 3ml，再加水适量稀释成 50ml，摇匀；如显色，立即与标准铁溶液制成的对照液（取标准铁溶液 2.5ml，置 50ml 纳比色管中，加水使成 25ml，加稀盐酸 4ml 与过硫酸铵 50mg，用水稀释使成 35ml，加 30%硫氰酸铵溶液 3ml，再加水适量稀释成 50ml，摇匀）比较，不得更深（0.005%）。

（8）重金属　取 25ml 纳氏比色管两支，甲管中加标准铅溶液一定量与醋酸盐缓冲液（pH 3.5）2ml 后，加水稀释成 25ml；乙管中加入本品 1.0g，加水 15ml 与醋酸盐缓冲液（pH 3.5）2ml 微热溶解，放冷，加水适量使成 25ml，即得供试品溶液，若供试品溶液带颜色，可在甲管中滴加少量的稀焦糖溶液或其他无干扰的有色溶液，使之与乙管一致；再在甲乙两管中分别加硫代乙酰胺试液各 2ml，摇匀，放置 2min，同置白纸上，自上向下透视，乙管中显示的颜色与甲管比较，不得更深，即含重金属不得过百万分之十。

4. 含量测定

取本品约 0.3g，精密测定，加水 100ml，加热使溶解，放冷，加氢氧化钠试液 15ml 与钙紫红素指示剂约 0.1g，用 EDTA-2Na 滴定液（0.05mol/L）滴定至溶液由紫红色转变为纯蓝色。每 1ml EDTA-2Na 滴定液（0.05mol/L）相当于 10.91mg 的 $C_6H_{10}CaO_6$。

（三）数据处理及检验记录

检验过程中及时做好原始记录。

按规定要求进行数据处理。含量测定的两次平行结果的相对偏差不得超过±0.5%，取其算术平均值为含量测定结果。按要求书写检验记录。

乳酸钙原料药检验记录表

品名		规格	
批号		数量	
供货批号		供应商	
检验依据		收检日期	年　月　日
检验项目		检验日期	年　月　日

记录：
1. 性状
　　本品为_____（应为白色或类白色结晶性或颗粒性粉末,几乎无臭）。
　　　　　　　　　　　　　　　　　　　　　　　　　　　　　　结论：_____
2. 鉴别
　　（1）乳酸盐　取供试品溶液____ml(约相当于乳酸 5mg)置试管中,加_____与_____,置水浴上加热,并用玻璃棒小心搅拌至褪色,加_____,混匀,沿管壁逐滴加入 10%亚硝基铁氰化钠的稀硫酸溶液____ml 和浓氨试液____ml,使成两液层,在放置 30min 内,两液层的接界面处出现一_____色环。
　　　　　　　　　　　　　　　　　　　　　　　　　　　　　　结论：_____

续表

(2)钙盐　取供试品溶液(1→20),加＿＿＿＿指示液两滴,用＿＿＿试液中和,再滴加盐酸至恰呈＿＿＿性,加草酸铵试液,即生成＿＿＿＿＿；分离,沉淀不溶于＿＿＿＿,但可溶于＿＿＿＿＿＿。

结论：＿＿＿＿＿＿

(3)红外光谱鉴别　用红外分光光度法原始记录表记录结果。

结论：＿＿＿＿＿＿

3. 检查

(1)干燥失重　取本品约 1.0g,精密称定,在 125℃干燥 6h。

称量瓶恒重:125℃干燥＿＿＿＿h,称重＿＿＿＿g；125℃干燥＿＿＿＿h,称重＿＿＿＿g。

(供试品＋称量瓶)重：＿＿＿＿g。供试品重：＿＿＿＿g。

(供试品＋称量瓶)恒重:125℃干燥 6h 称重＿＿＿＿g。

计算结果：

$$干燥失重 = \frac{(供试品+称量瓶)重-(供试品+称量瓶)恒重}{供试品重}$$

$$= \_\_\_\_\%(应为 26.0\% \sim 31.0\%)$$

结论：＿＿＿＿＿＿

(2)酸度　取本品＿＿＿＿g(1.0g),加温水 20ml 溶解,放冷,加酚酞指示液 2 滴与氢氧化钠滴定液(0.1mol/L) 0.50ml,呈＿＿＿色(应显粉红色)。

结论：＿＿＿＿＿＿

(3)氯化物　取本品＿＿＿＿g(0.10g),加水溶解使成 25ml(溶液如显碱性,可滴加硝酸使成中性；再加稀硝酸 10ml(溶液如不澄清,应过滤),置 50ml 纳氏比色管中,加水使成约 40ml,摇匀,即得供试品溶液。另取标准氯化钠溶液 5.0ml,置 50ml 纳氏比色管中,加稀硝酸 10ml,加水使成约 40ml,摇匀,即得对照溶液。于供试品溶液与对照溶液中,分别加入硝酸银试液 1.0ml,用水稀释成 50ml,摇匀,在暗处放置 5min,同置黑色背景上,从比色管上方向下观察、比较,供试管与对照管比较结果＿＿＿＿＿＿(0.05％以内几乎一致)。

结论：＿＿＿＿＿＿

(4)硫酸盐　取本品＿＿＿＿g(0.4g),加水溶解使成约 40ml(溶液如显碱性,可滴加盐酸使成中性；溶液如不澄清,应滤过),置 50ml 纳氏比色管中,加稀盐酸 2ml,摇匀,即得供试品溶液。取标准硫酸钾溶液 3.0ml,置 50ml 纳氏比色管中,加水使成约 40ml,加稀盐酸 2ml,摇匀,即得对照溶液。于供试品溶液与对照溶液中,分别加入 25％氯化钡溶液 5ml,用水稀释至 50ml,充分摇匀,放置 10min,同置黑色背景上,从比色管上方向下观察、比较,供试管与对照管比较结果＿＿＿＿＿＿(0.075％以内几乎一致)。

结论：＿＿＿＿＿＿

(5)钡盐　取本品＿＿＿＿g(1.0g),加水 20ml 使溶解,分为两等份,一份作为对照管,另一份加硫酸钙试液 1ml,放置 15min,与对照管比较,供试管与对照管比较结果＿＿＿＿＿＿＿＿＿＿＿＿＿＿＿＿＿＿＿＿＿＿(不得更浓)。

结论：＿＿＿＿＿＿

(6)镁盐与碱性盐　取本品＿＿＿＿g(7.1g),加水 100ml 使溶解,摇匀,取 20ml,加水 20ml、氯化铵 2g 与 6mol/L 氨溶液 2ml,加热至沸后迅速加入 4％草酸铵溶液 40ml,摇匀,放置 4h,用水稀释至 100ml,滤过,量取续滤液 50ml,加硫酸 0.5ml,水浴蒸发至干后,在 600℃炽灼至恒重,遗留残渣＿＿＿＿mg(不得过 5mg)。

结论：＿＿＿＿＿＿

(7)铁盐　取本品＿＿＿＿g(0.50g),加水 25ml,置水浴中加热溶解,放冷,移置 50ml 纳氏比色管中,加稀盐酸 4ml 与过硫酸铵 50mg,用水稀释使成 35ml 后,加 30％硫氰酸铵溶液 3ml,再加水适量稀释成 50ml,摇匀；如显色,立即与标准铁溶液制成的对照液(取 2.5ml 标准铁溶液,置 50ml 纳氏比色管中,加水使成 25ml,加稀盐酸 4ml 与过硫酸铵 50mg,用水稀释成 35ml,加 30％硫氰酸铵溶液 3ml,再加水适量稀释成 50ml,摇匀)比较,结果＿＿＿＿＿＿(0.005％以内几乎一致)。

结论：＿＿＿＿＿＿

(8)重金属　取 25ml 纳氏比色管两支,甲管中加标准铅溶液一定量与醋酸盐缓冲液(pH 3.5)2ml 后,加水稀释成 25ml；乙管中加入本品 1.0g,加水 15ml 与醋酸盐缓冲液(pH 3.5)2ml 微热溶解,放冷,加水适量使成 25ml,即得供试品溶液,若供试品溶液带颜色,可在甲管中滴加少量的稀焦糖溶液或其他无干扰的有色溶液,使之与乙管一致；再在甲乙两管中分别加代乙酰胺试液各 2ml,摇匀,放置 2min,同置白纸上,自上向下透视,乙管中显示的颜色与甲管比较,结果＿＿＿＿＿＿＿＿＿＿＿(百万分之十以内几乎一致)。

结论：＿＿＿＿＿＿

4. 含量测定

取本品＿＿＿＿g(约 0.3g),加水 100ml,加热使溶解,放冷,加氢氧化钠试液 15ml 与钙紫红素指示剂约 0.1g,用 EDTA-2Na 滴定液(0.05mol/L)滴定至溶液由紫红色转变为纯蓝色。每 1ml EDTA-2Na 滴定液(0.05mol/L)相当于 10.91mg 的 $C_6H_{10}CaO_6$。

续表

$$C_6H_{10}CaO_6 \text{ 含量} = \frac{VTF \times 10^{-3}}{W}$$

式中,W 为供试品质量;V 为 EDTA-2Na 滴定液消耗体积;T 为 EDTA-2Na 滴定度;F 为 EDTA-2Na 滴定液浓度校正因子。

供试品质量:$W_1 = $ _____ g; $W_2 = $ _____ g

氢氧化钠消耗体积:$V_1 = $ _____ ; $V_2 = $ _____

样品1:含量= _____ ;样品2:含量= _____

平均值:含量= _____

相对偏差= _____%(应不得过0.5%)

结果:_____

结论:

检验人: 日期: 复核人: 日期:

如果任一项目所得结果不符合规定,必须重新检验,直至合格。如果含量测定平行样的相对偏差超过0.5%,必须分析原因,并适当扣分。

红外分光光度法原始记录

温度/℃: 相对湿度/%: 年 月 日

仪器名称		工作站	
仪器类型	□傅里叶变换红外光谱仪 □色散型红外分光光度计		
试验项目	□原料药鉴别 □制剂鉴别 □晶型检查 □异构体限度检查 □含量测定 □其他:		
试验依据	□《中国药典》(____年版)二部 □其他:		
测定方法	□压片法:○溴化钾 ○氯化钾 ○其他: □涂膜法 □液池法		
测定范围	_____ ~ _____ cm^{-1}		
对照光谱	□《药品红外光谱集》 □对照品标准光谱 □原料药标准光谱 □其他:		
样品名称		批号	
制剂样品处理方法			
谱图信息	文件名:		
试验结果	本品的红外光吸收图谱与对照光谱相比较,结果: □一致 □不一致		
备注			

注:如部分参数未用到,可在相应栏目内画"/"。

试验者: 复核者: 日期:

四、任务评价

任务评价表

班级：	姓名：	组别：	总分：		
考核内容	考核标准	分值	A	B	C
1. 查资料，设计方案	正确选取资料，设计方案可行性强	10			
2. 性状	性状描述清晰，取样正确	5			
3. 鉴别	乳酸盐反应明显（界面出现暗绿色环）	2			
	钙盐现象明显（生成不溶于醋酸、可溶于稀盐酸的沉淀）	3			
	制片均匀，透光	5			
	红外图谱主要官能团吸收明显可辨	5			
4. 检查	干燥失重	5			
	酸度	5			
	氯化物	5			
	硫酸盐	5			
	钡盐	5			
	镁盐与碱性盐	5			
	铁盐	5			
	重金属	5			
5. 含量测定	试剂配制正确	5			
	滴定操作正确	5			
	结果计算	5			
6. 完成记录	正确书写检验记录	15			
	合计	100			

总分＝A×20％＋B×20％＋C×60％（A 为自评分，B 为小组评分，C 为教师评分）

考核教师： 考核时间： 年 月 日

五、注意事项

1. 实验中所有水均为去离子水。
2. 滴定过程中先快后慢。
3. 滴定要设置空白对照。

六、思考题

1. 哪些因素会影响滴定结果？
2. 简述对钙盐检查的方法及原理。

任务三　甘油辅料的检验

一、实训目标

通过本实训，掌握甘油辅料的质量检验的程序、方法及操作技能，掌握对检验结果的处理及判断，能够规范书写检验记录。

二、质量标准

甘油

Glycerol

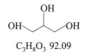

$C_3H_8O_3$　92.09

本品为 1,2,3-丙三醇。按无水物计算，含 $C_3H_8O_3$ 不得少于 98.0%。

【性状】本品为无色、澄清的黏稠液体。

本品与水或乙醇能任意混溶，在丙酮中微溶，在三氯甲烷中不溶。

相对密度　本品的相对密度（通则 0601）为 1.258～1.268。

折射率　本品的折射率（通则 0622）应为 1.470～1.475。

【鉴别】本品的红外光吸收图谱应与对照图谱（光谱集 1268 图）一致。

【检查】酸碱度　取本品 25.0g，加水稀释成 50ml，混匀，加酚酞指示液 0.5ml，溶液应无色，加 0.1mol/L 氢氧化钠溶液 0.2ml，溶液应显粉红色。

颜色　取本品 50ml，置 50ml 纳氏比色管中，与对照液（取比色用重铬酸钾溶液 0.2ml，加水稀释至 50ml 制成）比较，不得更深。

氯化物　取本品 5.0g，依法检查（通则 0801），与标准氯化钠溶液 5.0ml 制成的对照液比较，不得更浓（0.001%）。

硫酸盐　取本品 10.0g，依法检查（通则 0802），与标准硫酸钾溶液 2.0ml 制成的对照液比较，不得更浓（0.002%）。

醛与还原性物质　取本品 1.0g，置 50ml 量瓶中，加水 25ml 溶解，加入 10% 盐酸甲基苯并噻唑酮腙溶液（用 0.02mol/L 氢氧化钠溶液调节 pH 值至 4.0。临用新制）2ml，静置 30min，加新配制的 0.5% 三氯化铁溶液 5ml，摇匀，静置 5min，加甲醇稀释至刻度，摇匀。照紫外-可见分光光度法（通则 0401），在 655nm 的波长处测定吸光度，供试品溶液的吸光度不得大于对照品溶液［每 1ml 含甲醛（CH_2O）5.0μg］2.0ml 同法处理后的吸光度。

糖　取本品 5.0g，加水 5ml，混匀，加稀硫酸 1ml，置水浴上加热 5min，加不含碳酸盐的 2mol/L 氢氧化钠溶液（取氢氧化钠适量，加水振摇使溶解成饱和溶液，冷却后，置聚乙烯塑料瓶中，密闭静置数日后，取上清液5.6ml，加新沸放冷的水使成50ml，摇匀，即得）3ml，滴加硫酸铜试液1ml，混匀，应为蓝色澄清溶液，继续在水浴上加热5min，溶液应仍为蓝色，无沉淀产生。

脂肪酸与脂类　取本品40.0g，加新沸放冷的水40ml，再精密加氢氧化钠滴定液（0.1mol/L）10ml，摇匀后，煮沸5min，放冷，加酚酞指示液数滴，用盐酸滴定液（0.1mol/L）滴定至红色消失，并将滴定的结果用空白试验校正。消耗的氢氧化钠滴定液（0.1mol/L）不得过4.0ml。

易炭化物　取本品4.0g，在振摇下逐滴加入硫酸5ml，过程中控制温度不得超过20℃，静置1h后，如显色，与同体积对照溶液（取比色用氯化钴溶液0.2ml，比色用重铬酸钾溶液1.6ml与水8.2ml制成）比较，不得更深。

氯代化物　取本品5.0g，加水10ml和2mol/L氢氧化钠溶液1ml，混匀，加镍铝合金50mg，置水浴上加热10min，冷却至室温后，滤过，用水20ml分次洗涤容器和滤渣，将滤液和洗液收集至50ml纳氏比色管中，加硝酸0.5ml，混匀，再加入硝酸银试液0.5ml，加水至刻度，摇匀。与标准氯化钠溶液15ml制成的对照液比较，不得更深（0.003%）。

有关物质　取本品约10g，精密称定，置25ml量瓶中，精密加入内标溶液（每1ml中含0.5mg正己醇的甲醇溶液）5ml，用甲醇溶解并稀释至刻度，作为供试品溶液。取二甘醇、乙二醇与1,2-丙二醇适量，精密称定，用甲醇溶解并稀释制成每1ml中含二甘醇、乙二醇与1,2-丙二醇各0.5mg的溶液，精密量取5ml，置25ml量瓶中，精密加入内标溶液5ml，用甲醇稀释至刻度，作为对照品溶液。另取二甘醇、乙二醇、1,2-丙二醇、正己醇与甘油适量，精密称定，用甲醇溶解并稀释制成每1ml中含甘油400mg，二甘醇、乙二醇、1,2-丙二醇与正己醇各0.1mg的溶液，作为系统适用性溶液。照气相色谱法（通则0521），用6%氰丙基苯基-94%二甲基聚硅氧烷（或极性相近）为固定液的毛细管柱，程序升温，起始温度为100℃，维持4min，以50℃/min的速率升温至120℃，维持10min，再以50℃/min的速率升温至220℃，维持20min；进样口温度为200℃，检测器温度为250℃，色谱图记录时间至少为主峰保留时间的两倍。取系统适用性试验溶液1μl，注入气相色谱仪，记录色谱图，各组分色谱峰的分离度应符合要求。取对照品溶液重复进样，二甘醇、乙二醇和1,2-丙二醇峰面积与内标峰面积比值的相对标准偏差均不得大于5%。精密量取供试品溶液和对照品溶液各1μl，注入气相色谱仪，记录色谱图，按内标法以峰面积计算，供试品中含二甘醇、乙二醇均不得过0.025%；含1,2-丙二醇不得过0.1%；如有其他杂质峰，扣除内标峰按面积归一化法计算，单个未知杂质不得过0.1%；杂质总量（包含二甘醇、乙二醇和1,2-丙二醇）不得过1.0%。

水分　取本品，照水分测定法（通则0832第一法1）测定，含水分不得过2.0%。

炽灼残渣　取本品20.0g，加热至自燃，停止加热，待燃烧完毕，放冷，依法检查（通则0841），遗留残渣不得过2mg。

> 铵盐　取本品4.0g，加10%氢氧化钾溶液5ml，混匀，在60℃放置5min，不得发生氨臭。
>
> 铁盐　取本品10.0g，依法检查（通则0807）与标准铁溶液1.0ml制成的对照液比较，不得更深（0.0001%）。
>
> 钙盐　取本品2.5g，加水8ml，摇匀，加入草酸铵试液5~6滴，放置15min，溶液应澄清。
>
> 重金属　取本品5.0g，依法检查（通则0821第一法），含重金属不得过百万分之二。
>
> 砷盐　取本品6.65g，加水23ml和盐酸5ml混匀，依法检查（通则0822第一法），应符合规定（0.00003%）。
>
> 【含量测定】取本品0.20g，精密称定，加水90ml，混匀，精密加入2.14%高碘酸钠溶液50ml，摇匀，暗处放置15min后，加50%（g/ml）乙二醇溶液10ml，摇匀，暗处放置20min，加酚酞指示液0.5ml，用氢氧化钠滴定液（0.1mol/L）滴定至红色，30s内不褪色，并将滴定的结果用空白试验校正。每1ml氢氧化钠滴定液（0.1mol/L）相当于9.21mg的$C_3H_8O_3$。
>
> 【类别】药用辅料，溶剂和助悬剂等。
>
> 【贮藏】密封，在干燥处保存。
>
> 注：本品有引湿性，可与硼酸形成复合物，过热会分解出有毒的丙烯醛；与强氧化剂共研可能爆炸，受光照或与碱式硝酸铋、氧化剂接触会变黑。

三、实训过程

（一）仪器、药品准备及试液的制备

1. 实训用仪器及药品的准备

（1）仪器　傅里叶变换红外光谱仪、电子或分析天平（感量0.1mg）、气相色谱仪、密度计、折射仪、纳氏比色管、比浊管、烧杯（100ml、50ml、10ml）、量筒（1000ml、100ml）、胶头滴管、移液管（50ml、10ml、5ml）、量瓶（1000ml、100ml、50ml、25ml）、漏斗、烘箱、马弗炉、水浴锅、坩埚、玻璃棒、两用滴定管、聚乙烯塑料瓶。

（2）药品　盐酸、盐酸甲基苯并噻唑酮腙、无水乙醇、丙酮、三氯甲烷、酚酞、氢氧化钠、重铬酸钾、氯化钠、硫酸钾、三氯化铁、甲醇、硫酸、硫酸铜、溴化钾、甘油、硝酸、氯化钴、镍铝合金、正己醇、二甘醇、乙二醇、1,2-丙二醇、氰丙基苯基、二甲基聚硅氧烷、氢氧化钾、草酸铵、高碘酸钠溶液、硝酸银、邻苯二甲酸氢钾、无水碳酸钠、甲基红-溴甲酚绿混合指示液。

2. 实训用试液的制备

① 酚酞指示液：取酚酞1g，加乙醇100ml使溶解，即得。

② 10%盐酸甲基苯并噻唑酮腙溶液：称取10g盐酸甲基苯并噻唑酮腙，加水至100ml，用0.02mol/L氢氧化钠溶液调节pH值至4.0，临用新制。

③ 0.5%三氯化铁溶液：取三氯化铁0.5g，加水使溶解成100ml，即得。

④ 2mol/L氢氧化钠溶液：取氢氧化钠适量，加水振摇使溶解成饱和溶液，冷却后，置

聚乙烯塑料瓶中，密闭静置数日后，取上清液 5.6ml，加新沸放冷的水使成 50ml，摇匀，即得。

⑤ 硫酸铜试液：取硫酸铜 12.5g，加水使溶解成 100ml，即得。

⑥ 氢氧化钠滴定液（0.1mol/L）：取澄清的氢氧化钠饱和溶液 5.6ml，加新沸过的冷水使成 1000ml，摇匀。取在 105℃ 干燥至恒重的基准邻苯二甲酸氢钾约 0.6g，精密称定，加新沸过的冷水 50ml，振摇，使其尽量溶解；加酚酞指示液 2 滴，用本液滴定；在接近终点时，应使邻苯二甲酸氢钾完全溶解，滴定至溶液显粉红色。每 1ml 氢氧化钠滴定液（0.1mol/L）相当于 20.42mg 的邻苯二甲酸氢钾。

⑦ 盐酸滴定液（0.1mol/L）：取盐酸 9.0ml，加水适量使成 1000ml，摇匀。取在 270~300℃ 干燥至恒重的基准无水碳酸钠约 0.15g，精密称定，加水 50ml 使溶解，加甲基红-溴甲酚绿混合指示液 10 滴，用本液滴定至溶液由绿色转变为紫红色时，煮沸 2min，冷却至室温，继续滴定至溶液由绿色变为暗紫色。每 1ml 盐酸滴定液（0.1mol/L）相当于 5.30mg 的无水碳酸钠。根据本液的消耗量与无水碳酸钠的取用量，算出本液的浓度，即得。

⑧ 硝酸银试液：取硝酸银 17.5g，加水适量使溶解成 1000ml，摇匀。

⑨ 草酸铵试液：取草酸铵 3.5g，加水使溶解成 100ml，即得。

（二）检验过程

根据以上质量标准进行检验。

（三）数据处理及检验记录

按规定要求进行数据处理。含量测定的两次平行结果的相对偏差不得超过±0.5%，取其算术平均值为含量测定结果。按要求书写检验记录表。

甘油辅料检验记录表

品名		规格	
批号		数量	
供货批号		供应商	
检验依据		收检日期	年　月　日
检验项目		检验日期	年　月　日

记录：
1. 性状

　　本品为_____（应为无色、澄清的黏稠液体）。

溶解性	水	乙醇	丙酮	三氯甲烷
相对密度				
折射率				

结论：_____

2. 鉴别

本品的红外光吸收图谱应与对照图谱(光谱集1268图)一致。

仪器名称		工作站	
仪器类型	□傅里叶变换红外光谱仪　□色散型红外分光光度计		
试验项目	□原料药鉴别　□制剂鉴别 □晶型检查　□异构体限度检查　□含量测定　□其他		
试验依据	□《中国药典》(_____年版)____部　　□其他		
测定方法	□压片法:○溴化钾　○氯化钾　○其他 □涂膜法 □液池法		
测定范围	_____~_____ cm^{-1}		
对照光谱	□《药品红外光谱集》 □对照品标准光谱 □原料药标准光谱 □其他		
样品名称		批号	
制剂样品处理方法			
谱图信息	文件名:		
试验结果	本品的红外光吸收图谱与对照光谱相比较,结果: 　　　　　　□一致　　　　□不一致		
备注			

结论:_____

3. 检查

(1)酸碱度　取本品_____g,加水稀释成50ml,混匀,加酚酞指示液_____ml,溶液应无色,加0.1mol/L氢氧化钠溶液_____ml,溶液显_____色。

(2)颜色　取本品50ml,置50ml纳氏比色管中,与对照液(取比色用重铬酸钾溶液____ml,加水稀释至50ml制成),哪一个颜色更深?_____

(3)氯化物　取本品_____g,依法检查(通则0801),与标准氯化钠溶液5.0ml制成的对照液比较,哪一个更浓?_____

(4)硫酸盐　取本品_____g,依法检查(通则0802),与标准硫酸钾溶液2.0ml制成的对照液比较,哪一个更浓?_____

(5)醛与还原性物质　取本品_____g,置50ml量瓶中,加水25ml溶解,加入10%盐酸甲基苯并噻唑酮腙溶液(用0.02mol/L氢氧化钠溶液调节pH值至4.0。临用新制)2ml,静置30min,加新制的0.5%三氯化铁溶液5ml,摇匀,静置5min,加甲醇稀释至刻度,摇匀。照紫外-可见分光光度法(通则0401),在655nm的波长处测定吸光度,供试品溶液吸光度_____,对照品溶液[每1ml含甲醛(CH_2O)5.0μg]2.0ml同法处理后的吸光度_____,比较两者吸光度大小。

(6)糖　取本品_____g,加水5ml,混匀,加稀硫酸1ml,水浴上加热5min,加不含碳酸盐的2mol/L氢氧化钠溶液3ml,滴加硫酸铜试液1ml,混匀,为_____色澄清溶液,继续在水浴上加热5min,溶液为_____色,无沉淀产生。

(7) 脂肪酸与脂类　取本品_____g,加新沸放冷的水 40ml,再精密加氢氧化钠滴定液(0.1mol/L)10ml,摇匀后,煮沸 5min,放冷,加酚酞指示液数滴,用盐酸滴定液(0.1mol/L)滴定至红色消失,并将滴定的结果用空白试验校正。消耗的氢氧化钠滴定液(0.1mol/L)为_____ml。

(8) 易炭化物　取本品_____g,在振摇下逐滴加入硫酸 5ml,过程中控制温度不得超过 20℃,静置 1 小时后,如显色,与同体积对照溶液(取比色用氯化钴溶液 0.2ml,比色用重铬酸钾溶液 1.6ml 与水 8.2ml 制成)比较,哪一个颜色更深?_____

(9) 氯代化物　取本品 5.0g,加水 10ml 和 2mol/L 氢氧化钠溶液 1ml,混匀,加镍铝合金 50mg,置水浴上加热 10min,冷却至室温后,滤过,用水 20ml 分次洗涤容器和滤渣,将滤液和洗液收集至 50ml 纳氏比色管中,加硝酸 0.5ml,混匀,再加入硝酸银试液 0.5ml,加水至刻度,摇匀。与标准氯化钠溶液 15ml 制成的对照液比较,_____(0.003%)。

(10) 有关物质

记录编号			
样品名称		样品编号	
检测项目		检测日期	
检验依据		判定依据	
温度/℃		相对湿度/%	
检验设备及标准物质编号			

仪器条件:
　　载气:_____ml/min　　　　分流比:_____
　　尾吹气:_____ml/min　　　氢气:_____ml/min
　　空气:_____ml/min　　　　柱温:_____℃
　进样口温度:_____℃　　　检测器温度:_____℃

一、采样及样品处理			
采样人姓名		采样地点	
取样量		取样时间	

二、校正因子 f 检测					
进样_____μl			二甘醇 f	乙二醇 f	1,2-丙二醇 f
物质	正己醇	二甘醇	乙二醇	1,2-丙二醇	
峰面积					

三、样品分析									
	组分名称	保留值/min	峰面积				浓度/(μg/ml)	含量/%	每 1ml 含量	RSD
			1	2	3	平均				
样品测定	二甘醇									
	乙二醇									
	1,2-丙二醇									
	其他杂质(若有)									
	杂质总含量/%									

结论	
检验人	复核人

(11) 水分　取本品,照水分测定法(通则 0832 第一法 1)测定,含水分为_____%。

续表

(12)炽灼残渣　取本品_____g,加热至自燃,停止加热,待燃烧完毕,放冷,依法检查(通则0841),遗留残渣为_____mg。

(13)铵盐　取本品_____g,加10%氢氧化钾溶液5ml,混匀,在60℃放置5min,□有□无氨臭。

(14)铁盐　取本品_____g,依法检查(通则0807),与标准铁溶液1.0ml制成的对照液比较,哪一个颜色更深?_____

(15)钙盐　取本品_____g,加水8ml,摇匀,加入草酸铵试液5~6滴,放置15min,溶液□澄清□浑浊。

(16)重金属　取本品_____g,依法检查(通则0821第一法),含重金属_____。

(17)砷盐　取本品_____g,加水23ml和盐酸5ml混匀,依法检查(通则0822第一法)□符合规定□不符合规定。

4. 含量测定

取本品_____g,加水90ml,混匀,精密加入2.14%高碘酸钠溶液50ml,摇匀,暗处放置15min后,加50%(g/ml)乙二醇溶液10ml,摇匀,暗处放置20min,加酚酞指示液0.5ml,用氢氧化钠滴定液(0.1mol/L)滴定至红色,30s内不褪色,并将滴定的结果用空白试验校正。每1ml氢氧化钠滴定液(0.1mol/L)相当于9.21mg的 $C_3H_8O_3$。

		日期		温度/℃		相对湿度/%	
标定记录		编号	1	2	3	空白	
	取样量	□W/g					
		□V/ml					
	滴定液起始读数 V_a/ml						
	终点读数 V_b/ml						
	消耗滴定液体积 ΔV/ml						
	滴定液浓度/(mol/L)						
	相对平均偏差				滴定液浓度平均值/(mol/L)		
		日期		温度/℃		相对湿度/%	
		编号	1	2	3	空白	
复标记录	取样量	□W/g					
		□V/ml					
	滴定液起始读数 V_a/ml						
	终点读数 V_b/ml						
	消耗滴定液体积 ΔV/ml						
	滴定液浓度/(mol/L)						
	相对平均偏差				滴定液浓度平均值/(mol/L)		
最终浓度/(mol/L)							
相对偏差							

结论:

检验人:　　　　　　　　　日期:　　　　　　　　复核人:　　　　　　　　日期:

四、任务评价

任务评价表

班级：		姓名：	组别：		总分：	
考核内容		考核标准	分值	A	B	C
1. 性状		性状描述清晰，取样正确	5			
2. 鉴别		液体样品红外光谱鉴别操作	5			
		红外图谱主要官能团吸收明显可辨	5			
3. 检查		酸碱度	3			
		颜色	3			
		氯化物	3			
		硫酸盐	3			
		糖	3			
		脂肪酸与脂类	3			
		醛与还原性物质	3			
		铵盐	3			
		易炭化物	3			
		氯代化物	3			
		有关物质	17			
		水分	3			
		炽灼残渣	3			
		铁盐	3			
		钙盐	3			
		砷盐	3			
		重金属	3			
4. 含量测定		滴定液操作正确	5			
		结果计算	5			
5. 完成报告		正确书写检验记录	10			
		合计	100			

总分＝A×20％＋B×20％＋C×60％（A 为自评分，B 为小组评分，C 为教师评分）

考核教师： 考核时间： 年 月 日

五、注意事项

1. 甘油有黏性，取样要准确。
2. 红外光谱仪需要提前开机预热 0.5～1h。
3. 滴定操作注意细节，终点判断应准确一致，有效数字修约准确。

六、思考题

1. 简述甘油中杂质来源。
2. 试分析滴定分析的误差来源。
3. 简述含量测定内标法和外标法的区别。

任务四　呋塞米片的检验

一、实训目标

通过本实训，掌握呋塞米片的质量检验的程序、方法及操作技能，掌握对检验结果的处理及判断，能够规范书写检验记录。

二、质量标准

呋塞米片
Furosemide Tablets

本品含呋塞米（$C_{12}H_{11}ClN_2O_5S$）应为标示量的 90.0%～110.0%。

【性状】本品为白色片。

【鉴别】取本品细粉适量（约相当于呋塞米 80mg），加乙醇 10ml，振摇使呋塞米溶解，滤过，滤液蒸干，残渣照呋塞米项下的鉴别（1）、（2）、（3）项试验，显相同的结果。鉴别试验为以下三个。

（1）取残渣约 25mg，加水 5ml，滴加氢氧化钠试液使恰溶解，加硫酸铜试液 1～2 滴，即生成绿色沉淀。

（2）取残渣 25mg，置试管中，加乙醇 2.5ml 溶解后，沿管壁滴加对二甲氨基苯甲醛试液 2ml，即显绿色，渐变深红色。

（3）取残渣，加 0.4% 氢氧化钠溶液制成每 1ml 中约含 5μg 的溶液，照紫外-可见分光光度法（通则 0401）测定，在 228nm、271nm 与 333nm 的波长处有最大吸收。

【检查】溶出度　照溶出度与释放度测定法（通则 0931 第二法）测定。

溶出条件　以磷酸盐缓冲液（pH 5.8）1000ml 为溶出介质，转速为 50r/min，依法操作，经 30min 取样。

供试品溶液　取溶出液适量，滤过，精密量取续滤液 5ml，置 10ml 量瓶中，用 0.8% 氢氧化钠溶液稀释至刻度，摇匀。

测定法　取供试品溶液,照紫外-可见分光光度法(通则0401),在271nm的波长处测定吸光度,按 $C_{12}H_{11}ClN_2O_5S$ 的吸收系数($E_{1cm}^{1\%}$)为580计算每片的溶出量。

限度　标示量的65%,应符合规定。

其他　应符合片剂项下有关的各项规定(通则0101)。

【含量测定】照紫外-可见分光光度法(通则0401)测定。

溶剂　0.4%氢氧化钠溶液。

供试品溶液　取本品20片,精密称定,研细,精密称取适量(约相当于呋塞米20mg),置100ml量瓶中,加溶剂约60ml,振摇10min使呋塞米溶解,用溶剂稀释至刻度,摇匀,滤过,精密量取续滤液5ml,置100ml量瓶中,用溶剂稀释至刻度,摇匀。

测定法　取供试品溶液,在271nm的波长处测定吸光度,按 $C_{12}H_{11}ClN_2O_5S$ 的吸收系数($E_{1cm}^{1\%}$)为580计算。

【类别】利尿药。

【规格】20mg。

【贮藏】遮光,密封,在干燥处保存。

三、实训过程

(一)仪器、药品准备及试液的制备

1. 实训用仪器及药品的准备

(1)仪器　紫外-可见分光光度计、电子或分析天平(感量0.1mg)、溶出仪、试管、烧杯(50ml、10ml)、量筒(1000ml、10ml)、胶头滴管、移液管(5ml)、量瓶(100ml、10ml)、漏斗、烘箱、玻璃棒。

(2)药品　无水乙醇、硫酸铜、对二甲氨基苯甲醛、磷酸盐缓冲液(pH5.8)、氢氧化钠、盐酸。

2. 实训用试液的制备

① 氢氧化钠试液:取氢氧化钠4.3g,加水使溶解成100ml,即得。

② 对二甲氨基苯甲醛试液:取对二甲氨基苯甲醛1g,加乙醇9.0ml与盐酸2.3ml使溶解,再加乙醇至100ml,即得。

③ 0.8%氢氧化钠溶液:取0.8g氢氧化钠,加水使溶解成100ml。

(二)检验过程

根据以上质量标准进行检验。

(三)数据处理及检验记录

按规定要求进行数据处理。含量测定的两次平行结果的相对偏差不得超过±0.5%,取其算术平均值为含量测定结果。按要求书写检验记录表。

呋塞米片检验记录表

品名		规格	
批号		数量	
供货批号		供应商	
检验依据		收检日期	年　月　日
检验项目		检验日期	年　月　日

记录：

1. 性状

　　本品为＿＿＿＿＿＿＿（应为白色片）。

　　　　　　　　　　　　　　　　　　　　　　　　　　　　　　　　　　　　　结论：＿＿＿＿＿＿

2. 鉴别

　　取本品细粉适量(约相当于呋塞米 80mg)，加乙醇 10ml，振摇使呋塞米溶解，滤过，滤液蒸干。

　　① 取残渣约＿＿＿＿＿mg，加水＿＿＿＿ml 滴加氢氧化钠试液使恰溶解，加液 1～2 滴，即生成＿＿＿＿＿沉淀。

　　② 取残渣＿＿＿＿＿mg，置试管中，加＿＿＿＿＿2.5ml 溶解后，沿管壁滴加对二甲氨基苯甲醛试液 2ml，即显＿＿＿＿＿色，渐变＿＿＿＿＿色。

　　③ 取残渣＿＿＿＿＿mg，加 0.4％氢氧化钠溶液制成每 1ml 中约含 5μg 的溶液，照紫外-可见分光光度法(通则 0401)测定，在＿＿＿＿nm、＿＿＿＿nm 与＿＿＿＿nm 的波长处有最大吸收。

3. 检查

　　(1)溶出度　照溶出度与释放度测定法(通则 0931 第二法)测定。

检验依据	□《中国药典》(＿＿＿年版)＿＿部 □其他		
仪器型号		仪器编号	
溶出介质	□水　□0.1mol/L 盐酸　□人工胃液　□人工肠液 □其他		
挡板	□加　□不加	水浴温度/℃	
实测结果			
标准规定	限度　标示量的 65％，应符合规定。		
结论	□(均)符合规定	□(均)不符合规定	

(2)其他　应符合片剂项下有关的各项规定(通则 0101)。

重量差异

检验依据	□《中国药典》(＿＿＿年版)＿＿部 □其他		
天平型号		仪器编号	
实测结果			
标准规定			
结论	□(均)符合规定	□(均)不符合规定	

续表

4. 含量测定

取本品_____g(约相当于呋塞米 20mg),置 100ml 量瓶中,加 0.4％氢氧化钠溶液_____ml,振摇 10min 使呋塞米溶解,用 0.4％氢氧化钠溶液稀释至刻度,摇匀,滤过,精密量取续滤液 5ml,置 100ml 量瓶中,用 0.4％氢氧化钠溶液稀释至刻度,摇匀,在 271nm 的波长处测定吸光度,按 $C_{12}H_{11}ClN_2O_5S$ 的吸收系数($E_{1cm}^{1\%}$)为 580 计算,呋塞米含量为_____%。

结论:_____

结论:

检验人:	复核人:	日期:

四、任务评价

任务评价表

班级:	姓名:	组别:		总分:		
考核内容	考核标准			分值	A	B	C

考核内容	考核标准	分值	A	B	C
1. 性状	性状描述清晰,取样正确	5			
2. 鉴别	氢氧化钠硫酸铜试验(有绿色沉淀)	5			
	二甲氨基苯甲醛试验(绿色→深红色)	10			
	紫外光谱	15			
3. 检查	溶出度	15			
	重量差异	5			
4. 含量测定	紫外-可见分光光度法	15			
	结果计算	10			
5. 完成记录	正确书写检验记录	20			
	合计	100			

总分=A×20％+B×20％+C×60％(A 为自评分,B 为小组评分,C 为教师评分)

考核教师: 考核时间: 年 月 日

五、注意事项

1. 检查溶出度时要注意溶出介质的选择,在溶出介质温度也达到要求温度后再开始实验。

2. 紫外-可见分光光度计使用需要提前开机预热半小时左右。

六、思考题

紫外-可见分光光度法进行含量测定的方法有哪些?

任务五　复方丹参片的检验

一、实训目标

通过本实训，掌握复方丹参片的质量检验的程序、方法及操作技能，掌握对检验结果的处理及判断，能够规范书写检验记录表。

二、质量标准

【处方】丹参450g　　三七141g　　冰片8g

【制法】以上三味，丹参加乙醇加热回流1.5h，提取液滤过，滤液回收乙醇并浓缩至适量，备用；药渣加50%乙醇加热回流1.5h，提取液滤过，滤液回收乙醇并浓缩至适量，备用；药渣加水煎煮2h，煎液滤过，滤液浓缩至适量。三七粉碎成细粉，与上述浓缩液和适量的辅料制成颗粒，干燥。冰片研细，与上述颗粒混匀，压制成333片，包薄膜衣；或压制成1000片，包糖衣或薄膜衣，即得。

【性状】本品为糖衣片或薄膜衣片，除去包衣后显棕色至棕褐色；气芳香，味微苦。

【鉴别】(1) 取本品，置显微镜下观察：树脂道碎片含黄色分泌物（三七）。

(2) 取本品5片［规格(1)、规格(3)］或2片［规格(2)］，糖衣片除去糖衣，研碎，加乙醚10ml，超声处理5min，滤过，滤液挥干，残渣加乙酸乙酯2ml使溶解，作为供试品溶液。另取丹参酮II_A对照品、冰片对照品，分别加乙酸乙酯制成每1ml含0.5mg的溶液，作为对照品溶液。照薄层色谱法（通则0502）试验，吸取上述三种溶液各4μl，分别点于同一硅胶G薄层板上，以甲苯-乙酸乙酯（19:1）为展开剂，展开，取出，晾干。供试品色谱中，在与丹参酮II_A对照品色谱相应的位置上，显相同颜色的斑点；喷以1%香草醛硫酸溶液，在110℃加热数分钟，在与冰片对照品色谱相应的位置上，显相同颜色的斑点。

(3) 取【含量测定】三七项下续滤液45ml，蒸干，残渣加水10ml使溶解，滤过，滤液至C_{18}小柱（0.5g，分别用甲醇5ml和水5ml预处理）上，分别用水10ml、25%甲醇10ml洗脱，弃去洗脱液，再用甲醇10ml洗脱，收集洗脱液，蒸干，残渣加甲醇2ml使溶解，作为供试品溶液。另取三七对照药材1g，加70%甲醇20ml，超声处理30min，滤过，滤液蒸干，残渣自"加水10ml使溶解"起同供试品溶液制备方法制成对照药材溶液。再取三七皂苷R_1对照品、人参皂苷Rb_1对照品、人参皂苷Rg_1对照品及人参皂苷Re对照品，分别加甲醇制成每1ml含1mg的溶液，作为对照品溶液。照薄层色谱法（通则0502）试验，吸取上述六种溶液各2μl，分别点于同一高效预制硅胶G薄层板上，以二氯甲烷-无水乙醇-水（70:45:6.5）为展开剂，展开，取出，晾干，喷以10%硫酸乙醇溶液，在105℃加热至斑点显色清晰，分别置日光和紫外光灯（365nm）下检视。供试品色谱中，在与对照药材色谱和对照品色谱相应的位置上，显相同颜色的斑点或荧光斑点。

【检查】应符合片剂项下有关的各项规定（通则0101）。

【含量测定】丹参　丹参酮Ⅱ$_A$　照高效液相色谱法（通则0512）测定。

色谱条件与系统适用性试验　以十八烷基硅烷键合硅胶为填充剂；以甲醇-水（73∶27）为流动相；检测波长为270nm。理论板数按丹参酮Ⅱ$_A$峰计算应不低于2000。

对照品溶液的制备　取丹参酮Ⅱ$_A$对照品适量，精密称定，置棕色量瓶中，加甲醇制成每1ml含40μg的溶液，即得。

供试品溶液的制备　取本品10片，糖衣片除去糖衣，精密称定，研细，取约1g，精密称定，置具塞棕色瓶中，精密加入甲醇25ml，密塞，称定重量，超声处理（功率250W，频率33kHz）15min，放冷，再称定重量，用甲醇补足减失的重量，摇匀，滤过，取续滤液，置棕色量瓶中，即得。

测定法　分别精密吸取对照品溶液与供试品溶液各10μl，注入液相色谱仪，测定，即得。

本品每片含丹参以丹参酮Ⅱ$_A$（$C_{19}H_{18}O_3$）计，规格（1）、规格（3）不得少于0.20mg，规格（2）不得少于0.60mg。

丹参　丹酚酸B　照高效液相色谱法（通则0512）测定。

色谱条件与系统适用性试验　以十八烷基硅烷键合硅胶为填充剂；以乙腈-甲醇-甲酸-水（10∶30∶1∶59）为流动相；检测波长为286nm。理论板数按丹酚酸B峰计算应不低于4000。

对照品溶液的制备　取丹酚酸B对照品适量，精密称定，加水制成每1ml含60μg的溶液，即得。

供试品溶液的制备　取本品10片，糖衣片除去糖衣，精密称定，研细，取0.15g，精密称定，置50ml量瓶中，加水适量，超声处理（功率300W，频率50kHz）30min，放冷，加水至刻度，摇匀，离心，取上清液，即得。

测定法　分别精密吸取对照品溶液与供试品溶液各10μl，注入液相色谱仪，测定，即得。

本品每片含丹参以丹酚酸B（$C_{36}H_{30}O_{16}$）计，规格（1）、规格（3）不得少于5.0mg，规格（2）不得少于15.0mg。

三七　照高效液相色谱法（通则0512）测定。

色谱条件与系统适用性试验　以十八烷基硅烷键合硅胶为填充剂；以乙腈为流动相A，以水为流动相B，按表6-2中的规定进行梯度洗脱；检测波长为203nm。理论板数按人参皂苷Rg$_1$峰计算应不低于6000，人参皂苷Rg$_1$与人参皂苷Re的分离度应大于1.8。

表6-2　人参皂苷梯度洗脱条件

时间/min	流动相A/％	流动相B/％
0～35	19	81
35～55	19→29	81→71
55～70	29	71
70～100	29→40	71→60

对照品溶液的制备　取人参皂苷Rg$_1$对照品、人参皂苷Rb$_1$对照品、三七皂苷R$_1$对照品及人参皂苷Re对照品适量，精密称定，加70％甲醇制成每1ml含人参皂苷Rg$_1$及人参皂苷Rb$_1$各0.2mg，三七皂苷R$_1$及人参皂苷Re各0.05mg的混合溶液，即得。

供试品溶液的制备 取本品 10 片，除去包衣，精密称定，研细，取约 1g，精密称定，精密加入 70％甲醇 50ml 称定重量，超声处理（功率 250W，频率 33kHz）30min，放冷，再称定重量，用 70％甲醇补足减失的重量，摇匀，滤过，取续滤液，即得。

测定法 分别精密吸取对照品溶液与供试品溶液各 20μl，注入液相色谱仪，测定，即得。

本品每片含三七以人参皂苷 Rg_1（$C_{42}H_{72}O_{14}$）、人参皂苷 Rb_1（$C_{54}H_{92}O_{23}$）、三七皂苷 R_1（$C_{47}H_{80}O_{18}$）及人参皂苷 Re（$C_{48}H_{82}O_{18}$）的总量计，规格（1）、规格（3）不得少于 6.0mg，规格（2）不得少于 18.0mg。

【功能与主治】活血化瘀，理气止痛。用于气滞血瘀所致的胸痹，症见胸闷、心前区刺痛；冠心病心绞痛见上述证候者。

【用法与用量】口服，一次 3 片［规格（1）、规格（3）］或 1 片［规格（2）］，一日 3 次。

【注意】孕妇慎用。

【规格】（1）薄膜衣小片　每片重 0.32g（相当于饮片 0.6g）。
（2）薄膜衣大片　每片重 0.8g（相当于饮片 1.8g）。
（3）糖衣片（相当于饮片 0.6g）。

【贮藏】密封。

三、实训过程

（一）仪器、药品准备及试液的制备

1. 实训用仪器及药品的准备

（1）仪器　显微镜、高效液相色谱仪、C_{18} 色谱柱、分析天平（感量 0.1mg）、烘箱、超声波清洗仪、冰箱、水浴锅、崩解仪、研钵、吸量管（2ml）、蒸发皿、紫外灯箱、点样毛细管、玻璃板（10cm×10cm，10cm×20cm）、展开缸、离心机、喷雾瓶、具塞锥形瓶、量筒、烧杯、棕色容量瓶（25ml、50ml）。

（2）药品　乙醚、硅胶 G、乙酸乙酯、甲苯、香草醛、硫酸、甲醇、甲醇（色谱纯）、乙腈（色谱纯）、甲酸（色谱纯）、二氯甲烷、乙醇、复方丹参片、三七、丹参酮 II_A、冰片、丹酚酸 B、三七皂苷 R_1、人参皂苷 Rb_1、人参皂苷 Rg_1、人参皂苷 Re。

（3）耗材　C_{18} 小柱、滤纸、针头滤器、滤膜、刀片。

2. 实训用试液的制备

（1）1％香草醛硫酸溶液　取香草醛 0.1g，加硫酸 10ml 使溶解，即得。

（2）10％硫酸乙醇溶液　可用乙醇制硫酸试液（本液含硫酸应为 9.5％～10.5％）。取硫酸 57ml，加乙醇稀释至 1000ml，即得。

（二）检验过程

根据以上质量标准进行检验。

（三）数据处理及检验记录

按规定要求进行数据处理。含量测定的两次平行结果的相对偏差不得超过±0.5%，取其算术平均值为含量测定结果。按要求书写检验记录表。

复方丹参片检验记录表

品名		规格	
批号		数量	
供货批号		供应商	
检验依据		收检日期	年 月 日
检验项目		检验日期	年 月 日

记录：
1. 性状

  本片为_____片,除去包衣后显_____色;气味_____。

                                结论：_____

2. 鉴别

 （1）显微鉴别 取本品,置显微镜下观察:□可见□不可见树脂道碎片含黄色分泌物(三七)。

 （2）冰片

检验项目	□鉴别 □检查(项目名称：) □含量测定		
检验依据	□《中国药典》(_____年版)____部 □其他		
展开剂		固定相	
天平型号		仪器编号	
供试品溶液 的制备			
对照品/药材 溶液的制备			
点样量			
检出条件	□日光下 □紫外光下 nm □碘蒸气熏蒸 其他		

续表

标准规定	
	点样编号： 1. _____ 2. _____ 3. _____ 4. _____ 5. _____ 6. _____ 7. _____ 8. _____ 9. _____ 10. _____
结果	
结论	□(均)符合规定　　□(均)不符合规定

(3) 皂苷

检验项目	□鉴别　□检查(项目名称：　　　　)　□含量测定
检验依据	□《中国药典》(　　　年版)　　部 □其他
展开剂		固定相	
天平型号		仪器编号	
供试品溶液 的制备	
对照品/药材 溶液的制备	
点样量	
检出条件	□日光下 □紫外光下　　nm □碘蒸气熏蒸 □其他

续表

标准规定		
		点样编号： 1._____ 2._____ 3._____ 4._____ 5._____ 6._____ 7._____ 8._____ 9._____ 10._____
结果		
结论	□(均)符合规定　　　□(均)不符合规定	

结论：_____

3．检查

（1）重量差异

检验依据	□《中国药典》(_____年版)____部 □其他		
天平型号		仪器编号	
实测结果			
标准规定			
结论	□(均)符合规定　　　□(均)不符合规定		

（2）崩解时限

检验依据	□《中国药典》(_____年版)____部 □其他		
仪器型号		仪器编号	
筛网直径	□0.42mm　　□1.0mm　　□2.0mm　　□其他		
介质	□水　□0.1mol/L盐酸　□人工胃液　□人工肠液 □其他		
挡板	□加　　□不加	水浴温度/℃	

续表

实测结果	□在_____内均崩解完全。 □在盐酸溶液(9→1000)中检查 2h,均无裂缝、崩解或软化现象;在人工肠液中_____内均全部崩解。 □其他
标准规定	□应在_____ min 内崩解完全。 □肠溶片:在盐酸溶液(9→1000)中检查 2h,均不得有裂缝、崩解或软化现象;在人工肠液中 1h 内应全部崩解
结论	□(均)符合规定　　　□(均)不符合规定

结论：_____

4. 含量测定

(1) 丹参酮 II_A

检验依据	《中国药典》(_____年版)___部		
仪器名称		仪器编号	
天平型号		天平编号	
色谱条件	色谱柱固定相类型： □C_{18} □C_8 □TMS □CN □NH_2 □Si □其他(　　　　　) □紫外检测器：_____ nm　　□其他检测器： 流动相组成： □恒比例： □梯度洗脱： 流速：_____ ml/min　　进样量：_____ μl		
分析方法	□外标法　　□内标法　　□归一化法 □其他(　　　　　　)		
对照品溶液的制备			
供试品溶液的制备			
公式			

计算、结果	
标准规定	
结论	□(均)符合规定　　　□(均)不符合规定

(2) 丹酚酸 B

检验依据	《中国药典》(_____年版)___部		
仪器名称		仪器编号	
天平型号		天平编号	
色谱条件	色谱柱固定相类型： □C$_{18}$ □C$_8$ □TMS □CN □NH$_2$ □Si □其他(　　　　　) □紫外检测器：_____nm　　□其他检测器： 流动相组成： □恒比例： □梯度洗脱： 流速：_____ml/min　　进样量：_____μl		
分析方法	□外标法　　　□内标法　　　□归一化法 □其他(　　　　　　　)		
对照品溶液的制备			
供试品溶液的制备			
公式			

续表

计算、结果	
标准规定	
结论	□(均)符合规定　　　　　□(均)不符合规定

结论：_____

结论：

| 检验人： | 日期： | 复核人： | 日期： |

四、任务评价

任务评价表

班级：		姓名：		组别：		总分：		
考核内容		考核标准			分值	A	B	C
1. 性状		性状描述清晰,取样正确			5			
2. 鉴别		显微鉴别			5			
		薄层鉴别	丹参酮 II_A		5			
			冰片		5			
			三七皂苷 R_1		5			
			人参皂苷 Rb_1		5			
			人参皂苷 Rg_1		5			
			人参皂苷 Re		5			
3. 检查		崩解时限			5			
		片重差异			5			
4. 含量测定		丹参	丹参酮 II_A		5			
			丹酚酸 B		5			
		三七	三七皂苷 R_1		5			
			人参皂苷 Rb_1		5			
			人参皂苷 Rg_1		5			
			人参皂苷 Re		5			
5. 完成记录		正确书写检验记录			20			
		合计			100			

总分＝A×20％＋B×20％＋C×60％(A 为自评分,B 为小组评分,C 为教师评分)

考核教师：　　　　　　　　　　　　　　　　　　　　　　　考核时间：　　年　　月　　日

五、注意事项

1. 薄层色谱展开操作要在通风橱进行。
2. 高效液相色谱流动相要过滤并脱气。
3. 高效液相色谱分析有的样品需要过滤膜。

六、思考题

1. 高效液相色谱法的系统适用性试验包括哪些？
2. 列举几种薄层色谱法的应用。
3. 列举几种实验室常见的危化品并写出意外时其急救方法。

任务六　对乙酰氨基酚片的检验

一、实训目标

通过本实训，掌握对乙酰氨基酚片的质量检验的程序、方法及操作技能，掌握对检验结果的处理及判断，能够规范书写检验记录。

二、质量标准

> **对乙酰氨基酚片**
> **Paracetamol Tablets**
>
> 本品含对乙酰氨基酚（$C_8H_9NO_2$）应为标示量的 95.0%～105.0%。
>
> 【性状】本品为白色片、薄膜衣或明胶包衣体，除去包衣后显白色。
>
> 【鉴别】取本品的细粉适量(约相当于对乙酰氨基酚 0.5g)，用乙醇 20ml 分次研磨使对乙酰氨基酚溶解，滤过，合并滤液，蒸干，残渣照对乙酰氨基酚项下鉴别（1）（2）项试验，显相同反应。
>
> 【检查】溶出度　照溶出度与释放度测定法(通则 0931 第一法) 测定。
>
> 溶出条件　以稀盐酸 24ml 加水至 1000ml 为溶出介质，转速为 100r/min，依法操作，30min 后取样。
>
> 测定法　取溶出液适量，滤过，精密量取续滤液适量，用 0.04% 氢氧化钠溶液定量稀释成每 1ml 中含对乙酰氨基酚 5～10μg 的溶液。照紫外-可见分光光度法（通则 0401），在 257nm 的波长处测定吸光度，按 $C_8H_9NO_2$ 的吸收系数（$E_{1cm}^{1\%}$）为 715 计算出每片的溶出量。

限度 标示量的80%，应符合规定。
其他 应符合片剂项下有关的各项规定（通则0101）。
【含量测定】照紫外-可见分光光度法（通则0401）测定。
供试品溶液 取本品20片，精密称定，研细，精密称取适量（约相当于对乙酰氨基酚40mg），置250ml量瓶中，加0.4%氢氧化钠溶液50ml及水50ml，振摇15min，加水至刻度，摇匀，滤过，精密量取续滤液5ml，置100ml量瓶中，加0.4%氢氧化钠溶液10ml，用水稀释至刻度，摇匀。
测定法 见对乙酰氨基酚含量测定项下。
【类别】同对乙酰氨基酚。
【规格】（1）0.1g；（2）0.3g；（3）0.5g。
【贮藏】密封保存。

三、实训过程

（一）仪器、药品准备及试液的制备

1. 实训用仪器及药品的准备

（1）仪器 溶出仪、紫外-可见分光光度仪、傅里叶变换红外光谱仪、超声清洗仪、电子或分析天平（感量0.1mg）、称量瓶、试管、烧杯（1000ml、50ml、10ml）、量筒（1000ml、100ml、10ml）、胶头滴管、移液管（5ml、1ml）、量瓶（250ml、100ml、50ml）、注射器（10ml）、水浴锅、漏斗、干燥器、玻棒及乳钵。

（2）药品 氢氧化钠、盐酸、三氯化铁、亚硝酸钠、β-萘酚、乙醇、溴化钾。

（3）耗材 微孔滤膜及滤纸。

2. 实训用试液的制备

① 稀盐酸：取盐酸234ml，加水稀释至1000ml，即得。本液含HCl应为9.5%～10.5%。

② 三氯化铁试液：取三氯化铁9g，加水使溶解成100ml，即得。

③ 亚硝酸钠试液：取亚硝酸钠1g，加水使溶解成100ml，即得。

④ 碱性β-萘酚试液：取β-萘酚0.25g，加氢氧化钠溶液（1→10）10ml使溶解，即得。本液应临用新制。

⑤ 0.04%氢氧化钠溶液：取氢氧化钠0.4g，加水使溶解成1000ml，即得。

⑥ 0.4%氢氧化钠溶液：取氢氧化钠0.4g，加水使溶解成100ml，即得。

（二）检验过程

1. 性状

取一定量供试品，置白色纸上用肉眼仔细观察其颜色、形状，是否外观光洁、无缺陷、无松片、无裂片、无麻面、无斑点等。本品为白色片、薄膜衣或明胶包衣片，应符合规定。

2. 鉴别

① 取本品的细粉适量（约相当于对乙酰氨基酚0.5g，如标示量为0.1g，则取平均片重的5倍量），用乙醇20ml分次研磨使对乙酰氨基酚溶解，滤过，合并滤液，蒸干，残渣按

下面方法鉴别,应符合规定。

　　a. 残渣的水溶液加三氯化铁试液,即显蓝紫色。

　　b. 取残渣适量(约相当于对乙酰氨基酚 0.1g),加稀盐酸 5ml,置水浴中加热 40min,放冷;取 0.5ml,滴加亚硝酸钠试液 5 滴,摇匀,用水 3ml 稀释后,加碱性 β-萘酚试液 2ml,振摇,即显红色。

　　② 取以上细粉研成极细粉,采用红外分光光度法测定本品红外吸收光谱,本品红外吸收图谱与对照的图谱对比应一致。

3. 检查

(1) 重量差异　按《中国药典》片剂"重量差异"检查,应符合规定。

(2) 溶出度　按《中国药典》"溶出度与释放度测定法"检查,应符合规定。

① 依据第一法(篮法)准备溶出仪。将溶出仪水槽中注入水,至标记的水位,接通电源,选择温度档为 37℃,并按下加温开关,开始加温。

② 以稀盐酸 24ml 加水至 1000ml 为溶出介质,用 1000ml 量筒量取 900ml 该溶剂分别倒入 6 个溶出杯内,将溶出杯固定在溶出仪水槽的 6 个孔中,盖上杯盖,设定仪器转速为 100r/min。当每个溶出杯内温度均为 37℃时,准备投样检验。

③ 取供检验对乙酰氨基酚片 6 片,每一转篮中分别装入 1 片,将转篮安在篮杆上。启动电机,降下一个篮杆,转篮开始旋转,立即开始计时,盖上杯盖。同法投第二片、第三片直至第六片,每投一片的时间间隔为 30s。

④ 取 0.8μm 的微孔滤膜,浸湿后,安装在滤器内,备过滤用。取干燥、洁净的 10ml 注射器,将取样针装在注射器上,备取样用。取干燥、洁净的 10ml 烧杯 6 个,备用。

⑤ 第一片检验时间到 30min 时,开始取样,吸取溶出液适量,取下取样针,安上滤膜,过滤,弃去初滤液,取续滤液至干燥、洁净的 10ml 烧杯中备用,自取样至滤过应在 30s 内完成。第二片时间到 30min 时,同法操作取第二片,依次取完 6 片。分别精密量取续滤液适量,用 0.04% 氢氧化钠溶液定量稀释成每 1ml 中含对乙酰氨基酚 5~10μg 的溶液,作为供试溶液备测定用。

⑥ 照紫外-可见分光光度法,以 0.04% 氢氧化钠溶液为空白,在 257nm 的波长处测定吸光度,按 $C_8H_9NO_2$ 的吸收系数 ($E_{1cm}^{1\%}$) 为 715 计算出每片的溶出量,限度为标示量的 80%,应符合规定。

4. 含量测定

① 取本品 20 片,精密称定,研细。计算平均片重。

② 精密称取细粉适量(约相当于对乙酰氨基酚 40mg)两份,分别置 250ml 量瓶中,加 0.4% 氢氧化钠溶液 50ml 及水 50ml,振摇 15min,加水至刻度,摇匀。

　　　　供试品细粉取样量=40mg×(1±10%)×平均片重/标示量

③ 用干燥滤纸滤过,精密量取续滤液 5ml,置 100ml 量瓶中,加 0.4% 氢氧化钠溶液 10ml,加水至刻度,摇匀。

④ 照紫外-可见分光光度法(通则 0401),在 257nm 的波长处测定吸光度,按 $C_8H_9NO_2$ 的吸收系数 ($E_{1cm}^{1\%}$) 为 715 计算,即得。

(三)数据处理及检验记录

检验过程中及时做好原始记录。

按规定要求进行数据处理。含量测定的两次平行结果的相对偏差不得超过±0.5%，取其算术平均值为含量测定结果。按要求书写检验记录。

对乙酰氨基酚片检验记录表

品名		规格	
批号		数量	
生产日期		来源	
检验依据		检验项目	

记录：
1. 性状

  依法检查，本品为＿＿＿＿＿＿＿＿＿＿＿＿＿＿＿＿＿＿＿＿＿（本品为白色片、薄膜衣或明胶包衣片，应符合规定）。

  结论：

2. 鉴别

  取本品细粉适量按下列方法鉴别。

  ① 取本品细粉适量，用乙醇溶解，过滤的残渣＿＿＿mg，加水＿＿＿ml，加三氯化铁试液1滴，溶液显＿＿＿＿＿＿（应显蓝紫色）。

  结论：

  ② 取本品细粉适量，用乙醇溶解，过滤的残渣＿＿＿mg，加稀盐酸5ml，置水浴中加热40min，放冷；取0.5ml，滴加亚硝酸钠试液5滴，摇匀，用水3ml稀释后，加碱性β-萘酚试液2ml，振摇，即显＿＿＿＿＿＿＿（应显红色）。

  结论：

  ③ 红外光谱鉴别。用红外分光光度法原始记录表记录结果。

红外分光光度法原始记录表

温度/℃：　　　　相对湿度/%：　　　　年　月　日

仪器名称		工作站	
仪器类型	□傅里叶变换红外光谱仪　□色散型红外分光光度计		
试验项目	□原料药鉴别　□制剂鉴别 □晶型检查　□异构体限度检查　□含量测定　□其他		
试验依据	□《中国药典》(＿＿年版)二部　□其他		
测定方法	□压片法：○溴化钾　○氯化钾　○其他 □涂膜法 □液池法		
测定范围	＿＿＿～＿＿＿cm^{-1}		
对照光谱	□《药品红外光谱集》 □对照品标准光谱 □原料药标准光谱 □其他		
样品名称		批号	
制剂样品处理方法			
谱图信息	文件名：		
试验结果	本品的红外光吸收图谱与对照光谱相比较，结果： 　　　　　□一致　　　　□不一致		
备注			

注：如部分参数未用到，可在相应栏目内画"/"。

检验者：　　　　　　　　　　　　　　　　　　　复核者：　　　　　日期：

3. 检查

(1)重量差异

天平型号：

检查法：取药片 20 片，精密称定总重量，求得平均片重后，再分别精密称定各片的重量，每片重量及平均片重相比较（凡无含量测定的片剂，每片重量应及标示片重比较），应符合规定。

每片重量：

20 片重：

平均片重：

限度： □±5%（平均片重 0.30g 或 0.30g 以上） □±7.5%（平均片重 0.30g 以下）

限度范围：

结果：20 片中　　片超出限度。

结论： □符合规定　　□不符合规定

（规定：超出重量差异限度的药片不得多于 2 片，并不得有 1 片超出限度 1 倍）

(2)溶出度

溶出仪型号：

转速：____ r/min

介质名称及用量：

介质温度：

取样时间：____ min

供试品溶液：依法操作，经 30min 时，取出溶液 10ml，滤过，精密量取续滤液 1ml，加 0.04% 氢氧化钠溶液稀释成每 1ml 含对乙酰氨基酚 5~10μg 的溶液，摇匀，照紫外-可见分光光度法（通则 0401），在 257nm 的波长处测定吸光度，按 $C_8H_9NO_2$ 的吸收系数（$E_{1cm}^{1\%}$）为 715 计算每片的溶出量。

紫外-可见分光光度计型号：

结果：

片编号	$A_样$	溶出量/%	平均溶出量/%

结论：

（限度为标示量的 80%。）

4. 含量测定

取本品 20 片，精密称定____ g，研细，精密称取_____ g（约相当于对乙酰氨基酚 40mg），置 250ml 量瓶中，加 0.4% 氢氧化钠溶液 50ml 及水 50ml，振摇 15min，加水至刻度，摇匀，滤过，精密量取续滤液 5ml，置 100ml 量瓶中，加 0.4% 氢氧化钠溶液 10ml，加水至刻度，摇匀，照紫外-可见分光光度法（通则 0401），在 257nm 的波长处测定吸光度，按 $C_8H_9NO_2$ 的吸收系数（$E_{1cm}^{1\%}$）为 715 计算，即得。

天平型号：

紫外-可见分光光度计型号：

续表

结果：

$W_{样}/g$	$A_{样}$	标示百分含量/%	平均含量/%	相对平均偏差/%

结论：□符合规定　□不符合规定

（规定：含对乙酰氨基酚（$C_8H_9NO_2$）应为标示量的 95.0%～105.0%。）

结论：

检验人：	日期：	复核人：	日期：

四、任务评价

任务评价表

班级：	姓名：	组别：	总分：		
考核内容	考核标准	分值	A	B	C
1. 性状	性状描述清晰，取样正确	5			
2. 鉴别	样品研磨均匀	5			
	三氯化铁反应现象明显（蓝紫色）	5			
	正确滴加反应试剂，控制反应条件，氨基的偶氮化反应明显（红色）	5			
	制片均匀，透光	5			
	红外图谱主要官能团吸收明显可辨	5			
3. 检查	正确操作重量差异检查	5			
	溶出液配制正确	5			
	溶出仪的使用正确	10			
	溶出度计算正确	5			
4. 含量测定	平均片重计算准确	5			
	供试品溶液制备准确	5			
	紫外-可见分光光度计操作正确	10			
	结果计算	10			
5. 完成记录	正确书写检验记录	15			
	合计	100			

总分＝A×20%＋B×20%＋C×60%（A 为自评分，B 为小组评分，C 为教师评分）

考核教师：			考核时间： 年 月 日

五、注意事项

1. 溶出度测定，每只溶出杯里的介质温差不超过 0.5℃。

2. 溶出度测定，放置药片间隔 30s，注意排气泡。应在仪器开启的情况下取样，取样时，自取样至过滤应在 30s 内完成。

3. 测吸光度使用比色皿，手应拿比色皿的毛面。

4. 比色皿装入待测液后，应用镜头纸擦干净。

5. 推拉比色皿拉杆时，一定要注意滑板是否在定位槽中。

6. 含量测定用药片要尽量研细，应平行测定两份供试品。

六、思考题

1. 溶出度测定取样时，自取样至过滤为什么应在 30s 内完成？

2. 简述对乙酰氨基酚片鉴别的方法及原理。

3. 含量测定第一步，取本品 20 片，精密称定，研细，计算平均片重。为什么不直接用重量差异项计算得的平均片重？

4. 含量测定时，溶液用干燥滤纸滤过后，为什么弃去初滤液，精密量取续滤液，而不是取初滤液？

参考文献

[1] 王艳秋.药物分析基础［M］.3版.北京：科学出版社，2021.
[2] 段昉伟，张雪.药物分析与检验技术［M］.北京：中国劳动社会保障出版社，2023.
[3] 国家药典委员会.中华人民共和国药典［M］.2020年版.北京：中国医药科技出版社，2020.
[4] 国家药典委员会.中国药典分析检测技术指南［M］.北京：中国医药科技出版社，2017.
[5] 中国食品药品检定研究院.中国药品检验标准操作规范［M］.北京：中国医药科技出版社，2019.